ADMINISTRAÇÃO DE SERVIÇOS DE ALIMENTAÇÃO

Sandra Muttoni
Nutricionista e Professora. Especialista em Nutrição Clínica e Dietética pelo Instituto Metodista de Educação e Cultura (IMEC). Especialista em Terapia Nutricional Parenteral e Enteral pela Sociedade Brasileira de Nutrição Parenteral e Enteral (SBNPE). Mestre em Medicina – Ciências Pneumológicas pela Universidade Federal do Rio Grande do Sul (UFRGS).

Porto Alegre,
2017

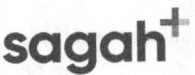

© Grupo A Educação S.A., 2017

Coordenadora editorial: *Verônica de Abreu Amaral*

Colaboraram nesta edição:
Editora: *Dieimi Deitos*
Preparação de originais: *Grasielly Hanke Angeli*
Leitura final: *Yasmin Lima dos Santos*
Capa: *Paola Manica | Brand&Book*
Editoração: *Ledur Serviços Editoriais Ltda.*

> **Importante**
> Os *links* para *sites* da *web* fornecidos neste livro foram todos testados, e seu funcionamento foi comprovado no momento da publicação do material. No entanto, a rede é extremamente dinâmica; suas páginas estão constantemente mudando de local e conteúdo. Assim, os editores declaram não ter qualquer responsabilidade sobre qualidade, precisão ou integralidade das informações referidas em tais *links*.

Reservados todos os direitos de publicação ao GRUPO A EDUCAÇÃO S.A.
(Sagah é um selo editorial do GRUPO A EDUCAÇÃO S.A.)

Rua Ernesto Alves, 150 – Floresta
90220-190 Porto Alegre RS
Fone: (51) 3027-7000

SAC 0800 703-3444 – www.grupoa.com.br

É proibida a duplicação ou reprodução deste volume, no todo ou em parte, sob quaisquer formas ou por quaisquer meios (eletrônico, mecânico, gravação, fotocópia, distribuição na Web e outros), sem permissão expressa da Editora.

IMPRESSO NO BRASIL
PRINTED IN BRAZIL

APRESENTAÇÃO

A recente evolução das tecnologias digitais e a consolidação da internet modificaram tanto as relações na sociedade quanto as noções de espaço e tempo. Se antes levávamos dias ou até semanas para saber de acontecimentos e eventos distantes, hoje temos a informação de maneira quase instantânea. Essa realidade possibilita a ampliação do conhecimento. No entanto, é necessário pensar cada vez mais em formas de aproximar os estudantes de conteúdos relevantes e de qualidade. Assim, para atender às necessidades tanto dos alunos de graduação quanto das instituições de ensino, desenvolvemos livros que buscam essa aproximação por meio de uma linguagem dialógica e de uma abordagem didática e funcional, e que apresentam os principais conceitos dos temas propostos em cada capítulo de maneira simples e concisa.

Nestes livros, foram desenvolvidas seções de discussão para reflexão, de maneira a complementar o aprendizado do aluno, além de exemplos e dicas que facilitam o entendimento sobre o tema a ser estudado.

Ao iniciar um capítulo, você, leitor, será apresentado aos objetivos de aprendizagem e às habilidades a serem desenvolvidas no capítulo, seguidos da introdução e dos conceitos básicos para que você possa dar continuidade à leitura.

Ao longo do livro, você vai encontrar hipertextos que lhe auxiliarão no processo de compreensão do tema. Esses hipertextos estão classificados como:

Saiba mais

Traz dicas e informações extras sobre o assunto tratado na seção.

Fique atento

Alerta sobre alguma informação não explicitada no texto ou acrescenta dados sobre determinado assunto.

Exemplo

Mostra um exemplo sobre o tema estudado, para que você possa compreendê-lo de maneira mais eficaz.

Link

Indica, por meio de *links* e códigos QR*, informações complementares que você encontra na *web*.

https://sagah.maisaedu.com.br/

Todas essas facilidades vão contribuir para um ambiente de aprendizagem dinâmico e produtivo, conectando alunos e professores no processo do conhecimento.

Bons estudos!

---

* Atenção: para que seu celular leia os códigos, ele precisa estar equipado com câmera e com um aplicativo de leitura de códigos QR. Existem inúmeros aplicativos gratuitos para esse fim, disponíveis na Google Play, na App Store e em outras lojas de aplicativos. Certifique-se de que o seu celular atende a essas especificações antes de utilizar os códigos.

SUMÁRIO

Unidade 1

O que é administração 11
   Importância da história para o surgimento da administração 11
   Como o processo administrativo se alterou desde o seu
      surgimento até hoje 13
   Conceitos de eficiência e efetividade dentro do universo empresarial 16

Teoria neoclássica da administração 23
   Princípios norteadores da teoria neoclássica 23
   Elementos do processo administrativo 26
   Principais estruturas organizacionais previstas na abordagem
      neoclássica da administração 30

Análise administrativa: estruturas organizacionais 37
   Estruturas organizacionais verticais e horizontais:
      conceitos e características 37
   Organogramas: tipos e funções 40
   Organizações dos tipos funcional, divisional, matricial e em rede 45

Funcionograma e documentos existentes na UAN 53
   Funcionograma: conceito, objetivos e utilidade em UAN 54
   Documentos obrigatórios em UAN 57
   Documentos fundamentais para a organização do trabalho
      e o atingimento dos resultados em UAN 61

Características da dieta para coletividade
sadia/programa de alimentação do trabalhador (PAT)
e cálculo do NDPCAL 67
   Alimentação para coletividade sadia 68
   Alimentação do trabalhador, saúde e qualidade de vida 70
   A qualidade proteica da alimentação 74

Administração em unidades de alimentação e nutrição:
conceitos e termos mais utilizados na UAN 81
   História e conceito de UAN 81
   A unidade de alimentação e nutrição, seus objetivos e a
      organização do trabalho 84
   Terminologia em nutrição 87

Tipos de serviços: restaurantes industriais e comerciais............97
　Os serviços de alimentação institucionais e comerciais 98
　Os restaurantes industriais 101
　Os restaurantes comerciais 104

Tipos de serviços: hotel e catering...................109
　Hotelaria, seus componentes e os serviços de alimentação...................109
　Estrutura de trabalho em serviços de alimentação em hotéis 112
　O serviço de *catering* 116

Tipos de serviços: hospital, lactário e asilo 121
　Os serviços de alimentação em hospitais 121
　O lactário e sua estrutura de funcionamento 126
　O segmento de alimentação em asilos 129

Tipos de serviços: merenda escolar e cesta básica 135
　Histórico da alimentação escolar e sua estrutura de funcionamento...................135
　Cesta básica: definição e abrangência 140
　Atuação do nutricionista nas áreas da alimentação escolar e cesta básica 143

Legislação para atuação na área de alimentação coletiva.......151
　Nutricionista: profissional responsável pela promoção da saúde
　　na alimentação coletiva 151
　Alimentação coletiva: legislação sanitária e o direito do consumidor 155
　As boas práticas de fabricação na alimentação de coletividades 158

Autogestão, terceirização, refeição transportada
e contrato 165
　A história da alimentação coletiva e sua influência no surgimento
　　e nas formas de gestão de UAN...................166
　Formas de gerenciar UAN: autogestão e terceirização...................168
　Modalidades de terceirização na alimentação coletiva:
　　refeição transportada e contrato...................170

Unidade 2

A importância da gestão de recursos humanos I...................175
　Gestão estratégica de pessoas como fonte de vantagem
　　competitiva nas organizações 176
　Recrutamento e seleção de novos colaboradores 178
　Treinamento de pessoal e avaliação do desempenho 181

A importância da gestão de recursos humanos II...................187
　Avaliação de desempenho: por que fazer?...................187
　Remuneração e benefícios em uma organização 191
　Gestão de recursos humanos e relações trabalhistas 195

Uniformes, EPIs e segurança no trabalho/ergonomia 201
Segurança do Trabalho em UANs 201
Prevenção de acidentes de trabalho em UAN: equipamentos
de proteção e uniformes 207
Aspectos ergonômicos em UAN 210

Cálculo de mão de obra 217
Caracterização dos recursos humanos em UANs 217
Recrutamento e seleção de pessoas para o trabalho em UAN 221
Conceitos e métodos de cálculo de mão de obra em UANs 223

Obrigações trabalhistas e previdenciárias 231
Obrigações do empregador 231
Incidência sobre os proventos 234
Incidência de INSS, FGTS e IRRF sobre as verbas trabalhistas
exceções tributáveis e não tributáveis 235

Unidade 3

Importância da automação em UAN e economia na implementação da automação em UAN 239
Unidades de alimentação e nutrição: história e perspectivas
para o futuro 240
As novas tecnologias em unidades de alimentação e nutrição 242
Economia na implementação das novas tecnologias em UAN:
contextualização e exemplos 245

Equipamentos automatizados e gerenciamento *versus* automação 251
Dimensionamento de equipamentos, móveis e utensílios
em serviços de alimentação 252
Novas tecnologias para equipamentos no mercado da alimentação 255
Métodos *cook chill, cook freeze* e *sous vide*: como funcionam? 257

Leis da alimentação 263
Alimentação e nutrição: conceitos, semelhanças e diferenças 263
Leis da alimentação e os princípios da alimentação saudável 266
Aplicabilidade das leis da alimentação na UAN 268

Per capitas e o padrão de cardápios 275
Per capita alimentar e sua importância na UAN 275
Cardápios e seu planejamento em UAN 279
Padrões de cardápio para coletividades sadias 282

Unidade 4

Compras e abastecimento de gêneros alimentícios e outras matérias-primas 289
O mercado dos produtos, habilidade de comprar e estruturas de compras 290
Seleção de fornecedores e métodos de compras em UAN 293
Os níveis de estoque e sua influência no abastecimento de gêneros em UAN 297

Planejamento de recebimento e armazenamento e controle de estoque 303
Planejando a logística de suprimentos em uma unidade de alimentação e nutrição 304
Recebimento de alimentos em UAN 307
Armazenamento de mercadorias e controle de estoque em UAN: como fazer? 309

Impressos utilizados na UAN 315
Os impressos e a sua representatividade em UAN 315
Formulários obrigatórios para serviços de alimentação 319
Eficiência e organização do serviço em UAN: o papel dos formulários 322

Noções de custo 329
Custos: definições e classificações 329
Composição dos custos em uma unidade de alimentação e nutrição 332
Processo de produção e análise de custos em uma unidade de alimentação e nutrição 335

Licitação e auditoria 341
Características dos fornecedores e as modalidades de licitação de compras 341
Auditoria de fornecedores em serviços de nutrição 345
Visita técnica: como fazer? 347

O consumidor 353
O consumidor e a UAN 353
Comportamento de consumo 356
Tendências no consumo de alimentos 360

Marketing para UANs e UPRs e o mercado de refeições coletivas no Brasil e no mundo 367
O segmento de *foodservice* no mercado brasileiro e mundial 368
Unidades de alimentação e nutrição e unidades produtoras de refeições: definições, diferenças e semelhanças 371
O *marketing* no mercado da alimentação coletiva 373

UNIDADE 1

O que é administração

Objetivos de aprendizagem

Ao final deste texto, você deve apresentar os seguintes aprendizados:

- Reconhecer a importância da história e do surgimento da Administração.
- Identificar a evolução das teorias administrativas até a atualidade.
- Relacionar os conceitos de eficiência e efetividade dentro do universo empresarial.

Introdução

Neste texto, você conhecerá como a Administração surgiu no campo do conhecimento e como ela pode ser encarada como uma área específica da ciência, mesmo quando ainda ninguém falava a respeito dela. Iremos contextualizá-la na história das civilizações e entender como ela se tornou tão importante nos dias de hoje.

Importância da história para o surgimento da administração

A **história da administração** iniciou-se, mais precisamente, no ano 5.000 a.C., na Suméria, quando os antigos sumerianos procuravam melhorar a maneira de resolver seus problemas práticos, exercitando assim a arte de administrar.

Depois no Egito, Ptolomeu dimensionou um sistema econômico planejado que não poderia ter sido operacionalizado sem uma administração pública sistemática e organizada. Em seguida, na China de 500 a.C., com a necessidade de adotar um sistema organizado de governo para o império, a Constituição de Chow, com seus oito regulamentos, e as Regras de Administração Pública de Confúcio exemplificam a tentativa chinesa de definir regras e princípios de administração.

Na evolução histórica da administração, duas instituições se destacaram: a **Igreja Católica Romana** e as **Organizações Militares**. A Igreja Católica Romana, a longo dos séculos, vem mostrando e provando a força de atração de seus objetivos, a eficácia de suas técnicas organizacionais e administrativas, espalhando-se por todo o mundo e exercendo influência, inclusive sobre os comportamentos das pessoas, seus fiéis. As Organizações Militares evoluíram das displicentes ordens dos cavaleiros medievais e dos exércitos mercenários dos séculos XVII e XVIII até os tempos modernos com uma hierarquia de poder rígida e adoção de princípios e práticas administrativas comuns a todas as empresas da atualidade.

História da administração no Brasil

A história da administração iniciou-se em 1931, com a fundação do Instituto da Organização Racional do Trabalho (IDORT), que contava com o professor Roberto Mange, suíço naturalizado, na sua direção técnica. Em meados do mesmo ano, o Departamento Administrativo do Serviço Público, até hoje conhecido pela sigla DASP, foi fundado pelo Dr. Luiz Simões Lopes. Por meio desse órgão foi criada a Escola de Serviço Público, que enviava técnicos de administração aos Estados Unidos para a realização de cursos de aperfeiçoamento, com defesa de tese. Os conhecimentos e as ações desenvolvidas por esses especialistas, ao retornar para o país, fizeram deles pioneiros da administração no Brasil como profissão. Sob a orientação do Dr. Luiz Simões Lopes, em 1944, foi criada a Fundação Getúlio Vargas, mantenedora da EAESP – Escola de Administração de Empresas de São Paulo.

Junto com o DASP, foi criado um cargo exclusivo de técnico em administração (hoje administrador). Belmiro Siqueira é o patrono dos administradores no Brasil, título que lhe foi outorgado "pos-mortem" e dá nome ao concurso nacional anualmente promovido pelo Sistema CFA/CRAs: prêmio "Belmiro Siqueira de administração". Foi administrador, professor, consultor, assessor governamental, colunista de vários jornais, sempre escrevendo sobre assuntos ligados à sua área de atuação. Autor de vários trabalhos sobre administração, foi eleito conselheiro federal, em 1977, e vice-presidente do Conselho Federal de Administração – CFA, até 28 de novembro de 1987, data de seu falecimento. Na ocasião, encontrava-se no exercício da presidência do CFA. Era mineiro de Ubá, nascido a 2 de outubro de 1921.

Fique atento

Coincidindo com o 20° aniversário da criação da profissão de administrador, por força da Lei Federal n° 7.321, de 13 de junho de 1985, foi mudada a denominação de técnico de administração para administrador, após uma vibrante campanha em 1983, coordenada pelo CRA-SP, que levou ao Ministério do Trabalho as reivindicações de todas as instituições do país ligadas ao campo da administração: universidades, faculdades, associações profissionais, sindicatos, além de milhares de assinaturas de profissionais e apoio de centenas de câmaras municipais. Inicia-se, assim, um novo tempo de desenvolvimento e aperfeiçoamento da administração, como ciência e como profissão. A tecnologia moderna, aliada aos cientistas, pesquisadores e professores, com seus mecanismos, estudos e trabalhos, vem provando que administrar é necessário, proveitoso e imprescindível em qualquer segmento, contexto ou situação na vida das pessoas, das empresas e das entidades.

Como o processo administrativo se alterou desde o seu surgimento até hoje

A Revolução Industrial

A Revolução Industrial pode ser considerada um fenômeno que provocou o aparecimento da empresa e da moderna administração. Ocorreu no final do século XVIII e se estendeu ao longo do século XIX, chegando ao limiar do século XX. A moderna administração surgiu em resposta a duas consequências provocadas pela Revolução Industrial: crescimento acelerado e desorganizado das empresas, que passaram a exigir uma administração científica capaz de substituir o empirismo e a improvisação; necessidade de maior eficiência e produtividade das empresas, para fazer face à intensa concorrência e competição no mercado.

Já no século XX, surge Frederick W. Taylor, engenheiro norte-americano, apresentando os princípios da administração científica e o estudo da administração como ciência. Conhecido como o precursor da teoria da administração científica, Taylor preconizava a prática da divisão do trabalho, enfatizando tempos e métodos a fim de assegurar seus objetivos "de máxima produção a mínimo custo", seguindo os princípios da seleção científica do trabalhador, do tempo padrão, do trabalho em conjunto, da supervisão e da ênfase na eficiência.

A administração científica

Em 1911, Taylor publicou o livro considerado a "bíblia" dos organizadores do trabalho: "Princípios da administração científica". Esse livro tornou-se um *best-seller* no mundo inteiro. Reconhece-se, hoje, que as propostas pioneiras de Taylor iniciaram uma "febre" de racionalização, que prepararam o terreno para o advento do TQC (*total quality control*), ocorrido ao longo do pós-guerra.

As propostas básicas de Taylor

As propostas básicas de Taylor eram planejamento, padronização, especialização, controle e remuneração. A aplicação dessas propostas trouxe resultados sociais e culturais negativos, pois representaram a total alienação das equipes de trabalho e da solidariedade grupal, fortes no tempo da produção artesanal. Apesar dos resultados negativos para a massa trabalhadora, não se pode deixar de admitir que elas representaram um enorme avanço para o processo de produção em massa.

Paralelamente aos estudos de Taylor, o francês Henri Fayol defendia princípios semelhantes na Europa, baseado em sua experiência na alta administração. Enquanto os métodos de Taylor eram estudados por executivos europeus, os seguidores da administração científica só deixaram de ignorar a obra de Fayol quando foi publicada nos Estados Unidos. O atraso na difusão generalizada das ideias de Fayol fez com que grandes contribuintes do pensamento administrativo desconhecessem seus princípios. Fayol relacionou 14 princípios básicos, que podem ser estudados de forma complementar aos de Taylor.

Propostas de Fayol

Seguindo a linha da administração científica, Henry Fayol foi outro autor que também ofereceu enormes contribuições para as teorias da administração. Ao contrário de Taylor, que focava principalmente nas ações individuais, Fayol enxergava as estruturas organizacionais partindo da noção do "homem econômico" e da busca pela máxima eficiência. Ele olhava para a organização levando em conta todas as suas esferas (operacionais e gerenciais), porém, dispostas a partir de uma ordem hierárquica, do ponto central, que seria o gerenciamento, chegando aos processos produtivos, que seriam os cumpridores de ordens. Para Fayol, é nítida e necessária a divisão das tarefas, adotando o critério da hierarquia: no topo da organização, as esferas decisórias, e no limite inferior, aqueles que ficam a cargo de executá-las somente.

Assim, para esse autor, as organizações são divididas em seis funções elementares:

- Técnicas – produção de bens ou de serviços da empresa.
- Comerciais – compra, venda e permutação.
- Financeiras – gerência de capitais.
- Segurança – proteção e preservação dos bens e das pessoas.
- Contábeis – inventários, registros, balanços, custos e estatísticas.
- Administrativas – coordenação das funções anteriores.

Perspectivas

Nos próximos anos, provavelmente assistiremos ao fim da forma organizacional de hoje (a organização burocrática) e veremos o surgimento de novos sistemas mais adequados às demandas da pós-industrialização. Isso tudo é resultado de:

- mudanças rápidas e inesperadas, principalmente no campo do conhecimento, impondo novas e crescentes necessidades às quais as atuais organizações não têm condições de atender;
- crescimento no tamanho das organizações, que se tornam complexas e internacionais;
- atividades novas que exigem pessoas de competências diversas, criativas e altamente especializadas, envolvendo problemas de coordenação e, principalmente, de acompanhamento das rápidas mudanças.

As tarefas do administrar são variáveis e se configuram como situações incertas e desafiadoras. O cenário que se projeta é de um grande número de variáveis e transformações carregadas de ambiguidades e de incertezas. O administrador se defrontará com problemas multifacetados e cada vez mais complexos com sua atenção disputada por eventos e por grupos situados dentro e fora da empresa. Essas situações proporcionarão informações contraditórias, complicando o seu diagnóstico perspectivo e a sua visão dos problemas a resolver ou das situações a enfrentar. São exigências da sociedade, dos clientes, dos fornecedores, dos agentes regulamentadores. São os desafios dos concorrentes, as expectativas da alta administração, dos subordinados, dos acionistas, dos governos e das organizações não governamentais.

Todas essas exigências, desafios e expectativas exigirão do administrador uma combinação adequada e consistente das habilidades técnicas, humanas e conceituais, ora de cunho especializado, ora de cunho generalista. A administração, por meio de seus agentes, cada vez mais necessitará compreender as normas, os valores e as visões do mundo dos colaboradores diretos, dos grupos, das unidades e de toda a organização. A compreensão de tais questões forma a base a partir da qual se projeta o futuro e se decide sobre quais novos conhecimentos são legítimos ou não.

Assim podemos dizer que se trata de algo que ultrapassa a mera referência à visão/missão da organização, descrição de postos de trabalho, organograma e ferramentas a serviço da organização. As pessoas participam e contribuem para o seu conhecimento, para o conhecimento da organização onde trabalham, para a família, a igreja, o clube social, etc.

Todas essas experiências de mão dupla influenciam a maneira de ser da organização onde trabalham e vice-versa. A inovação e a criatividade organizacional irão se unir na construção do vetor da administração e serão tão importantes para a administração quanto é hoje o processo administrativo de planejar, organizar, dirigir e controlar. Esse capital intangível provocará mudanças tão drásticas na estrutura de cargos, nas carreiras e nas organizações como as que resultaram na mudança da produção artesanal para a produção em série com a Revolução Industrial, operacionalizada por Taylor e seus seguidores.

Conceitos de eficiência e efetividade dentro do universo empresarial

Toda atividade empresarial deve obedecer a critérios explícitos de eficiência, eficácia, efetividade, produtividade e qualidade que a tornem economicamente atrativa. Embora bastante difundidos na literatura e meio empresarial, esses termos carecem de definições exatas que facilitem sua aplicação nesta e em outras áreas.

A excelência empresarial implica plenitude, e a realidade plena é composta por três princípios elementares: o espaço, a matéria e o tempo. O espaço é caracterizado pelas dimensões de altura, largura e volume; a matéria, pelo espírito, pela mente e pelo corpo, e o tempo, por passado, presente e futuro. Quando a empresa consegue atingir efetividade, eficácia e eficiência temporais, materiais e espaciais, conquista o estado de excelência.

Para ser efetivo, é necessário ser eficaz. Entretanto, eficiência condiciona eficácia. Ou seja, é possível ser eficaz sem ser eficiente, mas não há possibilidade de ser efetivo sem ser eficaz.

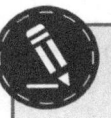 **Saiba mais**

Os paradigmas das novas organizações:

Modelo do século XX	Aspectos	Protótipo do século XXI
Divisão de trabalho e cadeia escalar de hierarquia	Organização	Rede de parcerias com valor agregado
Desenvolver a maneira atual de fazer negócios	Missão	Criar mudanças com valor agregado
Domésticos ou regionais	Mercados	Globais
Custo	Vantagem competitiva	Tempo
Ferramenta para desenvolver a mente	Tecnologia	Ferramenta para desenvolver colaboração
Cargos funcionais e separados	Processo de trabalho	Equipes de trabalho interfuncionais
Homogênea e padronizada	Força de trabalho	Heterogênea e diversificada
Autocrática	Liderança	Inspiradora

Fonte: Lewis (1997).

Eficiência

Eficiência é a capacidade de conseguir maiores rendimentos com menores custos, tendo como principal indicador a produtividade. Nesse caso, a **eficiência temporal** é caracterizada pela conclusão de ciclos operacionais cada vez menores, ou seja, produzir em menos tempo. Já a **eficiência material** é a utilização de menos recursos na obtenção dos resultados. E a **eficiência espacial** é configurada quando o crescimento da parcela de mercado aumenta exponencialmente, isto é, o domínio de mercado passa a ocorrer progressivamente de uma forma espontânea. A eficiência está predominantemente relacionada às questões **operacionais**. A eficiência não se preocupa com os fins, mas sim com os meios. Ela se insere nas operações, visando aos aspectos internos da organização.

São atitudes que demonstram eficiência na administração:

- Capacidade administrativa de produzir o máximo de resultados com o mínimo de recursos, energia e tempo.
- Capacidade de produzir o máximo com o mínimo de desperdício.
- Produtividade operacional.
- Eficiência relacionada à racionalidade/produtividade (ação, força, virtude de produzir).

A **eficiência** é, portanto, a dimensão do desempenho expressa pela relação do processo envolvido, seu meio. Assim, possui foco interno e refere-se, principalmente, aos custos envolvidos.

Efetividade

A efetividade é um atributo empresarial caracterizado pela capacidade da organização em produzir efeitos reais e legítimos. A **efetividade temporal** consiste no poder que a empresa possui de se perpetuar historicamente, por meio da aprendizagem e da progressão. A **efetividade material** consiste no poder de criação de produtos ou serviços cuja utilidade passa a ser percebida como necessária, além de estar em sintonia com a tecnologia, a estrutura e os processos já estabelecidos pela organização. A **efetividade espacial** se configura quando as causas e os efeitos da organização estão em harmonia com o meio ambiente e as pessoas envolvidas, baseados em princípios de sustentabilidade e responsabilidade social. A efetividade está predominantemente relacionada às questões **estratégicas**. Resumindo, a efetividade refere-se ao resultado concreto ou às ações que fizeram esse resultado concreto acontecer, ou seja, estabelece a relação entre os resultados e os objetivos propostos. Logo, a efetividade é a dimensão do desempenho que representa a relação entre os resultados alcançados e as transformações ocorridas. Além disso, possui foco externo e refere-se aos impactos originados.

Assim, a gestão eficiente e eficaz está relacionada à capacidade administrativa de produzir o máximo de resultados com o mínimo de recursos, energia e tempo, exigindo, assim, o planejamento e o gerenciamento dos recursos humanos, materiais e financeiros, sempre de forma efetiva.

Eficácia

Junto à eficiência e à efetividade, outro conceito de igual importância na administração é a eficácia, que se preocupa com os fins, em atingir os objetivos, inserindo-se no êxito do alcance dos objetivos, com foco nos aspectos externos da organização. Ela é o princípio que soma os demais, impostos à administração, não podendo se sobressair em relação a nenhum deles, especialmente à legalidade, sob pena de gerar sérios riscos à segurança jurídica e ao próprio Estado de Direito.

A eficácia também representa a dimensão do desempenho expressa pelo alcance das metas, independentemente dos custos implicados. Possui foco externo e refere-se aos resultados obtidos, ou seja, quando um projeto/produto/pessoa atinge o objetivo ou a meta proposto.

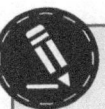

Saiba mais

Na área da saúde, a **eficiência** irá medir a relação entre o custo (financeiro, material, humano) para a realização das ações governamentais e os padrões de desempenho estabelecidos. Já a **efetividade** irá avaliar se essas ações públicas surtiram benefícios (sociais, econômicos, ambientais) ou não, considerando o que se esperava.

Exercícios

1. Sabe-se que a ciência da administração surgiu de várias outras áreas do conhecimento, e que o processo de se administrar alguma instituição não é recente, pois apesar de ainda não ter sido entendido como administrar, várias foram as instituições bem administradas ao longo dos séculos. A boa administração destas instituições nos mostra que para a manutenção do capital é muito importante a perenização das empresas. E saber quais são estas instituições seculares torna-se importante para aqueles que pretendem aprender a boa administração. Diante das alternativas apresentadas, marque a que indica as duas instituições que mais contribuíram para a compreensão da importância da administração desde a antiguidade:

    a) O exército e a nobreza.
    b) A igreja e a aristocracia.
    c) A igreja e o clero.
    d) O exército e a igreja.

e) O exército e os mercadores.
2. Para ser um bom administrador deve-se não somente dominar a prática gerencial, como também entender o contexto em que a organização, a empresa está inserida. Para conseguir perceber o ambiente organizacional é preciso apoiar-se em outros saberes, de outras áreas tais como Economia, Política e Antropologia. A conjugação destas áreas do conhecimento é importante para os futuros administradores, pois não é possível conceber a gestão empresarial de forma desarticulada dos ambientes social, econômico e político. A contribuição destas áreas do conhecimento para a administração pode ser resumida em:
   a) Fornecer um caráter de formalidade e uniformidade das ações.
   b) Implementar uma proposta de adequação das funções gerenciais.
   c) Desenvolver atividades de planejamento.
   d) Impor um sentido a arte de trabalhar.
   e) Fornecer uma perspectiva de racionalidade ao processo decisório.
3. Durante muito tempo as pessoas entendiam que ter a propriedade de algo, seja um terreno, uma oficina, uma casa, um afazer, já era o mesmo que administrar. Contudo, a execução ou a propriedade de algo de valor econômico por si só não significa que o executor ou o proprietário sejam administradores. É necessário aos administradores entender não somente a importância das origens da Administração, mas também saber como o surgimento desta ciência impactou positivamente no crescimento de seu processo de origem. Só com o passar dos tempos é que a atividade administrativa se destacou das demais, carecendo de um tipo de conhecimento específico para compreendê-la. Pensando desta forma, pode-se concluir que a Administração adquiriu status de ciência através da:
   a) Industrialização.
   b) Reforma da igreja.
   c) Mercantilismo.
   d) Renascimento.
   e) Surgimento do sistema financeiro e econômico dos países.
4. Normalmente vê-se que a população de forma geral utiliza do termo administrar empregado de diversas maneiras. Como tomar conta, autorizar, fiscalizar, vigiar etc. Esse tipo de emprego do termo administrar pode permitir que outras interpretações sejam dadas à essa atividade tão complexa e importante para a vida atualmente. Entretanto há o verdadeiro significado do método administrativo, que pode ser resumido nas seguintes atividades:
   a) Planejamento, objetivação, orçamento e controle.
   b) Previsão, assessoria, orçamento e controle.
   c) Planejamento, organização, direção e controle.
   d) Planejamento, controle, coordenação e assessoria.

e) Planejamento, direção, coordenação e assessoria.

5. Gerir qualquer tipo de atividade humana, seja ela lucrativa ou não, subentende que, além das habilidades típicas dos administradores, é preciso amparar-se em parâmetros de eficácia e eficiência. Dessa forma, eficiência pode ser definida como a capacidade de:
a) Atingir os objetivos.
b) Reduzir a quantidade de insumos utilizados em um determinado processo.
c) Melhorar o nível de qualidade dos produtos ou serviços.
d) Utilizar toda a mão de obra necessária para desenvolver uma tarefa.
e) Ser racional no processo decisório de uma empresa.

Referências

BRASIL. *Lei n. 7.321, de 13 de junho de 1985*. Altera a denominação do Conselho Federal e dos Conselhos Regionais de Técnicos de Administração, e dá outras Providências. Brasília, DF, 1985. Disponível em: <http://www.planalto.gov.br/ccivil_03/leis/L7321.htm>. Acesso em: 05 fev. 2017.

CHIAVENATO, I. *Introdução à Teoria Geral da Administração*. 6. ed. Rio de Janeiro: Campus, 2000.

Leituras recomendadas

CHIAVENATO, I. *Recursos humanos na empresa*: pessoas, organizações e sistemas. 3. ed. São Paulo: Atlas, 1994.

FARIAS, C. V. S. (Org.). *Técnico em Administração*: gestão e negócios. Porto Alegre: Bookman, 2012. (Série Tekne).

GOMES, L. P. História da administração. *CRA em Ação*: Informativo Mensal do CRA/CE, v. 1, n. 7, 2005.

Teoria neoclássica da administração

Objetivos de aprendizagem

Ao final deste texto, você deve apresentar os seguintes aprendizados:

- Identificar os princípios norteadores da teoria neoclássica.
- Apontar os elementos do processo administrativo.
- Comparar as principais estruturas organizacionais previstas na abordagem neoclássica da administração.

Introdução

Neste texto, você estudará a teoria neoclássica da administração. A abordagem neoclássica representa uma revisão da teoria clássica num esforço de atualização e numa nova visão dos problemas da administração moderna, aproveitando, ainda, a contribuição das outras escolas e teorias.

Princípios norteadores da teoria neoclássica

A abordagem neoclássica da administração surgiu na década de 1950, baseada nos princípios da teoria clássica (Taylor e Fayol), porém, com o conceito voltado pra atender às necessidades atuais do cenário administrativo. A teoria neoclássica, também chamada de escola operacional, escola do processo administrativo ou, ainda, abordagem universalista da administração, nada mais é do que a redenção da teoria clássica devidamente atualizada e redimensionada aos problemas administrativos atuais e ao tamanho das organizações de hoje. A teoria neoclássica surgiu da necessidade de se utilizarem os conceitos válidos e relevantes da teoria clássica, excluindo os exageros e as distorções típicos de teorias pioneiras e condensando-os com outros conceitos igualmente válidos e relevantes, oferecidos por outras teorias administrativas ao longo das três últimas décadas. Seu surgimento também foi devido ao grande crescimento das organizações.

A teoria neoclássica pode ser identificada por meio de algumas características marcantes:

- Ênfase na prática da administração:
  - Os autores neoclássicos procuram desenvolver seus conceitos de forma prática e utilizável, visando principalmente à ação administrativa e aos resultados concretos e mensuráveis.
- Reafirmação relativa dos postulados clássicos:
  - A teoria neoclássica é quase que uma reação à enorme influência das ciências do comportamento no campo da administração em detrimento dos aspectos econômicos e concretos que envolvem o comportamento das organizações. Para tanto, retoma grande parte do material desenvolvido pela teoria clássica, dando uma nova dimensão e estrutura de acordo com as contingências da época atual, expondo uma configuração mais ampla e flexível.
- Ênfase nos princípios gerais de administração:
  - Os princípios utilizados pelos clássicos como "leis" científicas são reavaliados como critérios mais flexíveis para a busca de soluções administrativas práticas. Os princípios gerais – planejar, organizar, dirigir e controlar – são apresentados e discutidos como comuns a todo e qualquer tipo de empreendimento humano e enfatizados como as funções do administrador.
  - Os administradores são essenciais a qualquer empresa dinâmica e bem-sucedida. São pessoas que devem planejar, dirigir e controlar as operações do negócio. Como quase todos os autores da teoria clássica, os neoclássicos também se preocupam em estabelecer os princípios gerais de administração, capazes de orientar o administrador no desenvolvimento de suas funções. Os princípios têm um papel na administração equivalente ao das leis nas ciências físicas, pois visam a demonstrar uma relação de causa-efeito. Enquanto a lei é uma demonstração de certos fenômenos que, uma vez conhecidos, são inevitáveis sob certas condições, um princípio é uma proposição geral aplicável a determinados fenômenos para proporcionar um guia para a ação.
- Ênfase nos resultados e nos objetivos:
  - A empresa deve definir claramente seus objetivos para que os grupos de trabalho se voltem para eles. Dessa forma, a organização será dimensionada para produzir resultados práticos. A organização deve

ser estruturada, dimensionada e orientada em função dos objetivos e dos resultados.
- Contrapondo a teoria clássica, que preconizava a máxima eficiência, a teoria neoclássica busca a eficiência ótima por meio da eficácia. Um dos melhores produtos dessa teoria é o modelo de administração por objetivos (Apo).
- Ecletismo:
  - A heterogeneidade da proposta neoclássica é justamente por abrigar em sua tese diversas correntes do pensamento administrativo, como, por exemplo, os conceitos de organização informal, liderança e autoridade e de motivação e teoria da decisão. A teoria neoclássica incorporou ainda outras questões antagônicas à clássica, como a dinâmica e o trabalho em grupo, além dos incentivos psicossociais. De modo geral, essa miscigenação proporcionou mais flexibilidade nas ações da gerência, transformando o enfoque clássico em uma teoria mais completa, uma vez que permitiu ao administrador uma visão bilateral do processo. É interessante notar que Drucker consegue, com essa postura, alimentar a gerência com o rigor da autocracia, do controle e da racionalidade e, ao mesmo tempo, oferecer uma configuração mais maleável aos defensores do humanismo.

O ponto fundamental da teoria neoclássica é a administração ser uma técnica social básica, o que leva à necessidade de o administrador conhecer, além dos aspectos técnicos e específicos de seu trabalho, também os aspectos relacionados com a direção de pessoas dentro das organizações.

Boa parte do trabalho dos neoclássicos está voltada para fatores que levam à decisão de descentralização, bem como para as vantagens e desvantagens que a descentralização proporciona. Os neoclássicos preocupam-se em estabelecer normas de comportamento administrativo. Os princípios da administração que os clássicos utilizam como "leis" científicas são retomados pelos neoclássicos como critérios mais ou menos flexíveis para a busca de soluções administrativas práticas. Os administradores são essenciais a qualquer empresa dinâmica e bem-sucedida. São pessoas que devem planejar, dirigir e controlar as operações do negócio. A teoria neoclássica coloca grande ênfase nos objetivos e nos resultados, pois para ela as organizações existem para alcançar objetivos e produzir resultados, e é em função dos objetivos e dos resultados que a organização deve ser dimensionada, estruturada e orientada.

Fique atento

Conceito clássico e neoclássico de autoridade
Para os autores clássicos, a autoridade é conceituada como um poder formal, ou seja, o direito de dar ordens, de comandar outros, para que executem ou deixem de executar algo, da maneira considerada, pelo possuidor dessa autoridade, como adequada para a realização dos objetivos da empresa ou do órgão. Fayol dizia que "autoridade é o direito de dar ordens e o poder de exigir obediência", conceituando-a, ao mesmo tempo, como poder formal e poder legitimado. Considerando isso, a autoridade investe o administrador do direito reconhecido de dirigir subordinados, para que estes desempenhem atividades voltadas para o alcance dos objetivos da empresa. A autoridade formal é sempre um poder, uma faculdade, concedidos pela organização ao indivíduo que nela ocupa uma determinada posição. Para os neoclássicos, autoridade é o direito formal e legítimo de tomar decisões, transmitir ordens e alocar recursos para alcançar os objetivos desejados da organização.

Elementos do processo administrativo

Uma ação empresarial precisa de planejamento, organização, direção e controle para ser eficaz. Essas ações constituem o processo administrativo e não são entidades separadas, estanques, mas, ao contrário, são elementos independentes e integrantes. Os elementos surgiram a partir da teoria clássica, para tornar a administração mais prática.

Planejamento

Um bom planejamento precisa de um diagnóstico, que é o conhecimento exato da realidade presente, ou seja, o administrador deve analisar a fundo a situação da empresa, para identificar seus problemas, desenvolver estratégias e estabelecer as prioridades. Para maior precisão, o diagnóstico deve ser sempre:

- Realista: ver as coisas como elas são, sem falsas ilusões.
- Completo: considerar a realidade do negócio e do mercado no qual atua.

O planejamento dever ter objetivos definidos, que são os resultados que o administrador se propõe a alcançar, em um determinado período. Esses objetivos podem ser:

- De curto prazo: os que devem ser realizados em seis meses;
- De médio prazo: os que devem ser realizados em cinco anos;
- De longo prazo: aqueles que devem ser realizados além dos cinco anos.

Além disso, tais objetivos devem ser:

- Concretos: especificados de maneira precisa;
- Claros: definir como podem ser realizados;
- Factíveis: possíveis de serem realizados;
- Associados ao tempo: quando e em quanto tempo?;
- Mensuráveis: que se pode medir até o ponto em que foi realizado.

O planejamento também deve ter critérios de avaliação, que medem se cada um dos planos foi realizado e se os resultados foram realmente atingidos. O administrador deve determinar com precisão o que espera obter em cada passo do que foi planejado. O planejamento envolve todas as atividades do negócio e, por isso, quando o gestor formular o seu projeto, ele precisa definir também as estratégias para atuar em todas as atividades da empresa. Quanto às estratégias de planejamento, estas são as ações que o administrador se propõe a realizar para atingir seus objetivos. As estratégias são caminhos que o administrador deve seguir em direção aos seus objetivos.

Organização

Organização no negócio significa o ordenamento dos recursos e das funções, a fim de facilitar o trabalho e criar uma nova visão da empresa. Organizar o negócio é ordenar:

- O espaço: um lugar para cada coisa e cada coisa em seu devido lugar.
- O tempo: um tempo para cada tarefa e cada tarefa em seu devido tempo.
  A organização do tempo requer:
    - uma agenda para controlar os compromissos;
    - ter em mente as prioridades;
    - pontualidade para executar tudo o que foi programado.
- O trabalho: a organização do trabalho pode ser bem mais simples do que imaginamos. Uma boa ideia seria fazer uma lista de todas as tarefas que são realizadas na empresa, agrupando-as da maneira mais lógica. A sequência mais adequada é aquela que permite realizar as tarefas de forma eficiente e no menor tempo possível. Ou seja:

- listar as tarefas que são realizadas na empresa e agrupá-las por atividade;
- determinar quem são os responsáveis por cada tarefa.
- As pessoas: para que haja uma boa organização, o negócio deve possuir unidade de comando e unidade de direção. Na unidade de comando, cada pessoa recebe atribuições e é orientada para prestar contas com seu supervisor ao fim de suas atividades. Na unidade de direção, todas as tarefas são designadas a um responsável permanente.
- Os recursos financeiros: é a distribuição correta dos recursos financeiros da empresa para obter, a partir deles, o maior rendimento possível.

Direção

O profissional da área de gestão deve possuir uma visão íntegro-renovadora, que ativa a percepção e o entendimento de que é por meio de um perfeito equilíbrio entre os líderes e as equipes integradas, na valorização dos colaboradores e em uma boa liderança, que ele será bem-sucedido. Para o administrador exercer uma boa liderança, ele precisa desenvolver as seguintes habilidades:

- **Habilidades de comunicação** – para atingir seus objetivos, sua comunicação precisa ser clara e precisa (para que não haja distorções), respeitosa e sincera (para fortalecer a integração das equipes no ambiente de trabalho).
- **Habilidades para motivar os colaboradores** – o administrador deve preocupar-se com alguns fatores importantes (como a necessidade que os colaboradores têm de reconhecimento, ser justo na solução e no gerenciamento de conflitos, permitir que todos tomem parte nas decisões e contribuam com ideias inovadoras).
- **Habilidades para exercer autoridade** – é interessante que seus colaboradores encontrem qualidades dignas de admiração e de respeito no administrador (os colaboradores devem vê-lo como um exemplo a ser seguido).
- **Habilidades para avaliar desempenhos** – capacidade de identificar, desenvolver e reter novos talentos (por meio de avaliação psicológica e treinamento com ênfase nos resultados).
- **Habilidades para tomar decisões** – tomar uma decisão significa, entre outras palavras, escolher uma entre várias alternativas (obviamente, aquela que ofereça maiores benefícios e com menos riscos).

Todos esses elementos integrados formam o que se chama de competência, a qual permite atingir com êxito os resultados esperados pela alta administração. As competências dependem de três fatores externos fundamentais:

- **A tarefa** – desenhar e redesenhar permanentemente postos de trabalho e funções, avaliando a capacidade das pessoas, sua inteligência, sua autonomia e seu sentido de responsabilidade.
- **O contexto da função** – desenvolver formas de organização inovadoras, leves, flexíveis e interdependentes. Com chefias bem preparadas que utilizam o diálogo, a participação e a cooperação, como autênticas ferramentas de trabalho.
- **O contexto da organização** – definir missões e objetivos de forma clara, praticar uma liderança efetiva e criar políticas de recursos humanos geradoras de motivação para as pessoas.

Controle

O controle é a comparação dos planos com os resultados, para verificar se os objetivos foram cumpridos e para corrigir eventuais falhas na realização dos projetos. Consiste em realizar as seguintes atividades:

- retomar as metas que foram estabelecidas;
- recolher informações sobre os resultados;
- comparar as metas com os resultados obtidos;
- corrigir as distorções ou possíveis falhas.

Com isso, podemos afirmar que a função de controle tem os seguintes aspectos:

1. Controle > medir o desempenho > comparar com o planejado.
2. Controle > corrigir o desempenho > identificar as falhas.

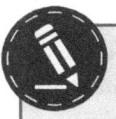

> **Saiba mais**
>
> As técnicas de controle podem ser qualitativas e quantitativas. As técnicas qualitativas englobam auditoria, observação pessoal, inspeção, controle por relatórios, avaliação de desempenho, políticas e controle do desempenho humano. As quantitativas englobam controle de retorno sobre ativos, gráfico de Gantt, método PERT e CPM, análise do ponto de equilíbrio, ponto econômico do pedido, sistema ABC, desvio padrão, análise da variância, orçamento e relatórios contábeis. As informações são a base do controle gerencial e deverão ser comunicadas de uma forma correta, no tempo certo e para as pessoas certas. Um bom sistema de informação facilita muito cada uma das funções gerenciais e são especialmente úteis quando se trata do planejamento e do controle.

Principais estruturas organizacionais previstas na abordagem neoclássica da administração

A estrutura organizacional é o elemento fundamental para que uma empresa mantenha o foco nos seus objetivos. A missão, a visão, os valores e as estratégias de mercado servirão de base para a formulação dessa estrutura. Podemos definir estrutura organizacional como o conjunto ordenador de responsabilidades, autoridades, comunicações e decisões das unidades organizacionais. É a forma pela qual as atividades são divididas, organizadas e coordenadas, provocando impactos na cultura organizacional. Está diretamente ligada à sua estratégia e envolve aspectos físicos, humanos, financeiros, jurídicos, administrativos e econômicos.

Uma das características da teoria neoclássica é a formação das organizações, ou seja, esse tipo de organização compõe-se de camadas hierárquicas ou níveis funcionais estabelecidos por um organograma, com ênfase nas funções e nas tarefas.

Segundo Chiavenato (2003), "[...] a estrutura organizacional é um meio de que se serve a organização para atingir eficientemente seus objetivos". Ainda segundo esse mesmo autor, entre os tipos de estruturas organizacionais formais da teoria neoclássica encontram-se:

Organização linear

É a mais simples e antiga forma de estrutura. Tem origem na organização dos antigos exércitos e na organização eclesiástica medieval. A denominação "linear" indica que, entre o superior e os subordinados, existem linhas diretas e únicas de autoridade e de responsabilidade.

Características

- **Autoridade linear ou única** – autoridade única e absoluta do superior sobre seus subordinados (decorrente do princípio da unidade de comando).
- **Linhas formais de comunicação** – a comunicação entre os órgãos ou cargos é feita unicamente por linhas existentes no organograma.
- **Centralização das decisões** – só existe uma autoridade máxima que centraliza todas as decisões e o controle da organização.
- **Aspecto piramidal** – à medida que se sobe na escala hierárquica, diminui-se o número de cargos ou órgãos.

Vantagens

- Estrutura simples e de fácil compreensão.
- Nítida e clara delimitação das responsabilidades dos órgãos ou cargos.
- Facilidade de implantação.
- Estabilidade, permitindo uma tranquila manutenção do funcionamento da organização.
- Mais adequado para pequenas empresas.

Desvantagens

- Estabilidade pode levar à rigidez e à inflexibilidade da organização.
- Pode tornar-se autocrática.
- Ênfase exagerada na função de chefia e comando.
- Chefe torna-se um generalista que não pode se especializar em nada.
- Congestionamento das linhas formais de comunicação na medida em que a empresa cresce.
- Comunicação demorada e sujeita a intermediários e a distorções.

Organização funcional

Tipo de estrutura organizacional que aplica o princípio funcional ou princípio da especialização das funções para cada tarefa. A organização funcional separa, distingue e especializa: é o germe da equipe. A autoridade é funcional ou dividida, parcial e relativa, decorrente de sua especialidade, tendo uma comunicação efetuada diretamente, sem necessidade de intermediação. É importante ressaltar que não é a hierarquia, mas a especialidade quem promove as decisões, assim como as responsabilidades são delimitadas de acordo com as especializações.

Vantagens

- Proporciona o máximo de especialização nos diversos órgãos ou cargos.
- Permite a melhor supervisão técnica possível.
- Desenvolve comunicação direta, mais rápida e menos sujeita a distorções.
- Separa as funções de planejamento e de controle das funções de execução.

Desvantagens

- Diluição e consequente perda de autoridade de comando.
- Subordinação múltipla.
- Tendência à concorrência entre os especialistas.
- Tendência à tensão e a conflitos dentro da organização.
- Confusão quanto aos objetivos.

Organização linha-*staff*

Resultado da combinação dos tipos de organização linear e funcional, com o objetivo de incrementar as vantagens e reduzir as desvantagens dos outros dois tipos. Nesse tipo de organização, existem órgãos de execução (linha) e de apoio (*staff*). É o tipo de organização mais empregado atualmente.

Principais funções do *staff*

- Serviços: atividades especializadas como contabilidade, compras, pessoal, pesquisa, informática, propaganda, etc.
- Consultoria e assessoria: assistência jurídica, organização e métodos, etc.

- Monitorização: acompanhar e avaliar determinada atividade ou processo.
- Planejamento e controle: planejamento e controle orçamentário, controle de qualidade, etc.

Características

- Fusão da estrutura linear com a estrutura funcional, com predomínio da primeira.
- Coexistência entre as linhas formais de comunicação com as linhas diretas de comunicação.
- Separação entre órgãos operacionais (executivos) e órgãos de apoio (assessores).
- Hierarquia *versus* especialização.

Vantagens

- Assegura assessorias especializadas e inovadoras, mantendo o princípio da autoridade única.
- Os serviços prestados não precisam ser aceitos, já que são apenas recomendados.
- Atividade conjunta e coordenada dos órgãos de linha e órgãos de *staff*.

Desvantagens

- Possibilidade de conflitos entre a assessoria e os demais órgãos e vice-versa.
- Dificuldade na obtenção e na manutenção do equilíbrio dinâmico entre linha e *staff*.

Comissões

Devido à amplitude de sua conceituação, não há consenso a respeito das comissões. Receberam várias denominações como comitês, juntas, conselhos, etc. Têm o formato da assessoria, pois, dependendo, podem auxiliar qualquer setor da administração. As comissões têm a característica de ser um grupo que foi criado com funções determinadas.

Exemplo

As estruturas organizacionais também podem ser aplicadas na gestão e na organização do trabalho em alimentação. Os gestores deverão avaliar quais são seus objetivos, bem como as linhas estratégicas que serão adotadas para alcançar esses objetivos, considerando seus recursos físicos, humanos, financeiros, jurídicos e administrativos. A hierarquia é fundamental para que a estrutura organizacional atinja suas metas, sempre lembrando que haverá vantagens e desvantagens, as quais necessitarão de lideranças atuantes para que os objetivos não sejam desviados.

Exercícios

1. (TJ/CE – 2014 – Adaptada) A administração sofreu influências de várias abordagens que, em determinado contexto, implicaram novas leituras sobre o estudo das organizações. No que se refere às premissas das teorias clássica, neoclássica e das relações humanas, assinale a opção correta:
a) Na teoria neoclássica, a organização é entendida como uma estrutura formal, composta de órgãos, cargos e tarefas. Já na teoria clássica, a organização é apresentada como um sistema social.
b) A psicologia social é a disciplina mais utilizada para embasar as premissas da teoria clássica.
c) A teoria clássica e a das relações humanas trabalham com a meta da máxima eficiência, ao passo que a teoria neoclássica se pauta na eficiência ótima.
d) A teoria clássica se baseia no conceito de homem social.
e) Na teoria das relações humanas, considera-se, exclusivamente, a organização formal.

2. (Marinha do Brasil – 2012 – Adaptada) A abordagem neoclássica representa uma revisão da teoria clássica num esforço de atualização e numa nova visão dos problemas da administração moderna, aproveitando, ainda, a contribuição das outras escolas e teorias. Assinale a opção que apresenta uma das características principais da teoria neoclássica.
a) Reciclagem dos planos.
b) Procedimentos padronizados.
c) Ênfase nos princípios gerais da Administração.
d) Relatividade das decisões.
e) Caráter formal das comunicações.

3. (PBH/MG – 2012) A teoria neoclássica da administração conceitua a organização formal como um conjunto de posições funcionais. O princípio básico discutido pelos neoclássicos, e que significa o número de

empregados que um gerente pode supervisionar, é chamado de:
a) Divisão do trabalho.
b) Unidade de direção.
c) Diversificação funcional.
d) Amplitude administrativa.
e) Descentralização administrativa.

4. (TJ/AL -2012) Uma das grandes preocupações da teoria neoclássica é a ênfase nas funções do administrador, explicitando, assim, seu caráter prático e operacional. Quais são as principais funções do processo administrativo, segundo a abordagem neoclássica da administração?
a) Planejamento, direção, controle e comunicação.
b) Comunicação, direção, organização e fiscalização.
c) Execução, organização, direção e verificação.
d) Fiscalização, comunicação, ação e correção.
e) Planejamento, organização, direção e controle.

5. (DNIT- 2013) Fayol foi o primeiro a definir as funções básicas do administrador. Os princípios apresentados por Fayol foram retrabalhados com contribuições da abordagem neoclássica da administração. O principal expoente da teoria neoclássica da administração foi:
a) Taylor.
b) Max Weber.
c) Ludwig von Bertalanffy.
d) Elton Mayo.
e) Peter Drucker.

Referência

CHIAVANETO, I. *Introdução à Teoria Geral da Administração*. Rio de Janeiro: Elsevier, 2003.

Leituras recomendadas

AGUIAR, O. B. de; KRAEMER, F. B., MENEZES, M. F. G. *Gestão de Pessoas em Unidades de Alimentação e Nutrição*. Rio de Janeiro: RUbio, 2013.

CHIAVENATO, I. *Introdução à Teoria Geral da Administração*. ed. compacta. Rio de Janeiro: Campus, 1999.

CHIAVENATO, I. *Introdução à Teoria Geral da Administração*. 6. ed. Rio de Janeiro: Campus, 2000.

CHIAVENATO, I. *Recursos humanos*: o capital humano das organizações. 8. ed. São Paulo: Atlas, 2004.

CHIAVENATO, I. *Gestão de pessoas*. Rio de Janeiro: Elsevier, 2004.

CASTRO, R. B. de. Eficácia, eficiência e efetividade na administração pública. In: ENANPAD, 30., 2006, Salvador. *Anais eletrônicos...* Disponível em: <http://www.anpad.org.br/enanpad/2006/ dwn/enanpad2006-apsa-1840.pdf>. Acesso em: 05 fev. 2017.

FERREIRA, D. F. et al. Seminário: *O Processo Administrativo: planejamento, organização, direção e controle.* Pontifícia Universidade Católica de Minas Gerais. Instituto de Ciências Econômicas e Gerenciais. Curso de Ciências Contábeis. Administração Geral. Belo Horizonte, 2009.

TELES, A. X. *Psicologia moderna.* 35. ed. Porto Alegre: Ática, 1999.

Análise administrativa: estruturas organizacionais

Objetivos de aprendizagem

Ao final deste texto, você deve apresentar os seguintes aprendizados:

- Identificar os diferentes elementos ligados às estruturas vertical e horizontal das organizações.
- Reconhecer a função de um organograma e o que ele representa.
- Diferenciar as características das organizações dos tipos funcional, divisional, matricial e em rede.

Introdução

Como você vem percebendo ao longo dos estudos na área de administração, muitas são as mudanças (ou demandas por elas) com as quais os gestores têm se deparado. A estrutura organizacional não fica fora desse cenário. O segredo da permanência e do sucesso de muitas empresas no mercado pode estar justamente na sua capacidade de rever a maneira como se organiza, em um mundo onde o compartilhamento e a colaboração são cada vez mais essenciais. Certamente, não é tarefa simples, pois muitas estruturas são as mesmas há décadas.

Neste texto, você vai conhecer os principais conceitos ligados à estrutura organizacional e como estão organizados os trabalhos e as responsabilidades dos envolvidos.

Estruturas organizacionais verticais e horizontais: conceitos e características

Os diversos planos de uma empresa desencadeiam uma série de atividades. A administração eficaz dessas atividades só será possível se existir alguma forma de organização que as divida entre as pessoas e estabeleça uma relação entre elas.

Por meio da organização, o trabalho é dividido e funções específicas são atribuídas para cada pessoa. O único fator que se altera é o nível de complexidade das relações das funções atribuídas. Essa organização, portanto, permite uma atuação integrada e solidária, sem sobreposições ou estrangulamento de fluxos, e é aplicada em empresas de pequeno ou médio porte. Portanto, a organização pode ser definida como a atividade básica da administração de uma empresa que tem por finalidade agrupar e estruturar recursos para atingir os objetivos predeterminados.

As estruturas organizacionais, por sua vez, são um instrumento dinâmico e evolutivo e representam o retrato da organização da empresa. A estrutura organizacional de uma empresa pode ser demonstrada por meio de um organograma (mais adiante aprofundaremos esse assunto), no qual dois enfoques são em geral observados: a verticalização e a horizontalização. A seguir, apresentaremos as principais características sobre esses dois enfoques, sendo que, em uma empresa, eles estão relacionados entre si.

Enfoque vertical

O enfoque vertical está relacionado à dimensão escalar, ou hierarquização, que envolve os fluxos de decisão verticalmente, formando uma cadeia de comando. Nessa cadeia de comando, figuram os níveis hierárquicos e a amplitude administrativa em um processo harmonioso. Em geral, a verticalização acontece quando há necessidade de se estabelecer uma melhor supervisão.

Nesse modelo organizacional, a estrutura hierárquica ou piramidal é normalmente composta por um presidente na parte superior, um pequeno número de vice-presidentes ou subordinados ao presidente e outros níveis hierárquicos inferiores chegando até a base da pirâmide. O número de níveis hierárquicos irá depender do tamanho da empresa.

Esse tipo de organização ficou conhecido como a estrutura organizacional tradicional, ou clássica, já que propõe a unidade dentro da cadeia de comando, com estruturas de autoridade de cima para baixo, caracterizadas pela autoridade, pela disciplina e pela especialização de tarefas. Essa visão clássica foi o padrão dominante das empresas de pequeno porte, sendo responsável pelo chamado *boom* econômico que ocorreu do início do século XIX até a Grande Depressão, por volta de 1930. No entanto, essa estrutura organizacional ainda perpetua sobre as práticas atuais de gestão, uma vez que cada estrutura organizacional é projetada e desenvolvida conforme os objetivos e as necessidades de cada empresa.

Enfoque horizontal

O enfoque horizontal também pode ser chamado de setorial e ocorre quando há necessidade de aumentar a eficiência e melhorar a qualidade do trabalho. É caracterizado pelo crescimento horizontal no organograma da empresa.

A organização horizontal reduz os níveis hierárquicos pela eliminação de trabalhos que não agregam valor e pela transferência de responsabilidades gerenciais aos operadores do processo. Nesses casos, os operadores do processo têm maior autonomia sobre suas atividades no processo como um todo. Nesse tipo de organização, o trabalho é realizado de maneira interdisciplinar, por grupos que fazem a própria gestão e que trabalham em interação permanente. Esse tipo de gestão promove uma melhoria na coordenação e na comunicação entre subordinados e seus gerentes, uma vez que não pretende acabar com a hierarquia, mas, sim, promover maior agilidade ao trabalho.

Esse tipo de organização exige uma alta capacitação da gerência, já que impõe uma mudança de comportamento e tratamento adequado às resistências. Assim, gera-se um ambiente de cooperação e colaboração, com foco no desenvolvimento e no fortalecimento dos valores dos trabalhadores, promovendo a sua responsabilidade na organização. No entanto, esse tipo de gestão também pode contribuir para a segregação ou segmentação de atividades que poderiam estar sob uma mesma liderança. Nesse modelo, é dada uma maior participação para as pessoas na obtenção dos objetivos organizacionais, aproveitando de forma mais efetiva as capacidades e habilidades de todos os envolvidos nos processos, fomentando as inovações.

Raramente ocorre a especialização vertical sem que ocorra também a especialização horizontal. Ambas se completam e dificilmente andam separadas e cada uma constitui uma forma diferente de divisão do trabalho. A especialização vertical é uma divisão de trabalho em termos de autoridade e responsabilidade e caracteriza-se sempre pelo crescimento vertical no organograma, ou seja, pelo aumento do número de níveis hierárquicos, enquanto a especialização horizontal é a divisão do trabalho em termos de diferenciação entre os diversos tipos de tarefas a serem executadas pelos órgãos da empresa, em todos os níveis hierárquicos da organização. A especialização horizontal se faz à custa de um número maior de órgãos especializados, no mesmo nível hierárquico, cada qual com sua tarefa. Por essa razão, esse tipo de especialização é mais conhecido pelo termo "departamentalização", devido à sua tendência de criar departamentos.

> **Fique atento**
>
> O mundo atual exige que as empresas, além de estarem globalizadas, conheçam os seus processos, suas interações e seus resultados, para que possam gerenciá-los de forma adequada e atinjam suas metas e seus objetivos. Para tanto, a estrutura organizacional influencia diretamente a postura estratégica da empresa, que tem um impacto importante sobre a sua inovatividade. A inovatividade de uma empresa é influenciada pela sua competitividade, estratégia de risco e influência. As empresas inovadoras se destacam em comparação aos seus concorrentes por estarem dispostas a alterar seus métodos de produção e produtos, bem como seus modelos de gestão.

Organogramas: tipos e funções

A representação gráfica da estrutura administrativa da empresa em um dado momento é feita por meio do organograma. O organograma é, portanto, um gráfico que retrata a organização formal da empresa e deve representar a interação do agrupamento das atividades desenvolvidas. Um organograma, via de regra, deve reproduzir:

- a estrutura hierárquica, definindo os vários níveis;
- os órgãos competentes da estrutura organizacional;
- os canais de comunicação entre os setores ou órgãos.

Elementos gráficos, como figuras geométricas planas e fechadas, são usados na construção do organograma e normalmente representam as unidades estruturais. Também são utilizadas linhas cheias ou interrompidas, horizontais e verticais, que mudam de sentido em ângulos retos ou oblíquos. Não existem normas da ABNT para a construção de organogramas, o que permite certa liberdade na sua elaboração.

Em um organograma, as relações de autoridade são representadas da seguinte forma:

1. Autoridade de linha: é o poder direto do chefe imediato em relação aos seus subordinados. É baseado pela unidade de comando. No organograma, é definido pela linha vertical. É o mais utilizado e tem como principais vantagens a liderança hierárquica, o favorecimento da disci-

plina e o baixo custo administrativo. A desvantagem está relacionada justamente com a centralização do comando.
2. **Autoridade funcional:** essa estrutura resulta da necessidade de divisão do trabalho e desenvolvimento das especializações. Nesse caso, a autoridade é dividida, e o supervisor não dispõe de tal autoridade sobre os subordinados. As principais vantagens dessa estrutura seriam a possibilidade de manutenção da produtividade e do padrão de qualidade do produto ou serviço, a mão de obra especializada e comunicações rápidas e menos distorcidas. Sobre as desvantagens, podemos citar a ocorrência de quebra de disciplina e a duplicidade do comando levando à omissão do chefe quanto à iniciativa de apurar responsabilidades e aplicar punições.
3. **Autoridade de assessoria (Tipo linha-*staff*):** é a autoridade técnica de aconselhamento, para pesquisas, levantamentos e trabalhos específicos de orientação técnica. Sua função é assessorar o superior hierárquico, não interferindo diretamente na linha e não podendo dar ordens aos níveis inferiores. As relações de assessoria são representadas por linhas horizontais, que vão de um a outro retângulo.
4. **Autoridade tipo comitê:** tipo de organização em que a autoridade deliberativa é exercida por um conselho, constituído por seus membros diretores. Os diretores, por sua vez, dividem as responsabilidades, as honras e as vantagens.

Tipos de organograma

Os organogramas podem ser classificados como clássicos, em setores e em barras. A seguir apresentaremos detalhadamente cada um deles:

- Organograma clássico: é o mais utilizado de todos os tipos e o mais eficiente, pois facilita a codificação dos órgãos. As linhas de ligação representam a cadeia de autoridade que fluem do poder central para os departamentos, representados por linha cheia. Os retângulos representam as funções e, em geral, vão decrescendo de tamanho à medida que decresce o nível hierárquico, mas isso não é uma regra. Confira na Figura 1 o exemplo de estrutura desse tipo de organograma:

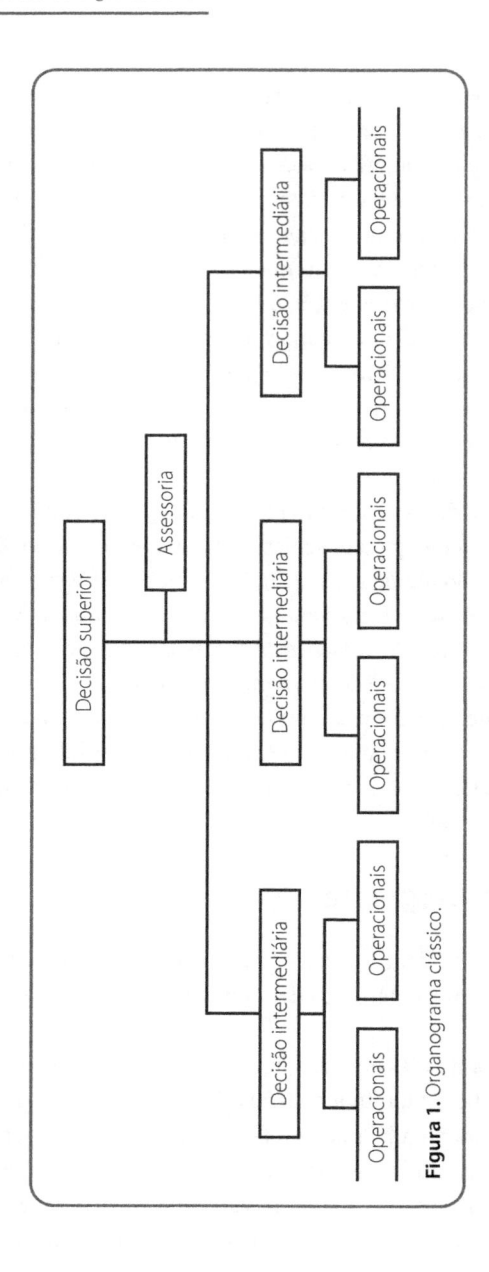

Figura 1. Organograma clássico.

- Organograma em setores: enfoca os setores sob a forma de círculos concêntricos, responsáveis pela representação dos diversos níveis hierárquicos, que vão diminuindo à medida que se aproxima da periferia. Trata-se de um organograma difícil de ser traçado ou compreendido. Além disso, esse organograma impede a representação dos diversos tipos de autoridade e dificulta a representação dos órgãos auxiliares. Veja o exemplo de estrutura deste organograma na Figura 2:

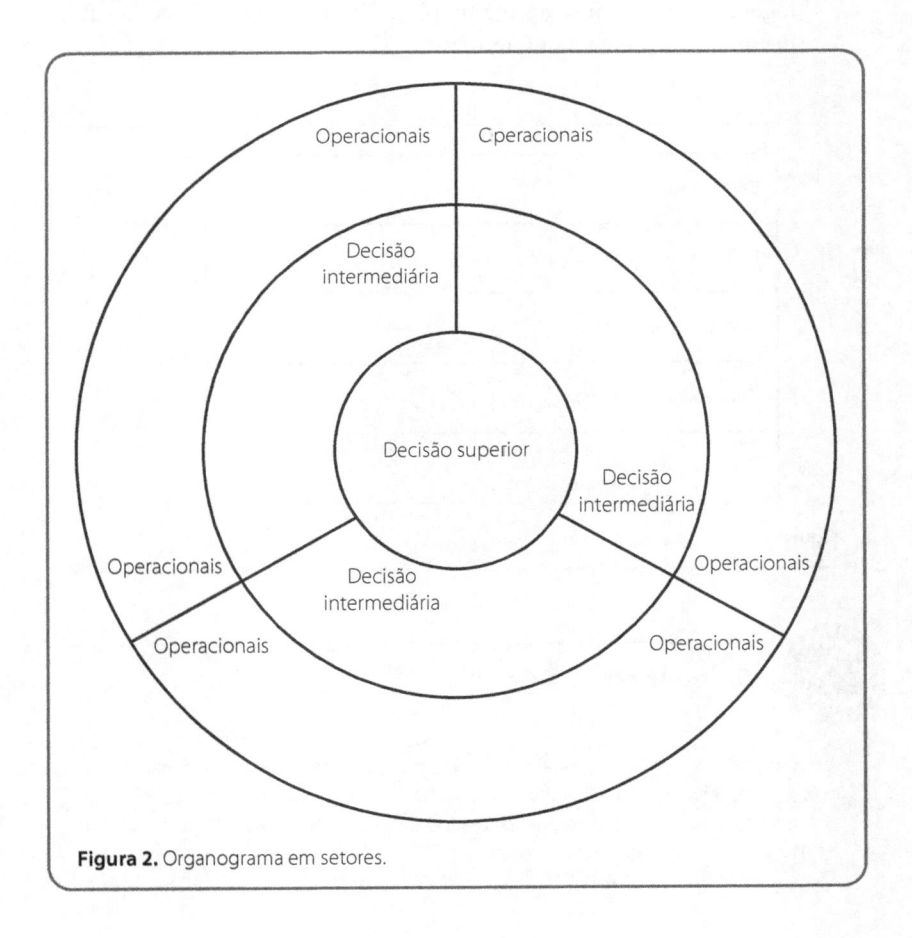

Figura 2. Organograma em setores.

- Organograma em barras: os órgãos ou as unidades administrativas são configurados por retângulos horizontais, que iniciam na mesma posição à esquerda e se prolongam para a direita. A amplitude do prolongamento define a hierarquia do órgão. Quanto maior é a importância do órgão, mais avançado para a direita se encontra o retângulo que o representa. Nesse organograma, órgãos da mesma hierarquia ficam situados em níveis diferentes, o que dificulta a visualização. No entanto, sua vantagem é que sua construção é simples. Observe o exemplo de estrutura desse organograma na Figura 3:

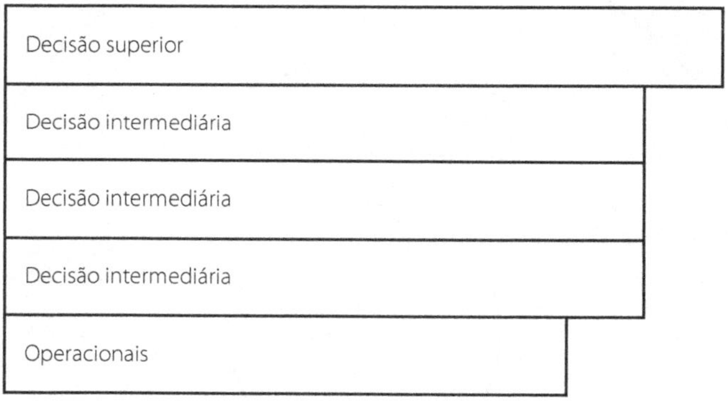

| Decisão superior |
| Decisão intermediária |
| Decisão intermediária |
| Decisão intermediária |
| Operacionais |

Figura 3. Organograma em barras.

Saiba mais

Além do organograma, existe também outro gráfico, chamado funcionograma, que evidencia as atividades que justificam a existência do órgão nele retratado. O funcionograma é, portanto, o gráfico que retrata as funções, de forma estática, respeitando a estrutura delineada pelo organograma.

Organizações dos tipos funcional, divisional, matricial e em rede

Como já mencionamos, a departamentalização constitui uma forma de organizar as atividades da empresa e ocorre em todos os seus níveis hierárquicos. Ela é um meio pelo qual se atribuem e se agrupam diferentes atividades, por meio da especialização dos órgãos, com o intuito de auxiliar a empresa a atingir seus objetivos. A departamentalização é uma característica de grandes organizações, pois nelas o proprietário ou o diretor não conseguem supervisionar toda a complexidade de operações que acontecem.

Existem diferentes tipos de departamentalização, que são usados para agrupar as pessoas em unidades organizacionais, para que possam ser mais bem administradas. Cada abordagem departamental tem uma finalidade distinta para a empresa, e a diferença entre cada tipo de abordagem é a maneira como as atividades são agrupadas e a quem as pessoas se subordinam. As empresas podem ter problemas quanto à escolha de determinados tipos de departamentalização. Para evitar isso, elas devem conhecer, analisar e escolher o melhor tipo de departamentalização, que serão apresentados ao longo deste texto.

Abordagem funcional

A abordagem funcional se caracteriza pela criação de departamentos formados por pessoas especialistas em uma determinada função. A divisão do trabalho leva a empresa a se departamentalizar de acordo com o critério de semelhanças de funções, em atividades agrupadas e identificadas pela mesma classificação funcional, como produção, vendas e finanças. A departamentalização por funções é o critério mais utilizado para organizar as atividades empresariais. Esse critério possui uma série de vantagens e desvantagens que devem ser avaliadas pela empresa conforme seus objetivos.

Vantagens

- Vários especialistas têm uma única chefia em comum, quando sua atividade é especializada.
- Plena utilização das habilidades técnicas das pessoas.
- Economia da escala pela utilização integrada de pessoas.
- Simplificação do treinamento de pessoal.
- É indicada quando a requisição de trabalho é caracterizada por desempenho continuado de tarefas rotineiras.

- É indicada para empresas cujos produtos mantenham-se inalterados por longo prazo.
- Alto nível de auto-orientação e de introversão administrativa por parte da empresa.

Desvantagens

- Menor cooperação interdepartamental.
- É inadequada quando as circunstâncias externas ou as tecnologias são mutáveis ou imprevisíveis.
- Dificuldade de adaptação e flexibilidade a mudanças externas.
- Pessoas muito focadas em sua própria especialidade em detrimento do objetivo global da empresa.

Abordagem divisional

A abordagem divisional se caracteriza pela criação de departamentos que são formados por um agrupamento de divisões separadas, que são autossuficientes para produzir um produto ou serviço ou parte dele, de acordo com os resultados organizacionais.

A estrutura divisional é a mais indicada em empresas que produzem diferentes produtos ou serviços para diferentes mercados e clientes, pois cada divisão focaliza um mercado ou cliente independente.

Dentro da abordagem divisional existem variantes, que servem para alcançar diferentes resultados esperados de uma empresa. Essas estruturas variantes se baseiam nos seguintes aspectos:

- **Produtos ou serviços:** a diferenciação é feita de acordo com o produto ou serviço realizado. Todas as atividades necessárias para suprir um produto ou serviço deverão estar agrupadas no mesmo departamento.
- **Localização geográfica:** requer diferenciação e agrupamento de atividades de acordo com a localização onde o trabalho será desenvolvido ou uma área de mercado a ser servida pela empresa. Com isso, as funções e os produtos/serviços deverão ser agrupados na base dos interesses geográficos. É geralmente utilizada por empresas que cobrem grandes áreas geográficas e cujos mercados são extensos.

- **Clientes:** envolve a diferenciação e o agrupamento de atividades com base no tipo de pessoa para quem o trabalho é executado. As características dos clientes, que podem ser idade, sexo ou nível socioeconômico, são a base para esse tipo de departamentalização.
- **Fases do processo:** a diferenciação e o agrupamento são feitos por meio da sequência do processo produtivo, operacional ou por meio do arranjo e da disposição racional do equipamento utilizado. É o processo de produção de bens ou serviços que determina como será feito o agrupamento.
- **Projetos:** envolve o agrupamento ou a diferenciação das atividades de acordo com as saídas e os resultados relativos a um ou vários projetos da empresa. Empresas de grande porte que produzem produtos que envolvam grandes concentrações de recurso e tempo prolongado para a sua produção utilizam essa estratégia.

Abordagem matricial

A abordagem matricial se caracteriza pela combinação simultânea de dois tipos de departamentalização, a funcional e a divisional, na mesma estrutura organizacional. Trata-se, portanto, de uma estrutura mista ou híbrida. Esse desenho apresenta duas dimensões: gerentes funcionais e gerentes de produtos ou projetos. Com isso, não se tem o princípio da unidade de comando e se cria uma delicada balança de duplo poder que caracteriza a matriz. Cada departamento passa a ter dupla subordinação, pois segue orientações dos dois gerentes simultaneamente. O propósito da estrutura matricial é tornar a velha estrutura funcional mais ágil e flexível às mudanças. Assim, permite vantagens de ambas as estruturas (funcional e de projeto/produto), enquanto neutraliza as fraquezas e desvantagens de ambas. A estrutura funcional enfatiza a especialização, mas não o negócio, enquanto a divisional enfatiza o negócio, mas não a especialização de funções. Portanto, essa abordagem permite satisfazer duas necessidades da organização: especialização e coordenação. A sua desvantagem está relacionada com os conflitos inevitáveis inerentes à dupla supervisão, enfraquecendo a cadeia de comando e a coordenação vertical. Essa abordagem impõe uma nova mentalidade e tipo de comportamento dentro da empresa.

Abordagem em rede

A abordagem em rede é a mais recente abordagem de organização. A estrutura em rede (*network organization*) significa que a organização desagrega as suas funções tradicionais e as transfere para empresas ou unidades separadas, que são interligadas por meio de uma pequena organização coordenadora, que é o núcleo central. Com isso, setores como produção, vendas, contabilidade passam a constituir serviços prestados por unidades separadas, que trabalham por meio de um contrato e são conectadas eletronicamente a um escritório central para efeito de coordenação e integração. Em resumo, a empresa central retém o aspecto essencial do negócio, enquanto transfere para terceiros as atividades que outras empresas podem fazer melhor e mais barato. A Coca-Cola, a Pepsi-Cola, a Nike e o McDonald's são exemplos de empresas organizadas em rede no mundo todo.

Vantagens

- Competitividade em escala global.
- Flexibilidade da força de trabalho.
- Os custos administrativos são baixos.

Desvantagens

- Sem controle global, pois os gerentes não têm todas as operações dentro de sua empresa.
- Maior incerteza e potencial de falhas.
- A lealdade dos funcionários é enfraquecida.

Por fim, como se pode perceber, é de grande importância que cada empresa desenvolva um tipo de departamentalização mais adequado às suas características e necessidades específicas, pois todas têm pontos positivos e negativos a serem considerados. O tipo da empresa e seus objetivos é que vão indicar quais aspectos serão mais impactantes para o seu sucesso. Além disso, é essencial que uma empresa se preocupe em inovar e mudar ao longo do tempo, adequando suas necessidades em relação ao momento atual da empresa e mantendo-se competitiva no mercado.

Exemplo

A tecnologia pode influenciar o modo como uma empresa organiza a sua divisão de trabalho. Um exemplo pode ser encontrado na departamentalização por processo, como o que ocorre nos centros de processamento de dados. Nestes, as instalações são muito onerosas e complexas, e o arranjo físico das máquinas e dos equipamentos é que define o agrupamento de pessoas e de materiais para processar as informações.

Exercícios

1. A tradicional abordagem funcional adotada por muitas empresas pode trazer vantagens e desvantagens. Marque a alternativa que se refere a uma vantagem da abordagem funcional.
    a) Quando as empresas estão crescendo, e o ambiente empresarial está em mutação, as áreas de trabalho precisam ser integradas com maior eficácia.
    b) Em uma organização funcional, as pessoas podem preocupar-se mais com sua função do que com a empresa como um todo.
    c) Em uma organização funcional, o fato de os gestores serem especialistas prejudica a visão e o entendimento mais sistêmico do negócio.
    d) As pessoas têm mais oportunidades de treinamento especializado e desenvolvimento aprofundado de habilidades.
    e) A estrutura funcional pode promover a diferenciação funcional, mas não a integração entre as diferentes funções.

2. O organograma representa os cargos da empresa e a maneira como são organizados. Assim, oferece uma visão da estrutura de subordinação e também das diversas atividades realizadas por diferentes pessoas. Sobre as informações transmitidas por um organograma, é correto afirmar que:
    a) Um organograma não pode servir como base para tomada de decisões estratégicas.
    b) As caixas de um organograma representam diferentes tarefas, que não fazem relação com a hierarquia organizacional.
    c) Os níveis de gestão são indicados pelas camadas horizontais do diagrama. Os funcionários de mesma hierarquia e que respondem a uma mesma pessoa encontram-se no mesmo nível.
    d) As relações de subordinação e autoridade são indicadas pelas linhas tracejadas que mostram ligações entre superior e subordinado.
    e) O formato do organograma não reflete o que as

empresas fazem na prática, é meramente ilustrativo.

3. De acordo com a leitura indicada nesta unidade, em relação à estrutura organizacional, pode-se afirmar que:
a) Em uma estrutura orgânica, os ocupantes de cada cargo têm responsabilidades mais amplas e que mudam de acordo com as necessidades.
b) Colaboração e interação são palavras-chave para as estruturas orgânicas.
c) A estrutura orgânica relaciona-se com empresas mais modernas, menos rígidas e que enfatizam a flexibilidade.
d) As organizações mecânicas refletem uma estrutura formal que tem por objetivo promover a eficiência interna.
e) Todas as alternativas estão corretas.

4. Observe a afirmação: "enquanto as empresas diferenciam suas estruturas, os gestores devem, ao mesmo tempo, considerar aspectos de integração". É CORRETO fazer a seguinte afirmação:
a) Quanto mais diferenciada for uma empresa, menor será a necessidade de integração entre suas unidades.
b) A afirmação demonstra que mesmo as tarefas especializadas de uma empresa não podem ser completamente independentes.
c) A integração e a coordenação não são adequadas para um alinhamento das tarefas à missão geral da empresa.
d) A diferenciação horizontal dentro da estrutura organizacional envolve, além de outros fatores, o conselho de administração, o presidente executivo e os níveis hierárquicos.
e) A diferenciação vertical na estrutura organizacional envolve questões de departamentalização que criam empresas funcionais.

5. Sobre estrutura organizacional, assinale a alternativa que se relaciona com a necessidade de mudanças estruturais em uma organização.
a) Fazer com que a geração de ideias dentro da empresa seja responsabilidade de todos.
b) Aproximar gestores e equipes de diferentes áreas em um projeto estratégico comum.
c) Atualmente, muitas unidades de apoio, como departamentos de pesquisa, jurídico, de relações públicas e departamento pessoal, estão revendo o seu papel nas organizações.
d) A concorrência, o avanço tecnológico e a globalização são fatores que não afetam as estruturas organizacionais.
e) Todas as alternativas anteriores estão corretas.

Leituras recomendadas

ABREU, E. S.; SPINELLI, M. G. N.; PINTO, A. M. P. *Gestão de unidades de alimentação e nutrição*: um modo de fazer. 4. ed. São Paulo: Metha, 2011.

CARVALHO, L. Como a gestão por processos ajudou a Natura a faturar mais. *Exame*, São Paulo, 19 nov. 2010. Disponível em: <http://exame.abril.com.br/negocios/como-a-gestao-por-processos-ajudou-a-natura-a-faturar-mais/>. Acesso em: 05 fev. 2017.

CHIAVENATO, I. *Introdução à teoria geral da administração*. 7. ed. Rio de Janeiro: Campus, 2003.

INSTITUTO MOVIMENTO ORGÂNICO. *Os sete princípios das empresas orgânicas*. 17 set. 2013. Disponível em: <https://www.youtube.com/embed/EKO0j7Lc7Vs>. Acesso em: 05 fev. 2017.

MEZOMO, I. F. de B. *A administração de serviços de alimentação*. 4. ed. São Paulo: I. F. de B. Mezomo, 1994.

OLIVEIRA, D. P. R. *Estrutura organizacional*: uma abordagem para resultados e competitividade. 3. ed. São Paulo: Atlas, 2014.

SEVERO, E. A. et al. Estrutura organizacional das empresas inovadoras no Brasil. *Revista Espacios*, Caracas, v. 33, n. 11, 2012. Disponível em: <http://www.revistaespacios.com/a12v33n11/12331105.html>. Acesso em: 05 fev. 2017.

TEIXEIRA, S. et al. *Administração aplicada às unidades de alimentação e nutrição*. São Paulo: Atheneu, 2007.

Funcionograma e documentos existentes na UAN

Objetivos de aprendizagem

Ao final deste texto, você deve apresentar os seguintes aprendizados:

- Descrever o conceito de funcionograma e a sua importância na UAN.
- Identificar os documentos exigidos pela legislação sanitária em Serviços de Alimentação.
- Reconhecer os documentos administrativos que auxiliam na organização do trabalho e no funcionamento da UAN.

Introdução

As estruturas organizacionais podem ser representadas graficamente, através de diversos formatos, sempre com objetivo de refletir a forma pela qual a empresa é organizada. Vários instrumentos, que também são considerados documentos, podem ser utilizados neste sentido, entre os quais merecem destaque o organograma, o funcionograma e o fluxograma. Os Serviços de Alimentação, assim como qualquer empresa, precisam possuir estes e outros documentos que visem facilitar a organização das atividades e o consequente atingimento de seus objetivos.

Neste texto, você vai estudar o funcionograma e sua representatividade na UAN, assim como os documentos que devem estar presentes em Serviços de Alimentação, tanto pelas exigências legais como em função de otimizar o trabalho.

Funcionograma: conceito, objetivos e utilidade em UAN

O mundo atual exige que as empresas, além de estarem globalizadas, conheçam os seus processos, suas interações e seus resultados, para que possam gerenciá-los de forma adequada e atinjam suas metas e seus objetivos. Para tanto, a estrutura organizacional influencia diretamente a postura estratégica da empresa, que tem um impacto importante sobre a sua inovatividade. As empresas inovadoras se destacam em comparação aos seus concorrentes por estarem dispostas a alterar seus métodos de produção e produtos, bem como seus modelos de gestão.

Por meio da função administrativa de organização, o trabalho é dividido e funções específicas são atribuídas para cada pessoa, em empresas de pequeno ou médio porte. O único fator que se altera é o nível de complexidade das relações das funções atribuídas. Essa organização, portanto, permite uma atuação integrada e solidária, sem sobreposições ou estrangulamento de fluxos. Dessa forma, a organização pode ser definida como a atividade básica da administração de uma empresa, que tem por finalidade agrupar e estruturar recursos para atingir os objetivos predeterminados.

Dentro das empresas, as estruturas organizacionais representam um instrumento dinâmico e evolutivo que reflete o retrato da sua organização. A estrutura organizacional de uma instituição pode ser demonstrada por meio de um organograma, que é a representação gráfica da estrutura administrativa formal da empresa e deve representar a interação do agrupamento das atividades desenvolvidas. O organograma deve reproduzir: a) a estrutura hierárquica da empresa, por intermédio da definição de diversos níveis; b) os órgãos competentes da estrutura organizacional; c) os canais de comunicação entre os setores ou órgãos.

Além do organograma, existe também outro gráfico que evidencia as atividades que justificam a existência do órgão nele retratado, chamado funcionograma. O funcionograma é, portanto, o gráfico que retrata as funções, de forma estática, respeitando a estrutura delineada pelo organograma. Ou seja, o funcionograma é dependente do organograma e deve respeitar tal estrutura, além de justificar a necessidade de existência de um setor ou função. De maneira simples, pode-se conceituar o funcionograma como um gráfico de organização que tem por objetivo demonstrar detalhadamente as principais atividades desempenhadas em cada órgão do organograma.

Assim, é como se pudéssemos abrir cada um dos órgãos representados no organograma, visualizando como estão compostos em termos de colaboradores e quais atividades são desenvolvidas em cada um deles. Portanto, é um gráfico derivativo do organograma: não há possibilidade de existir funcionograma se a empresa não tiver um organograma.

O funcionograma é um instrumento bastante útil nas empresas e possibilita diversas situações, entre as quais se destacam:

- a visualização da organização e a estruturação interna de cada órgão que compõe a empresa;
- a especificação das atividades e das tarefas desempenhadas, assim como um melhor entendimento do trabalho de uma maneira global;
- a equidade na distribuição do trabalho, por meio da análise da relação entre atividade e número de pessoas envolvidas em cada processo de trabalho;
- a padronização de atividades, bem como a sua sequência e os fluxos;
- a análise do ambiente de trabalho;
- maior facilidade no uso de métodos de análise e avaliação de desempenho individual e do grupo;
- maior facilidade de aplicação e entendimento de processos de ascensão e promoção funcional;
- clareza ao colaborador, que consegue visualizar onde ele está e até onde pode chegar dentro da própria empresa;
- o conhecimento, por parte do colaborador, de quais trabalhos e atividades são desenvolvidos nos demais órgãos da empresa.

Observe na Figura 1 um exemplo de estrutura de um funcionograma de uma unidade de alimentação e nutrição (UAN) hospitalar.

Como se pode perceber, o funcionograma é um importante instrumento analítico-decisório que envolve a organização e a racionalização do trabalho, a avaliação de desempenho e a produtividade, bem como o mapeamento de habilidades. Além disso, fornece informações conclusivas e úteis para outras ferramentas administrativas, relacionadas à organização e ao desempenho empresarial. Portanto, ter e manter funcionogramas atualizados e bem concebidos pode ser considerado como um instrumento de qualidade nas empresas.

Unidade de alimentação e nutrição

Setor de abastecimento
- Elaboração previsão de materiais/compras.
- Recebe e inspeciona mercadorias.
- Armazena, controla e distribui materiais.
- Realiza o controle de temperatura dos alimentos armazenados.

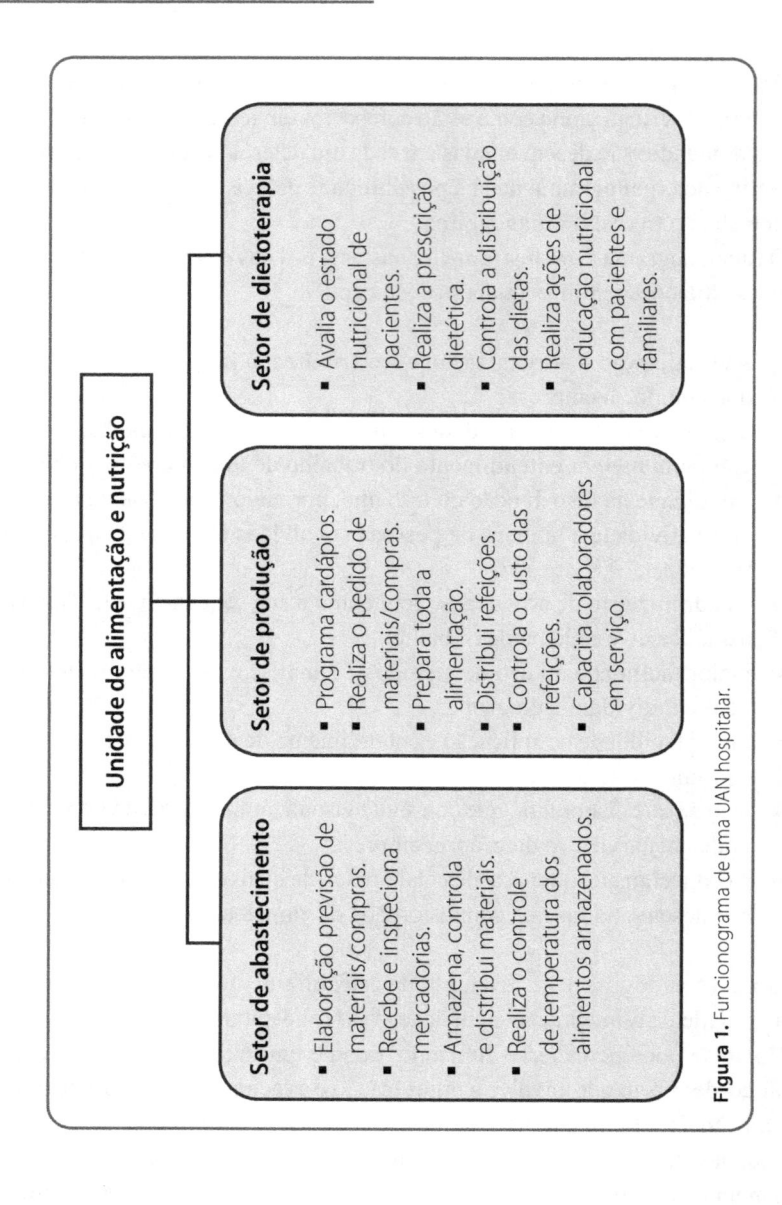

Setor de produção
- Programa cardápios.
- Realiza o pedido de materiais/compras.
- Prepara toda a alimentação.
- Distribui refeições.
- Controla o custo das refeições.
- Capacita colaboradores em serviço.

Setor de dietoterapia
- Avalia o estado nutricional de pacientes.
- Realiza a prescrição dietética.
- Controla a distribuição das dietas.
- Realiza ações de educação nutricional com pacientes e familiares.

Figura 1. Funcionograma de uma UAN hospitalar.

> **Fique atento**
>
> Não se deve confundir funcionograma com fluxograma. O fluxograma é outra ferramenta administrativa que mostra a representação gráfica da sequência de atividades de um processo de trabalho. Além da sequência das atividades, o fluxograma mostra o que é realizado em cada etapa, os materiais ou serviços que entram e saem do processo, as decisões que devem ser tomadas e as pessoas envolvidas, formando a cadeia cliente/fornecedor. O fluxograma torna mais fácil a análise de um processo, por meio da identificação:
>
> 1. Das entradas e de seus fornecedores;
> 2. Das saídas e de seus clientes;
> 3. De pontos críticos do processo.
>
> Além disso, ajuda a entender um processo e identificar oportunidades de melhoria, desenhar um novo processo de trabalho, já incorporando as melhorias, facilitar a comunicação entre as pessoas envolvidas no mesmo processo de trabalho e disseminar as informações referentes aos processos de trabalho.

Documentos obrigatórios em UAN

Segundo a Agência Nacional de Vigilância Sanitária (ANVISA), são considerados serviços de alimentação os estabelecimentos que realizam algumas das seguintes atividades: manipulação, preparação, fracionamento, armazenamento, distribuição, transporte, exposição à venda e entrega de alimentos preparados ao consumo, tais como cantinas, *buffets*, comissarias, confeitarias, cozinhas industriais, cozinhas institucionais, delicatéssen, lanchonetes, padarias, pastelarias, restaurantes, *rôtisserie* e congêneres (BRASIL, 2004).

Em geral, a fiscalização é de competência dos órgãos de vigilância sanitária locais (municipais ou distrital) de todo o país. O exercício da fiscalização sujeita-se ao processo de descentralização das ações do ente estadual para o municipal, ocorrido no âmbito do estado ou do Distrito Federal, em obediência ao disposto na Lei nº 8080, de 19 de setembro de 1990, que dispõe sobre as condições para a promoção, a proteção e a recuperação da saúde, a organização e o funcionamento dos serviços correspondentes e dá outras providências.

Dependendo das condições higiênico-sanitárias do estabelecimento, o resultado dessa ação fiscal poderá ensejar uma autuação ou terá somente caráter de orientação ou será apenas para fins de cumprimento de inspeção de rotina.

Os serviços de alimentação devem ser previamente licenciados pela autoridade sanitária competente e apresentar os seguintes documentos obrigatórios, conforme a ANVISA:

- **Licença ou alvará sanitário:** de acordo com o Decreto-Lei n° 986/1969 (BRASIL, 1969), que institui normas básicas sobre alimentos, os estabelecimentos onde são fabricados, preparados, beneficiados, acondicionados, transportados, vendidos ou depositados alimentos devem ser previamente licenciados pela autoridade sanitária competente estadual, municipal ou federal, mediante a expedição do respectivo alvará sanitário. Para isso, a empresa interessada deve dirigir-se ao órgão de vigilância sanitária de sua localidade para obter informações sobre os documentos necessários e a legislação sanitária que regulamenta os produtos e a atividade pretendida. Como conceito, alvará sanitário é o documento emitido pela autoridade sanitária após análises das condições higiênico-sanitárias de estabelecimentos, veículos e/ou equipamentos que desenvolvam atividades relacionadas à saúde. Serve para comprovação de que o estabelecimento está atuando de acordo com a legislação sanitária vigente, garantindo assim as condições higiênico-sanitárias dos produtos e serviços, sem riscos à saúde da população. Portanto, o principal benefício para a empresa (nesse caso, a UAN) é poder comprovar a regularidade em relação às exigências sanitárias. Os estabelecimentos ou autônomos que não tenham o alvará sanitário estão sujeito às penalidades previstas no código de saúde municipal. A licença sanitária é válida pelo prazo de 1 ano, devendo sua renovação ser requerida 120 dias antes da data do vencimento. Ressalta-se que uma das exigências para o fornecimento e a renovação do alvará sanitário é a realização e comprovação do curso de boas práticas de fabricação para serviços de alimentação, que deverá ser realizado pelo responsável pelas atividades de manipulação dos alimentos (proprietário ou funcionário designado, devidamente capacitado, sem prejuízo dos casos em que há previsão legal para responsabilidade técnica). O responsável pelas atividades de manipulação dos alimentos deve ser comprovadamente submetido a curso de capacitação, abordando, no mínimo, os seguintes temas:
   a) contaminantes alimentares;
   b) doenças transmitidas por alimentos;
   c) manipulação higiênica dos alimentos;
   d) boas práticas.

- **Manual de boas práticas de fabricação (MBPF):** O manual consiste em um documento que descreve as operações realizadas pelo estabelecimento, incluindo, no mínimo, os requisitos sanitários dos edifícios, a manutenção e a higienização das instalações, dos equipamentos e dos utensílios, o controle de água de abastecimento, o controle integrado de vetores e pragas urbanas, o controle da higiene e saúde dos manipuladores e o controle da garantia de qualidade do produto final. O MBPF deve estar acessível aos funcionários envolvidos e disponíveis à autoridade sanitária, quando requerido e cada UAN deve ter o seu MBPF, específico às suas particularidades de atendimento. Ou seja, o manual deve contemplar a realidade da UAN, devendo ser único e não pode ser "copia e cola" de outro manual. Salienta-se que o MBPF é mais do que um documento, é uma ferramenta que auxilia os profissionais que exercem atividades em serviços de alimentação, fazendo com que os estabelecimentos/empresas que trabalham com alimentos, sejam eles manipulados, produzidos, armazenados, transportados e/ou comercializados, possam garantir um alimento seguro aos seus clientes.
- **Procedimentos operacionais padronizados (POP):** O POP consiste em procedimento escrito de forma objetiva estabelecendo instruções sequenciais para a realização de operações rotineiras e específicas na produção, no armazenamento e no transporte de alimentos. Os POP devem conter as instruções sequenciais das operações e a frequência de execução, especificando o nome, o cargo e/ou a função dos responsáveis pelas atividades. Devem ser aprovados, datados e assinados pelo responsável do estabelecimento. Os POP exigidos para os serviços de alimentação são:
  - **Higienização de instalações, equipamentos e móveis:** devem conter as seguintes informações: natureza da superfície a ser higienizada, método de higienização, princípio ativo selecionado e sua concentração, tempo de contato dos agentes químicos e/ou físicos utilizados na operação de higienização, temperatura e outras informações que se fizerem necessárias. Quando aplicável, os POP devem contemplar a operação de desmonte dos equipamentos.
  - **Controle integrado de vetores e pragas urbanas:** devem contemplar as medidas preventivas e corretivas destinadas a impedir a atração, o abrigo, o acesso e/ou a proliferação de vetores e pragas urbanas. No caso da adoção de controle químico, o estabelecimento deve apresentar comprovante de execução de serviço fornecido pela empresa

especializada contratada, contendo as informações estabelecidas em legislação sanitária específica.

- **Higienização do reservatório de água:** devem especificar a natureza da superfície a ser higienizado, o método de higienização, o princípio ativo selecionado e sua concentração, o tempo de contato dos agentes químicos e/ou físicos utilizados na operação de higienização, temperatura e outras informações que se fizerem necessárias, mesmo quando a higienização for realizada por empresa terceirizada. Nesse caso, deve ser apresentado o certificado de execução do serviço.
- **Higiene e saúde dos manipuladores:** devem contemplar as etapas, a frequência e os princípios ativos usados na lavagem e na antissepsia das mãos dos manipuladores, assim como as medidas adotadas nos casos em que os manipuladores apresentem lesão nas mãos, sintomas de enfermidade ou suspeita de problema de saúde que possa comprometer a qualidade higiênico-sanitária dos alimentos. Devem-se especificar os exames aos quais os manipuladores de alimentos são submetidos, bem como a periodicidade de sua execução. O programa de capacitação dos manipuladores em higiene deve ser descrito, sendo determinada a carga horária, o conteúdo programático e a frequência de sua realização, mantendo-se em arquivo os registros da participação nominal dos funcionários.
- **Planilhas de verificação:** são documentos que comprovam que as BPF estão sendo seguidas. Cada POP deve ter a sua planilha de verificação específica, que deve estar, igualmente, em local de fácil acesso e muito próxima ao local ou equipamento onde o POP será realizado. As planilhas devem ser mensais, ter o nome do responsável pelo registro da atividade, assim como data e turno/hora de realização. Também deverá contemplar espaço para as ações corretivas em caso de não conformidades. Por exemplo: caso a temperatura da geladeira esteja fora do padrão da legislação no momento da verificação, qual providência foi tomada. Destaca-se que os registros (planilhas) devem ser mantidos por período mínimo de 30 (trinta) dias, contados a partir do início dos registros do mês.

> **Saiba mais**
>
> De nada adianta ter os POP e os registros de todas as atividades da UAN se houver não conformidades sem ações corretivas implantadas. Para todo registro que identifica uma situação inadequada deve ser proposta e executada uma medida corretiva, a fim de solucionar o problema apresentado. Isso é bastante cobrado pela vigilância sanitária, pois apenas ter procedimentos e registros bem-definidos não garante o cumprimento das boas práticas de fabricação. Nesse sentido, a Resolução RDC da ANVISA nº 216, de 15 de setembro de 2004, é a melhor fonte de informações sobre como devem ser atendidos os parâmetros das boas práticas de fabricação em UAN.

Documentos fundamentais para a organização do trabalho e o atingimento dos resultados em UAN

Além dos documentos obrigatórios, que são exigidos pela ANVISA e que devem constar na UAN, outros documentos são fundamentais para o desenvolvimento do trabalho e o atingimento das metas e dos objetivos do serviço. São eles:

- **Organograma:** o organograma é um gráfico que retrata a organização formal da empresa e deve representar a interação do agrupamento das atividades desenvolvidas. A UAN também deve apresentar o seu organograma, com a devida estrutura hierárquica nos diversos níveis, as relações de subordinação e os canais de comunicação entre os diversos setores da UAN.
- **Funcionograma:** O funcionograma é o gráfico que retrata as funções, de forma estática, respeitando a estrutura delineada pelo organograma. Assim, o funcionograma da UAN deve apresentar as atividades desenvolvidas em cada um dos seus setores, justificando a sua existência.
- **Fluxogramas:** são documentos que mostram a representação gráfica da sequência de atividades de um processo de trabalho. Além da sequência das atividades, o fluxograma mostra o que é realizado em cada etapa, os materiais ou os serviços que entram e saem do processo, as decisões que devem ser tomadas e as pessoas envolvidas. Portanto, são fundamentais para a organização do trabalho em UAN.

- **Cardápios:** é importante que os cardápios da UAN estejam impressos e disponíveis para toda a equipe. Inclusive, pode ser necessária a impressão de mais de uma cópia, para que fiquem à disposição do setor de recebimento e também do setor de produção, por exemplo. Com esse cardápio em mãos, a equipe tem o entendimento de todas as rotinas que estão acontecendo no setor e podem inclusive auxiliar no controle das atividades.
- **Fichas técnicas de preparações:** as fichas técnicas das preparações são formulários indispensáveis para o fluxo de produção de alimentos. Cada opção de preparação da UAN deve ter a sua própria ficha técnica. A ficha técnica pode conter diversas informações, conforme a necessidade da unidade, mas o fundamental é que elas descrevam todos os ingredientes necessários para a preparação e suas respectivas quantidades, além da técnica de preparo e rendimento da preparação.
- **Escalas de trabalho diário:** é fundamental para o bom rendimento dos trabalhadores que eles tenham disponível, por escrito, quais tarefas têm de realizar no dia ou em qual função irão trabalhar na semana. Além disso, a escala de trabalho semanal permite constatar, por exemplo, se em determinado dia a equipe está em número insuficiente de funcionários para realizar as preparações de cardápio, devido a folgas ou férias. Com isso, é possível remanejar a função ou as horas extras do setor, de modo a alocar funcionários onde é necessário e otimizar a mão de obra disponível.
- **Escala mensal de folgas:** deve estar disponível, em local de fácil acesso, e mostrar quais as folgas que cada funcionário terá ao longo do mês. Ao planejar a escala mensal de folgas, devem-se levar em consideração as determinações da legislação trabalhista vigente, assim como os acordos coletivos de trabalho (dissídios das categorias). Também precisam ser registrados na escala os funcionários que estão afastados do trabalho (independentemente do motivo), assim como as faltas e os atestados. Salienta-se que é a partir da escala de folgas e do registro de ponto que a folha de pagamento é gerada e, portanto, o departamento de pessoal da empresa sempre deve receber uma cópia desse documento.
- **Rotinas de trabalho diário de cada cargo:** documento que demonstra as atividades que devem ser desenvolvidas, conforme o cargo ocupado, obedecendo aos horários nos quais as atividades precisam ser realizadas, de acordo com a jornada de trabalho. Ter as rotinas de trabalho de cada cargo registradas, com seus respectivos horários de realização, além de otimizar o andamento do trabalho é importante na definição de

atribuições no momento da solicitação de contratação de funcionários para a UAN.

- **Ficha de saúde de cada funcionário:** outro documento importante, que deve retratar as condições de saúde do colaborador, assim como os registros de exames periódicos, dos exames bioquímicos, do ASO (atestado de saúde ocupacional) e as restrições para alguma atividade (quando houver). Quando a empresa possui serviço médico próprio, essas fichas devem ficar nesse setor. Caso a empresa não disponha de serviço médico próprio, a UAN deve armazenar e manter essas fichas atualizadas. Vale lembrar que a ficha de saúde e todos os seus registros e documentação são sigilosos e têm acesso restrito.
- **Ficha individual de fornecimento de equipamento de proteção individual (EPI):** é necessário que a UAN tenha o registro de fornecimento dos EPI para cada funcionário. É importante que nessa ficha tenha espaço para registrar o tipo de EPI fornecido, a data, a quantidade e o número do CA (Certificado de Aprovação) pelo Ministério do Trabalho e do Emprego (MTE), assim como a assinatura do funcionário no ato do recebimento.
- **Comunicação de acidente de trabalho (CAT):** a CAT deve ser obrigatoriamente emitida pelo empregador na constatação de acidente de trabalho ou de trajeto (com ou sem afastamento), assim como na suspeita ou agravamento da LER/DORT. A CAT deve ser emitida até o primeiro dia útil após o acidente ou diagnóstico médico. A não notificação de acidente de trabalho ou de doenças ocupacionais constitui crime. A UAN (ou a empresa) sempre deve ter uma via em seu poder, de cada CAT emitida.
- **Mapa de risco:** é um documento que retrata claramente os riscos que o ambiente de trabalho apresenta aos funcionários do setor, sendo uma maneira eficiente de protegê-los. O mapa de risco é concebido pelo Setor de Segurança do Trabalho, junto com a CIPA (Comissão Interna de Prevenção de Acidentes), mediante diagnóstico aprofundando dos perigos que cada setor apresenta. O mapa de risco deve estar em local visível e de fácil acesso, preferencialmente na entrada da UAN.

Vale salientar que aqui foram listados os documentos que são mais utilizados em UAN. Entretanto, destaca-se que esses documentos podem e devem ser adaptados para a realidade de cada serviço, assim como outros podem ser criados e implantados, sempre com o objetivo de aprimorar a realização das atividades e facilitar o atingimento dos objetivos da UAN.

Exemplo

A seguir, um exemplo de ficha de fornecimento de EPI, que pode ser utilizada em UAN:

Ficha de fornecimento de EPI

Nome do colaborador:

Data	Tipo de EPI fornecido	Quantidade	Número do CA	Assinatura do funcionário

Fonte: Adaptado de ABREU, E. S.; SPINELLI, M. G. N.; PINTO, A. M. P. Gestão de Unidades de Alimentação e Nutrição: um modo de fazer. 4. ed. São Paulo: Editora Metha, 2011.

Exercícios

1. Gráfico que retrata, de forma estática, as funções de um setor ou indivíduo, justificando a existência dos mesmos na organização:
   a) Organograma.
   b) Funcionograma.
   c) Fluxograma.
   d) Escala de trabalho.
   e) Escala de folgas.
2. Documento obrigatório em UANs, emitido pela autoridade sanitária após análises das condições higiênico-sanitárias de estabelecimentos, veículos e/ou equipamentos que desenvolvam atividades relacionadas à saúde, servindo para comprovar que o estabelecimento está atuando de acordo com a legislação sanitária vigente.
   a) Manual de boas práticas de fabricação.
   b) Procedimentos operacionais padronizados.
   c) Planilhas de verificação.
   d) Licença ou alvará sanitário.
   e) Escalas de trabalho.
3. Trata-se de outro documento obrigatório em UANs, que descreve as operações realizadas pelo

estabelecimento, incluindo, no mínimo, os requisitos sanitários dos edifícios, a manutenção e higienização das instalações, dos equipamentos e dos utensílios, o controle de água de abastecimento, o controle integrado de vetores e pragas urbanas, controle da higiene e saúde dos manipuladores e o controle da garantia de qualidade do produto final.
   a) Planilhas de verificação.
   b) Mapa de risco.
   c) Manual de boas práticas de fabricação.
   d) Comunicação de acidente de trabalho.
   e) Funcionograma.
4. Documento fundamental à organização do trabalho na UAN, que mostra a representação gráfica da sequência de atividades de um processo de trabalho, além daquilo que é realizado em cada etapa, os materiais ou serviços que entram e saem do processo, as decisões que devem ser tomadas e as pessoas envolvidas.
   a) Fluxograma.
   b) Organograma.
   c) Ficha técnica de preparação.
   d) Funcionograma.
   e) Rotinas de trabalho diário.
5. Refere-se ao documento que retrata claramente os riscos que o ambiente de trabalho apresenta aos funcionários do setor, sendo uma maneira eficiente de protegê-los e deve estar em local visível e de fácil acesso, preferencialmente na entrada da UAN:
   a) Ficha de saúde do funcionário.
   b) Comunicação de acidente de trabalho.
   c) Procedimento operacional padronizado.
   d) Licença ou alvará sanitário.
   e) Mapa de risco.

Referências

BRASIL. *Decreto-lei nº 986, de 21 de outubro de 1969*. Institui normas básicas sobre alimentos. Brasília, DF, 1969. Disponível em: <http://www.planalto.gov.br/ccivil_03/decreto-lei/Del0986.htm>. Acesso em: 05 fev. 2017.

BRASIL. Resolução RDC ANVISA nº 216, de 15 de setembro de 2004. Dispõe sobre Regulamento Técnico de Boas Práticas para Serviços de Alimentação. *Diário Oficial da União*, Brasília, DF, 16 set. 2004.

Leituras recomendadas

ABREU, E. S.; SPINELLI, M. G. N.; PINTO, A. M. P. *Gestão de unidades de alimentação e nutrição*: um modo de fazer. 4. ed. São Paulo: Metha, 2011.

BRASIL. Resolução RDC ANVISA nº 275, 21 de outubro de 2002. Dispõe sobre o Regulamento Técnico de Procedimentos Operacionais Padronizados aplicados aos Estabelecimentos Produtores/Industrializadores de Alimentos e a Lista de Verificação das Boas Práticas de Fabricação em Estabelecimentos Produtores/ Industrializadores de Alimentos. *Diário Oficial da União*, Brasília, DF, 23 out. 2003.

BRASIL. Lei nº 8.080, de 19 de setembro de 1990. Dispõe sobre as condições para a promoção, proteção e recuperação da saúde, a organização e o funcionamento dos serviços correspondentes e dá outras providências. *Diário Oficial da União*, Brasília, DF, 19 set. 1990. Disponível em: <http://www.planalto.gov.br/ ccivil_03/leis/L8080.htm>. Acesso em: 05 fev. 2017.

BRITO, K. M. F. de. *Riscos à saúde dos trabalhadores em unidade de alimentação e nutrição de um Hospital Universitário*. 131 fls. 2015. Dissertação (Mestrado em Gestão de Processos Institucionais)- Universidade Federal do Rio Grande do Norte, Natal, 2015. Disponível em: <http://repositorio.ufrn.br:8080/jspui/bitstream/ 123456789/20529/1/KatiaMariaFernandesDeBrito_DISSERT.pdf>. Acesso em: 05 fev. 2017.

CHIAVENATO, I. *Introdução à Teoria Geral da Administração*. 7. ed. Rio de Janeiro: Campus, 2003.

MEZOMO, I. F. de B. *A administração de serviços de alimentação*. 6 ed. São Paulo: Manole, 2015.

OLIVEIRA, D. P. R. *Estrutura organizacional*: uma abordagem para resultados e competitividade. 3. ed. Porto Alegre: Atlas, 2014.

TEIXEIRA, S. et al. *Administração aplicada às unidades de alimentação e nutrição*. São Paulo: Atheneu, 2007.

VIEIRA, M. N. C. M.; JAPUR, C. C. *Gestão de qualidade na produção de refeições*. Rio de Janeiro: Guanabara Koogan, 2012.

Características da dieta para coletividade sadia/ programa de alimentação do trabalhador (PAT) e cálculo do NDPCAL

Objetivos de aprendizagem

Ao final deste texto, você deve apresentar os seguintes aprendizados:

- Identificar as principais particularidades da alimentação para coletividade sadia.
- Reconhecer a importância do Programa de Alimentação do Trabalhador.
- Reproduzir as formas de avaliação da qualidade proteica das refeições.

Introdução

Os hábitos alimentares dos brasileiros vêm registrando alterações importantes com o passar do tempo e esta transição nutricional é gerada por diferentes motivos, desde mudanças no estilo de vida, até transformações na estrutura demográfica e socioeconômica. Independente da alimentação ser planejada para indivíduos ou para coletividades, quer seja para o consumo no lar ou fora dele, o valor nutricional sempre deverá ser levado em consideração para que se proporcione o atingimento das necessidades de energia e de nutrientes, além de estimular práticas alimentares saudáveis. Neste texto, você vai estudar a caracterização das refeições para coletividade sadia, o Programa de Alimentação do Trabalhador (PAT) e suas principais definições, bem como a composição das refeições no tocante à qualidade proteica oferecida.

Alimentação para coletividade sadia

Você já sabe que a alimentação representa um papel fundamental no ciclo de vida das pessoas, pois está presente em todas as etapas do crescimento e desenvolvimento humano, podendo ser considerada como o mais primitivo e legítimo ato de sobrevivência. Também sabe que através do alimento, o indivíduo consegue energia e nutrientes para manter sua vida e realizar suas atividades diárias, quer seja no trabalho, ou no lazer. Desta forma, ofertar uma alimentação adequada, que possibilite o alcance da energia e nutrientes necessários às demandas das pessoas, pode ser considerada como um dos fatores que contribuem para a sobrevivência e evolução do indivíduo e das coletividades.

De início, seu objetivo básico deve ser conciliar uma boa nutrição a uma alimentação saborosa no preparo de refeições caseiras ou comerciais. Porém, na alimentação em Unidades de Alimentação e Nutrição (UAN) saiba que vai envolver a aplicação do estudo da Nutrição no fornecimento de refeições para coletividades, ou para os comensais (termo que é utilizado para designar os consumidores da alimentação coletiva). Neste caso, a ciência da Nutrição deve estar voltada, principalmente, para técnicas de preparo que conservem o aproveitamento do valor nutritivo dos alimentos na produção de refeições apetitosas (ou que minimizem as perdas), que satisfaçam ao paladar, sejam seguras do ponto de vista sanitário e acessível financeiramente. Os objetivos das UANs são: a manutenção e/ou recuperação do estado nutricional de seus comensais, sendo que sua atribuição principal é o fornecimento de refeições equilibradas nutricionalmente, adequadas às necessidades nutricionais da clientela e em condições higiênico-sanitárias satisfatórias. Além da adequação quanto às questões nutricionais e higiênicas, a UAN também deve ser um local de promoção e de desenvolvimento de hábitos alimentares saudáveis à população atendida, independente do tipo de comensal/estabelecimento.

Assim como para o planejamento de refeições para indivíduos, você precisa levar em conta vários fatores. Quando planejar refeições para coletividades não é diferente. Saiba o que é necessário observar: necessidades/recomendações de energia e de nutrientes, hábitos alimentares, regionalidade, equipamentos utensílios disponíveis, condição socioeconômica (ou orçamento programado), recursos humanos, entre outros. Igualmente, é preciso definir qual o principal objetivo de produzir refeições para a população alvo. A seguir, veja os principais tipos de coletividade sadia atendidos por UANs e seus objetivos na produção de refeições. São eles:

- Funcionários de empresas: a esses, a principal preocupação será suprir e renovar a energia gasta com o trabalho realizado por intermédio de cada tipo de trabalhador. Devem ser servidas refeições balanceadas nutricionalmente, nos horários das refeições principais e em alguns casos pequenos lanches durante a jornada de trabalho, anterior ou posterior à ela.
- Escolares: a refeição fornecida deverá ser destinada à reposição da energia gasta com o trabalho intelectual de aprender. Além da adequação nutricional, também tenha preocupação com os estágios de vida dos comensais, segundo suas maiores necessidades.
- Universitários: os serviços são semelhantes aos serviços em empresas, devendo contemplar, ainda, a reposição da energia necessária ao trabalho físico e mental, em sua parte operacional. Este tipo de coletividade requer horários bem flexíveis para o atendimento.
- De campanha: são UANs compactos e transportáveis para locais onde estão sendo desenvolvidas algumas atividades e cuja região não possui infraestrutura em que não é aconselhável o transporte de refeições prontas. Como olimpíadas, fóruns e congressos.
- Militares: o serviço é semelhante ao encontrado em empresas; porém, os refeitórios são diferenciados conforme a hierarquia e a patente dos comensais.

A UAN deve dispor de móveis, utensílios e equipamentos ergonômicos à população a ser atendida. As questões relacionadas ao ambiente físico são fundamentais e fazem parte da satisfação dos comensais, juntamente com as refeições.

Saiba mais

O termo Unidade de Alimentação e Nutrição (UAN) surgiu a partir da fusão das designações que anteriormente eram utilizadas para os Serviços de Alimentação. Usava-se o termo Serviço de Alimentação e Nutrição (SAN) para os estabelecimentos com produção e distribuição de refeições para coletividades sadias. Já o termo Serviço de Nutrição e Dietética (SND) era utilizado para estabelecimentos com produção e distribuição de refeições a coletividades enfermas. Atualmente, ainda existe o termo UAN institucional, que se refere à produção de refeições para uma clientela fixa (p. ex.: funcionários de uma empresa, alunos de uma escola), assim como a UAN comercial que é representada pelos restaurantes abertos ao público.

Alimentação do trabalhador, saúde e qualidade de vida

Assim como o indivíduo precisa manter uma rotina alimentar equilibrada em sua casa, quando está desempenhando suas atividades laborativas, na empresa onde trabalha, não deve ser diferente. A partir das refeições consumidas durante a jornada, o trabalhador conseguirá energia e nutrientes que irão proporcionar condições para a realização de suas tarefas, contribuindo para manter seu estado de saúde e o bem-estar social, otimizando sua qualidade de vida. Entenda que se para o trabalhador tal fato é primordial, para a empresa não é diferente: proporcionar ao funcionário uma alimentação balanceada, de conformidade com as recomendações nutricionais, é condição fundamental para o alcance de objetivos altamente desejáveis para as empresas, tais como: aumento da produtividade e da qualidade do produto ou serviço, redução de acidentes de trabalho, diminuição do absenteísmo e rotatividade de mão de obra. Desta forma, e em caráter mais abrangente, veja que o fornecimento de uma alimentação saudável representa uma ferramenta de maior interação entre o funcionário e a empresa.

Você já sabe que a alimentação do trabalhador representa um pré-requisito fundamental para o desenvolvimento econômico contemporâneo, sendo que o rendimento no trabalho tem relação direta com o estado nutricional, e este, sendo adequado, auxilia no aumento da produtividade. Entenda que uma alimentação adequada aos esforços físicos desenvolvidos por trabalhadores mostra, inclusive, redução do número de acidentes de trabalho e queda do absenteísmo. Por outro lado, uma alimentação insuficiente pode se manifestar nos trabalhadores por sintomas como sensação de fadiga e tontura, que se agravam mais à medida que o trabalhador se distancia do horário em que ingeriu a última refeição, podendo ocasionar um maior número de acidentes de trabalho. É por isso que muitas empresas visam fornecer aos seus colaboradores uma alimentação adequada, que possa contribuir para uma melhor qualidade vida no trabalho e, como consequência, otimizar os indicadores empresariais de recursos humanos.

Você sabia que, no Brasil, o Programa de Alimentação do Trabalhador (PAT), foi instituído pela Lei nº 6.321, de 14 de abril de 1976 e regulamentado pelo Decreto nº 5, de 14 de janeiro de 1991? Ele foi concebido através de uma parceria entre o Governo, as empresas e os trabalhadores, priorizando o atendimento àqueles com baixa renda (até cinco salários mínimos mensais). Trata-se de um programa de complementação alimentar, no qual o empregador e o empregado participam do custeio, descaracterizando-o como um

Programa assistencialista. Vale salientar que as premissas e as orientações são sistematicamente revisadas, conforme modificações no perfil nutricional do trabalhador brasileiro.

Objetivo do PAT

Saiba que o principal objetivo do PAT é a melhoria das condições nutricionais dos trabalhadores de baixa renda, de forma a promover sua saúde e a diminuir o número de casos de doenças relacionadas à alimentação e à nutrição, as chamadas doenças crônicas não transmissíveis (DCNT). Além deste objetivo, referem-se resultados positivos que podem ser conseguidos a partir de um bom estado nutricional. São eles:

- Melhoria da capacidade e da resistência física dos trabalhadores;
- Redução da incidência e da mortalidade de doenças relacionadas a hábitos alimentares;
- Maior integração entre trabalhadores e empresa, com a consequente redução das faltas e da rotatividade;
- Aumento na produtividade e na qualidade dos serviços;
- Promoção de educação alimentar e nutricional, e divulgação de conceitos relacionados a modos de vida saudável;
- Fortalecimento das redes locais de produção, abastecimento e processamento de alimentos.

Com o PAT, de que formas o empregador pode atender aos trabalhadores?

Veja como as empresas cadastradas no PAT podem atender aos trabalhadores:

- **Serviço próprio (ou autogestão):** o empregador responsabiliza-se pela seleção e aquisição de gêneros alimentícios, podendo estes ser preparados e servidos aos trabalhadores (refeições) ou entregues devidamente embalados para transporte individual (cestas de alimentos).
- **Fornecimento de alimentação coletiva:** o empregador contrata empresa terceira registrada no PAT para:
    - administrar a cozinha e o refeitório localizados nas suas instalações;
    - administrar cozinha industrial que produz refeições prontas posteriormente transportadas para o local de refeição dos trabalhadores;

- produzir e/ou entregar cestas de alimentos convenientemente embalados para transporte individual.
- **Prestação de serviço de alimentação coletiva:** o empregador contrata empresa terceira registrada no PAT para operar o sistema de documentos de legitimação (tíquetes, vales, cupons, cheques, cartões eletrônicos), nos seguintes modos:
    - refeição-convênio ou vale-refeição, no qual os documentos de legitimação podem ser utilizados apenas para a compra de refeições prontas na rede de estabelecimentos credenciados (restaurantes e similares);
    - alimentação-convênio ou vale-alimentação, no qual os documentos de legitimação podem ser utilizados apenas para a compra de gêneros alimentícios na rede de estabelecimentos credenciados (supermercados e similares).

Saiba que é permitida a adoção de mais de uma modalidade pelo mesmo empregador.

Características das refeições, conforme o PAT

Você sabia que quando o PAT foi implantado, era definido que as refeições maiores (almoço, jantar e ceia) deveriam ter no mínimo 1.400 kcal, e as menores (desjejum e lanche da tarde) 300 kcal, sendo que todas com percentual proteico-calórico de no mínimo 6%? Em 2006, ocorreu a última atualização do Programa, que passou a recomendar as seguintes características para a alimentação do trabalhador. São elas:

- Os parâmetros nutricionais para a alimentação do trabalhador estabelecidos na Portaria deverão ser calculados com base nos valores diários de referência para macro e micronutrientes: valor energético total (VET), carboidrato, proteína, gordura total, gordura saturada, fibra e sódio.
- Refeições principais (almoço, jantar e ceia): deverão conter de 600 a 800 kcal, admitindo-se um acréscimo de vinte por cento (400 kcal) em relação ao Valor Energético Total – VET de 2.000 kcal por dia e deverão corresponder a faixa de 30- 40% (trinta a quarenta por cento) do VET diário;
- Refeições menores (desjejum e lanche): deverão conter de 300 a 400 kcal, admitindo-se um acréscimo de vinte por cento (400 kcal) em relação ao Valor Energético Total de 2.000 kcal por dia e deverão corresponder a faixa de 15 – 20% (quinze a vinte por cento) do VET diário;

Características da dieta para coletividade sadia/programa de alimentação... | 73

- Percentual proteico – calórico (NdPCal) das refeições: deverá ser de no mínimo 6% (seis por cento) e no máximo 10% (dez por cento).

Saiba mais

O Programa de Alimentação do Trabalhador define que seja um nutricionista o responsável técnico do programa nas empresas cadastradas, pois este é o profissional que legalmente tem por compromisso a correta execução das atividades nutricionais do PAT. Portanto, você deve sempre promover a alimentação saudável do trabalhador, desde a concepção dos cardápios, até ações de educação alimentar e nutricional. O nutricionista, como profissional da área da saúde, deve trabalhar como educador em qualquer área de atuação, com enfoque e incentivo na formação de bons hábitos alimentares. Essa definição contribui para a valorização do nutricionista e amplia sua área de atuação, além de respeitar as diretrizes do direito humano à alimentação adequada.

No Quadro 1, segue o resumo das determinações atuais do PAT, com relação às características nutricionais das refeições que devem ser disponibilizadas aos trabalhadores:

Quadro 1. Características nutricionais das refeições segundo o PAT.

Refeições	Calorias (kcal)	VET (%)	CHO (%)	PTN (%)	LIP (%)	Gordura Saturada (%)	Fibras (g)	Sódio (mg)
Desjejum/ Lanche	300 a 400	15 a 20	60	15	25	< 10	4 a 5	360 a 480
Almoço/ Jantar/Ceia	600 a 800	30 a 40	60	15	25	< 10	7 a 10	720 a 960

Fonte: Brasil (2006).

> **Fique atento**
>
> Segundo a lei do PAT, as empresas cadastradas deverão fornecer aos trabalhadores que possuam doenças relacionadas à alimentação e nutrição, devidamente diagnosticadas, refeições adequadas e condições amoldadas ao PAT, para tratamento de suas patologias, devendo ser realizada avaliação nutricional periódica destes trabalhadores. Ainda é recomendado que estas refeições tenham como base o cardápio do dia, com as adaptações culinárias específicas a cada situação de enfermidade. Com relação à composição dos cardápios, os mesmos deverão oferecer, pelo menos, uma porção de frutas e uma porção de legumes ou verduras, nas refeições principais (almoço, jantar e ceia) e pelo menos uma porção de frutas nas refeições menores (desjejum e lanche). Perceba que tais ações são úteis no atingimento das recomendações de fibras e micronutrientes, além de estimularem hábitos alimentares saudáveis.

A qualidade proteica da alimentação

Você sabe que milhares de substâncias do corpo são formadas por proteínas. Ao retirar a água, as proteínas compõem a maior parte do tecido magro, totalizando em torno de 17% do peso do corpo humano. Também os aminoácidos são os constituintes fundamentais das proteínas e estes fornecem ao organismo o nitrogênio, que é necessário à síntese de várias estruturas e fluídos/líquidos corporais. Além disso, as proteínas são fundamentais à regulação e à manutenção de diversas funções orgânicas, tais como coagulação do sangue, equilíbrio hídrico, produção de hormônios enzimas e transporte de diversas substâncias na corrente sanguínea. Portanto, as fontes alimentares de proteínas devem fazer parte essencial da alimentação diária, para que o organismo possa obter, através delas, todo o nitrogênio de que precisa, a partir dos aminoácidos que as compõem.

Os alimentos e sua qualidade em proteínas

Saiba que a qualidade da proteína do alimento representa uma importância fundamental, pois é a partir dela que a manutenção e a síntese dos tecidos corporais (e de outras proteínas) ocorrem no organismo. Veja os fatores que você deve observar para definir a qualidade proteica alimentar. São eles:

- **Origem:** as proteínas podem ser provenientes de alimentos de origem animal ou de origem vegetal. As de origem animal (carnes, leite e ovos) são consideradas de alto valor biológico (PAVB), pois apresentam todos os aminoácidos essenciais (em quantidade, qualidade e proporção adequada entre si), sendo chamadas de completas. A partir dos aminoácidos essenciais é que o *turnover* de proteínas acontece (reposição das proteínas que foram degradadas). Já as de origem vegetal (leguminosas, cereais e oleaginosas) são tidas como de baixo valor biológico (PBVB), uma vez que são incompletas em aminoácidos (quantidade, qualidade e proporção).
- **Digestibilidade:** a medida da digestibilidade indica o quanto das proteínas é hidrolisado pelas enzimas digestivas e absorvidas pelo organismo, constituindo o primeiro fator que afeta a eficiência da utilização proteica da dieta, ou seja, o quanto da proteína que é obtida a partir do consumo alimentar conseguirá ser aproveitada pelo organismo. A presença de compostos inerentes ao próprio alimento, por exemplo, o ácido fítico, ou os taninos, encontrados em muitos alimentos de origem vegetal, podem interferir na digestibilidade das proteínas, reduzindo a sua qualidade nutricional. As proteínas que contém maior quantidade de aminoácidos essenciais possuem maior digestibilidade, sendo mais bem absorvidos pelo organismo, destacando-se, então, as proteínas de alto valor biológico (origem animal).
- **Perfil de aminoácidos:** representa os tipos de aminoácidos, suas quantidades e proporções entre si, que a proteína alimentar possui. Neste quesito, veja que as proteínas de alto valor biológico (fontes animais) também apresentam perfil satisfatório de aminoácidos.

Relação entre as calorias e a proteína da alimentação

Você deve oferecer uma quantidade adequada de proteínas na alimentação diária, com qualidade suficiente, para prover ao organismo o nitrogênio necessário à manutenção e reparação de suas estruturas/funções. Da mesma forma, você deve obedecer os valores recomendados do percentual de proteínas em relação ao VET (valor energético total), para que as proteínas não sejam desviadas ao fornecimento de energia, mas sim para cumprir a sua principal função no organismo, que é a estrutural. Para determinar se a relação entre as calorias e as proteínas da alimentação está adequada, observe/calcule os seguintes fatores:

a) **Utilização Proteica Líquida** (*Net Protein Utilization* – NPU): refere-se à medida de eficiência de utilização das proteínas, conforme a sua origem. A NPU mede a quantidade de nitrogênio que é ingerido, absorvido e retido pelo organismo (mede a qualidade da proteína consumida). A partir da NPU, você encontra a proteína líquida (PL) da dieta, conforme os seguintes fatores de correção (ou coeficientes de utilização):

- Estes valores representam o quanto da proteína ingerida é aproveitada pelo organismo (70%, 60% e 50%):
  – Origem animal: 0,7
  – Leguminosas: 0,6
  – Cereais: 0,5
- Para calcular a Proteína Líquida, você deve consultar a Proteína Bruta (PB) contida nos alimentos, que está disponível nas tabelas de composição química. A partir dos valores de PB, basta você multiplicar pelo fator de correção correspondente e encontrar a PL.
  – Ex.: 100 g frango (tem 26,67 g PB) $26{,}67 \times 0{,}7 = 18{,}66$ g PL
  – Ex.: 50 g feijão (tem 2,20 g PB) $2{,}2 \times 0{,}6 = 1{,}32$ g PL
  – Ex.: 50 g arroz (tem 1,15 g PB) $1{,}15 \times 0{,}5 = 0{,}57$ g PL

b) **Calorias Fornecidas pela Proteína Líquida** (*Net protein calorie* – NpCal): corresponde ao valor calórico que é oferecido pela proteína líquida da dieta/alimentação. Cada grama de proteína fornece 4 kcal. Use os mesmos exemplos do cálculo da proteína líquida, e você terá:

- Estes valores representam as calorias ferecidas pela proteína líquida (NpCal)
  – Ex.: 100 g frango (tem 26,67 g PB) $26{,}67 \times 0{,}7 = 18{,}66$ g PL $\times 4$
      $= 74{,}64$ kcal
  – Ex.: 50 g feijão (tem 2,20 g PB) $2{,}2 \times 0{,}6 = 1{,}32$ g PL $\times 4$
      $= 5{,}28$ kcal
  – Ex.: 50 g arroz (tem 1,15 g PB) $1{,}15 \times 0{,}5 = 0{,}57$ g PL $\times 4$
      $= 2{,}28$ kcal

c) Percentual da contribuição energética da proteína (*Net Dietary Calorie Percent* – NdPCal%): é a relação entre calorias e proteína líquida, e procura garantir que o cardápio seja elaborado com proteínas de adequado valor biológico. Ou seja, representa o quanto do total calórico de uma dieta/refeição está em forma de proteína utilizável, mostrando o valor biológico da proteína relacionada à energia. O seu resultado (em percentual) serve para verificar se a proteína consumida na dieta/refeição está sendo utilizada para exercer especificamente sua função construtora, caso o consumo energético seja suficiente. Para seu cálculo utilize a seguinte equação:
- Pega-se o total da proteína líquida da dieta ou da refeição e multiplica-se por 4 (é o NpCal). Este resultado deve ser dividido pelo VET da dieta, ou da refeição. Em seguida, o resultado dessa divisão deve ser multiplicado por 100. O resultado final é o valor de NdPCal% da dieta ou da refeição.

$$NdPCal = \frac{NpCal}{VET} \times 100$$

Valores de NDpCal%:
- \> ou = 6% (até 8,99%) recomendado para grupos não vulneráveis (adultos saudáveis).
- \> ou = 9% recomendado para grupos vulneráveis (gestantes, crianças, idosos, enfermos).

Saiba que o ideal é que o valor de NdpCal% da dieta ou da refeição fique em torno de 6 a 10%, mostrando que a relação calorias e proteínas utilizáveis está adequada, ou seja, a dieta ou refeição apresenta uma boa qualidade proteica (as proteínas serão utilizadas para suas funções mais nobres). Valores de NdPCal inferiores a 6% podem indicar um alto teor de proteínas de origem vegetal e valores acima de 10% representam desperdício (excesso de proteínas).

Exemplo

Para calcular a qualidade proteica de uma refeição (NdPCal%), veja o seguinte exemplo:

Alimento	Quantidade (g/mL)	Kcal	PB (g)	NPU	PL (g)
Arroz cozido	100	159	3,2	× 0,5	1,6
Feijão preto	80	55,2	4,62	× 0,6	2,77
Filé de frango grelhado	150	184,5	35,8	× 0,7	25,06
Cenoura refogada	50	50,5	0,69	------	
Alface	30	5,7	0,4	------	
Tomate	60	14,4	0,48	------	
Melão espanhol	70	19,27	0,45	------	
VET da refeição		488,6 kcal			
NpCal (Total de PL da refeição)					29,43 g
NdPCal % (NpCal/ VET × 100)					6,02%

A partir do valor de NdPCal % da refeição, você consegue constatar se ela apresenta qualidade proteica adequada. Ou seja, a proteína ingerida exercerá suas funções mais nobres, principalmente a estrutural.

Exercícios

1. A produção de refeições deve observar critérios específicos, fazendo com que a UAN atinja o seu objetivo primordial, que é a manutenção e/ou recuperação do estado nutricional de seus comensais. Quais são as principais características das refeições para coletividade sadia, que devem ser contempladas pela UAN?
   a) Que sejam economicamente acessíveis.
   b) Que proporcionem satisfação das necessidades nutricionais.
   c) Que sejam equilibradas nutricionalmente, que atendam as necessidades nutricionais dos comensais e às condições higiênico-sanitárias.
   d) Que atendam aos requisitos sanitários e tenham custo reduzido.
   e) Que oportunizem escolhas alimentares saudáveis e estimulem hábitos alimentares adequados.

2. Segundo o PAT, qual o valor calórico que as refeições principais (almoço/jantar/ceia) devem apresentar?
   a) 600 a 800 kcal.
   b) 300 a 400 kcal.
   c) 300 a 800 kcal.
   d) 800 a 1.200 kcal.
   e) 600 a 1.200 kcal.

3. Além dos valores calóricos das refeições, o PAT determina a oferta de frutas e legumes ou verduras na composição dos cardápios. Qual (is) a porção (es) mínima (s) desses alimentos nas refeições principais?
   a) Uma porção de frutas.
   b) Uma porção de frutas e duas porções de legumes.
   c) Duas porções de frutas e uma porção de verduras.
   d) Duas porções de frutas e duas porções de legumes ou verduras.
   e) Uma porção de frutas e uma porção de legumes ou verduras.

4. Qual o valor de NdPCal% que é recomendado em uma dieta/refeição, mostrando que a relação calorias e proteínas utilizáveis está adequada, ou seja, a dieta ou refeição apresenta uma boa qualidade proteica?
   a) Inferior a 4%.
   b) Inferior a 6%.
   c) De 6 a 8%.
   d) De 6 a 10%
   e) Acima de 10%.

5. Qual o valor de NdPCal % de uma dieta que tem as seguintes características: VET: 1.850 kcal, CHO: 254 g, PB total: 70 g, PL total: 45 g, LIP: 62 g?
   a) 15,13%.
   b) 9,73%.
   c) 7,93%.
   d) 13,4%.
   e) 54,92%.

Referências

ABREU, E. S.; SPINELLI, M. G. N.; PINTO, A. M. S. *Gestão de unidades de alimentação e nutrição*: um modo de fazer. 4 ed. São Paulo: Metha, 2011.

BRASIL. Ministério do Trabalho. *Portaria Nº 193, de 05 de dezembro de 2006*. Altera os parâmetros nutricionais do Programa de Alimentação do Trabalhador – PAT. Disponível em: <http://www.mte.gov.br/legislacao/ portarias/2006/p_20061205_193.pdf>.

BRASIL. Ministério do Trabalho. *Decreto n. 5, de 14 de janeiro de 1991*. Regulamenta a Lei nº 6.321, de 14 de abr. de 1976, que trata do Programa de Alimentação do Trabalhador, revoga o Decreto nº 78.676, de 8 de Nov. de 1976, e dá outras providências. Disponível em: <http://www.mte.gov.br/Empregador/ PAT/Legislacao/Conteudo/decreto05.pdf>.

PINHEIRO, A. B. V. *Tabela para avaliação de consumo alimentar em medidas caseiras*. 5. ed. São Paulo: Atheneu, 2004.

SAVIO, K. E. O.; COSTA, T. H. M.; MIAZAKI, E.; SCHMITZ, B. A. S. Avaliação do almoço servido a participantes do programa de alimentação do trabalhador. *ver. Saúde Pública*, v. 39, n. 2, p. 148-55, 2005.

WARDLAW, G. M.; SMITH, A. M. *Nutrição contemporânea*. 8. ed. Porto Alegre: AMGH, 2013.

Leituras recomendadas

AVALIAÇÃO DE POLÍTICAS PÚBLICAS de segurança alimentar e combate à fome no período 1995-2002. 2 Programa de Alimentação do Trabalhador. Disponível em: <http://www.scielosp.org/ pdf/csp/v23n8/20.pdf>.

AVALIAÇÃO DO ALMOÇO servido a participantes do programa de alimentação do trabalhador. Disponível em: <http://www.scielo.br/ pdf/rsp/v39n2/24035.pdf>.

IMPACTO DA PROMOÇÃO sobre consumo de frutas e hortaliças em ambiente de trabalho. Disponível em: <http://www.scielo.br/ pdf/rsp/v47n1/05.pdf>.

PAT RESPONDE. Disponível em: <http://acesso.mte.gov.br/data/files/FF808081454D76790145AECC231106BD/ PAT%20RESPONDE%20%20vers%C3%A3o%20atualizada%20em%2029%2004%202014.pdf>.

Administração em unidades de alimentação e nutrição: conceitos e termos mais utilizados na UAN

Objetivos de aprendizagem

Ao final deste texto, você deve apresentar os seguintes aprendizados:

- Descrever o conceito de UAN.
- Identificar os principais objetivos de uma UAN.
- Reconhecer as diferentes terminologias mais utilizadas no desenvolvimento desse tipo de trabalho.

Introdução

A alimentação é um dos fatores primordiais para a manutenção do estado de saúde e para a busca por melhor qualidade de vida no nível individual bem como no coletivo. O perfil alimentar se modifica com o passar dos anos, porém, a importância da alimentação independe de tais mudanças e se perpetuará até o final da vida. Os Serviços de Alimentação precisam estar cada vez mais estruturados e alinhados com as exigências de mercado, tanto no âmbito comercial quanto no institucional.

Neste texto, você vai estudar o conceito e *os principais objetivos das Unidades de Alimentação e Nutrição (UANs)*, além dos termos mais comuns utilizados nas atividades diárias de tais serviços.

História e conceito de UAN

Na década de 1920, iniciam-se no Brasil as primeiras unidades de alimentação e nutrição. Com a reestruturação da indústria no país, ocorre a transferência do homem do meio rural para o meio urbano ocasionando o desenvolvimento dos serviços de apoio, quando encontramos aqueles relacionados com a alimentação de coletividades. Nesse processo de industrialização, as condições de trabalho eram precárias e as jornadas de trabalho muito extensas, os salários eram baixos, os ambientes, insalubres e havia falta de segurança. A produtividade ganha importância para a indústria, e a relação entre rendimento no trabalho e saúde fica evidente. A luta dos trabalhadores por melhores condições de trabalho e saúde gera as primeiras preocupações nos setores de produção. No final da década de 1930, no governo Getúlio Vargas, ocorrem as primeiras ações de saúde com a obrigatoriedade da criação de refeitórios nas empresas com mais de 500 funcionários. A partir daí, iniciam-se os SAPS (Serviços de Alimentação da Previdência Social), que administrou por três décadas restaurantes para trabalhadores. Em 1941, a primeira empresa de grande porte constrói unidades de produção de refeições coletivas para alimentação de sua mão de obra. Em São Paulo, já em 1947, foram inauguradas as cozinhas industriais do SESC (Serviço Social do Comércio), refeitório central para refeições dos comerciários, e do SESI (Serviço Social da Indústria), com refeições transportadas para trabalhadores da indústria.

Na década de 1940, surgem as unidades organizadas em hospitais para a produção de alimentação coletiva na saúde. Em 1954, surge o Programa de Merenda Escolar para entidades filantrópicas e escolas públicas. Na década de 1950, surgem os restaurantes universitários, com refeições de custo menor para universitários, e o aumento dessa população, já na década de 1970, foi significativo. O PAT (Programa de Alimentação do Trabalhador) foi criado em 1976 com o objetivo de melhorar o estado nutricional, a produtividade e diminuir rotatividade, absenteísmo e acidentes de trabalho. Já na década de 1980, mais precisamente em 1983, foi criado o PNAE (Programa Nacional de Alimentação Escolar).

Uma unidade de alimentação e nutrição (UAN) é uma unidade de trabalho que desempenha atividades relacionadas à alimentação e nutrição, como o fornecimento de refeições. A UAN é considerada uma unidade de trabalho ou órgão de uma empresa, independentemente da situação que ocupa na escala hierárquica das entidades, seja em nível de divisão, setor, seção, etc. A partir da visão sistêmica da empresa, consideramos a UAN como um subsistema, integrante do sistema maior, que desempenha uma função útil para a sua existência.

Podemos assim considerar as UAN um subsistema com atividades-fim ou atividades-meio. Teremos como atividades-fim os hospitais e os centros de saúde com sua colaboração direta para a consecução do objetivo final da entidade, sendo um conjunto de bens e serviços destinados a prevenir, melhorar e recuperar a população que é atendida em ambulatório ou hospitalização. Para a obtenção da assistência integral e para que esta ocorra com a mais eficiente técnica, teremos a união de vários serviços pra atendimento das necessidades biológicas e psicossociais, assim a alimentação soma seu lugar importante aos serviços de enfermeiros e médicos.

Como órgãos-meio, podemos citar as UAN denominadas refeitórios das indústrias e das instituições escolares, creches, asilos e abrigos, que procuram melhorar o aprendizado e previnem e mantêm a saúde daqueles que atendem, com a preocupação para redução dos índices de acidentes e absenteísmo.

Com a Lei 6.321/76, regulamentada pelo Decreto nº 78.676, permitindo a dedução no imposto de renda de um percentual sobre o lucro tributável das empresas participantes do Programa de Alimentação do Trabalhador, as UAN de indústrias optaram por ter um serviço próprio para elaboração de refeições (autogestão), em que a empresa é responsável pela contratação de pessoal, responsabilidade técnica, distribuição das refeições e infraestrutura, podendo ter maior controle e qualidade.

Encontramos também a opção que responde por serviços de terceiros (concessionária), em que o serviço de refeições consiste em formalizar por contrato o atendimento firmado com a empresa incentivada e a prestadora de serviços, constando em contrato a modalidade de atendimento ao comensal, o faturamento, o prazo, o preço da refeição, a forma de reajuste, a composição das refeições e dos serviços, a validade do contrato, etc. Nesses diversos tipos de contrato, não podemos esquecer que a composição nutricional não deve perder em características organolépticas, valor nutricional, apresentação, qualidade, atendimento, higiene e boas práticas de manipulação.

A UAN também abrange a unidade gerencial do serviço de nutrição e dietética onde são desenvolvidas todas as atividades técnico-administrativas necessárias para a produção de alimentos e refeições, até a sua distribuição para coletividades sadias e enfermas, além da atenção nutricional a pacientes na internação e em ambulatórios.

> **Fique atento**
>
> O nutricionista é o profissional habilitado para trabalhar em qualquer tipo de UAN, atuando nas mudanças dos processos, nas condições e ambientes de trabalho. O compromisso desse profissional para com a saúde do comensal não pode ser tratado como algo externo à sua prática profissional, mas como dever de profissão. O trabalho do nutricionista, em uma UAN, engloba monitoramento das boas práticas de produção, controle higiênico-sanitário da UAN e das refeições oferecidas e o atendimento aos clientes, além de promoção e estímulo a práticas alimentares saudáveis. Destaca-se que a responsabilidade técnica tem de estar presente e eficaz em todos os tipos de serviço.

A unidade de alimentação e nutrição, seus objetivos e a organização do trabalho

As unidades de alimentação e nutrição são simples em sua estrutura, porém, complexas. Nela são desenvolvidas atividades que se enquadram nas funções técnicas, administrativas, comerciais, financeira, contábil e de segurança. No funcionamento das UAN, seu resultado positivo acontecerá com a definição clara de seus objetivos, sua estrutura administrativa, suas instalações físicas, recursos humanos e a normatização de todas as operações desenvolvidas, como previsão, organização, comando, coordenação e controle. Os documentos de registro da UAN devem ser claros, precisos e de fácil preenchimento, com características como praticidade, simplicidade de cálculos e identidade de resultados.

Basicamente, pode-se dizer que o principal objetivo de uma unidade de alimentação e nutrição, ou simplesmente unidade de alimentação, é fornecer refeições equilibradas nutricionalmente, com bom nível de sanidade, adequadas ao comensal (consumidor em alimentação coletiva). Essa adequação deve procurar manter a saúde dos clientes, além de buscar desenvolver hábitos alimentares saudáveis. Além dos aspectos relacionados à refeição, uma UAN objetiva ainda satisfazer o comensal com o serviço oferecido. Isso engloba desde o ambiente físico, incluindo tipo, conveniência e condições de higiene de instalações e equipamentos disponíveis, até o contato pessoal entre funcionários da UAN e os clientes, nos mais diversos momentos.

A seguir, estão listados os objetivos das UAN:

- Prever e prover o serviço de todos os gêneros alimentícios e equipamentos necessários ao desenvolvimento de suas atividades.
- Receber, conferir, armazenar, registrar, controlar e distribuir os gêneros alimentícios e demais materiais do serviço.
- Elaborar programas de educação alimentar para os funcionários, orientando para a importância da necessidade de uma alimentação equilibrada.
- Organizar e administrar programas de treinamento para os colaboradores da UAN e pessoal indiretamente ligado a eles.
- Programar atualização profissional para colaboradores.
- Fomentar a pesquisa no campo da nutrição.
- Colaborar com as instituições de ensino na formação de profissionais de nutrição na área de refeições.

A necessidade nutricional da clientela pode ser estimada utilizando a OMS como parâmetro para avaliação do valor calórico total (VCT) das refeições oferecidas e também para a distribuição percentual em relação a carboidratos (55 a 65%), proteínas (10 a 15%) e lipídeos (20 a 30%). Para mais de um tipo de refeição diária, é possível realizar a proporção seguinte: o desjejum ter 15%, o almoço, 45%, e o jantar, 40% do VCT.

Ao estabelecermos o padrão de cardápios, deve ser compatível com a disponibilidade financeira e de mercado, hábitos alimentares, condições socioeconômicas da clientela e peculiaridades de cada unidade, como equipamentos, área física disponível e número e habilitação de funcionários. Ao definirmos o per capita, necessitamos saber a quantidade de alimentos oferecidos e incluir um alimento de cada grupo básico, adequando as necessidades e pensando em seus prováveis substitutos. Na operacionalização do per capita, devemos fixar os alimentos que são incluídos diariamente no cardápio, como feijão e arroz, e analisar as preparações variáveis, como guarnições, sobremesa e entradas. Estabelecer a diferença entre calorias estimadas para a clientela e o total de calorias oferecidas completando assim a diferença em calorias com acompanhamentos mais calóricos até perfazer o valor. No planejamento de cardápio, os gêneros alimentícios disponíveis no mercado tornarão o mesmo com padrão de qualidade das mercadorias, facilidade de abastecimento e minimização de custos. É imprescindível observar os seguintes pontos: correlação entre pessoal disponível, habilitação e tempo suficiente para execução; a dimensão da área física para adequação de equipamentos impactando na escolha das refeições a serem preparadas; cardápios com sondagem das preferências do cliente por meio de pesquisa ou preenchimento de formulário onde se questionam os alimentos preferidos; estimativa de custos observando fatores que interferem na produção da refeição, como políticas de compra, inflação, recebimento e armazenamento.

A função do administrador é planejar, sendo esse um processo de tomada de decisão, com propriedades de decidir o que fazer, antes de atuar, como decisão antecipatória, na situação futura. Essa tarefa envolve um conjunto de decisões interdependentes. Situações não desejadas poderão ocorrer se não for exercido controle sobre o sistema. Com planejamento, o administrador previne e reduz situações incorretas e falhas.

Na organização da UAN, o trabalho deve ser dividido e agrupado em funções que são atribuídas a cada pessoa, conforme as principais relações decorrentes dos exercícios das funções individuais, sendo aplicadas tanto na grande, quanto na média e na pequena empresa. Por meio da organização, a equipe reúne condições para atuar de forma integrada e solidária sem sobreposição e estrangulamentos de fluxo, facilitando o desenvolvimento das tarefas do dia a dia e contribuindo, dessa forma, para que a empresa como um todo atinja seus objetivos e suas metas (não apenas os objetivos da UAN).

A departamentalização se aplica a todos os níveis da UAN, sendo considerada como a divisão das atividades e funções e sua reunião em grupos com a finalidade administrativa de obter melhores resultados. Destaca-se que os problemas administrativos da UAN não serão resolvidos somente com uma departamentalização. Essas dificuldades exigem novos estudos, adaptações e cuidados, pois haverá interferências ambientais e tecnológicas que afetarão os objetivos e os planos básicos da unidade.

A coordenação não é uma atividade isolada a ser somada às demais que a precedem. Quanto mais complexa for a empresa, mais difícil será a coordenação, devendo ser consideradas as alterações ambientais que exigem uma constante adaptação da empresa às novas exigências do meio. Para uma boa coordenação, o administrador deve garantir uma organização simplificada, programas e diretrizes coerentes, sistemas de comunicação adequados, promoção da coordenação voluntária e por meio de supervisão.

> **Saiba mais**
>
> Uma organização, independentemente do seu tamanho ou de sua área de atuação, estrutura-se sobre um elemento básico: seus colaboradores. Na unidade de alimentação e nutrição não é diferente! A presença de um profissional de nível superior, capacitado, que coordena as atividades, não impede que muitas vezes ocorram insatisfações entre os funcionários, especialmente no que tange à pressão sofrida quanto às funções, à carga de trabalho e aos horários. Além disso, essas condições de trabalho se refletem no índice de pequenos acidentes e no absenteísmo, também favorecidos pelos imprevistos ocasionados pela alta rotatividade das tarefas. Dessa forma, a satisfação dos colaboradores da UAN torna-se um dos primeiros objetivos que devem ser almejados pelos gestores, para que os demais objetivos sejam igualmente atingidos.

Terminologia em nutrição

Encontramos, a seguir, alguns termos utilizados no dia a dia de uma UAN. Por meio dessa terminologia, criamos a linguagem das UAN's:

- **Alimentação coletiva:** área de atuação do nutricionista que abrange o atendimento alimentar e nutricional de clientela ocasional ou definida, em sistema de produção por gestão própria ou sob a forma de concessão (terceirização).
- **Alimentação escolar:** é toda a alimentação realizada pelo estudante durante o período em que se encontra na escola.
- **Alimentos para fins especiais:** são alimentos especialmente formulados ou processados, nos quais se introduzem modificações no conteúdo de nutrientes adequados para a utilização em dietas diferenciadas e/ou opcionais, atendendo às necessidades de pessoas em condições metabólicas e fisiológicas específicas.
- **Assessoria em nutrição:** é o serviço realizado por nutricionista habilitado que, embasado em seus conhecimentos, suas habilidades e suas experiências, assiste tecnicamente pessoas físicas ou jurídicas, planejando, implantando e avaliando programas e projetos em atividades específicas na área de alimentação e nutrição, bem como oferecendo solução para situações relacionadas com a sua especialidade, sem, no entanto, assumir responsabilidade técnica.

- **Atribuições:** conjunto de atividades ou ações cujas execuções são inerentes ao cumprimento das prerrogativas do nutricionista.
- **Auditoria em nutrição:** exame analítico ou pericial feito por nutricionista, contratado para avaliar criteriosamente, dentro da sua especialidade, as operações e os controles técnico-administrativos inerentes à alimentação e nutrição, finalizando com um relatório circunstanciado e conclusivo.
- **Autogestão:** forma de gerenciamento, na qual a própria empresa possui e gerencia a UAN, produzindo as refeições que serve aos seus funcionários. A empresa é responsável por todas as etapas de produção, desde a contratação de pessoal para a UAN, previsão e realização de compras, armazenamento de gêneros, até o preparo e a distribuição das refeições. Ou seja, a empresa tem toda a responsabilidade do processo de produção.
- **Avaliação nutricional:** é a análise de indicadores diretos (clínicos, bioquímicos, antropométricos) e indiretos (p. ex., consumo alimentar, renda e disponibilidade de alimentos) que têm como conclusão o diagnóstico nutricional do indivíduo ou de uma população.
- **Características organolépticas:** são os atributos presentes nos alimentos que impressionam os órgãos do sentido e que dificilmente podem ser medidos por instrumentos, envolvendo uma apreciação resultante de uma combinação de impressões visuais, olfativas, gustativas e táteis.
- **Cesta básica:** sinonímia de cesta de alimentos.
- **Cesta de alimentos:** composição com diferentes tipos de alimentos *in natura* ou embalados por processo industrial, definida a partir de requisitos nutricionais básicos, conforme legislação do Programa de Alimentação do Trabalhador (PAT).
- **Complemento nutricional:** produto elaborado com a finalidade de complementar a dieta cotidiana de uma pessoa saudável que deseja compensar um possível déficit de nutrientes, a fim de alcançar os valores da dose diária recomendada (DDR).
- **Concessão:** forma de gerenciamento, na qual a empresa cede seu espaço de produção e distribuição para um particular ou para uma empresa especializada em administração de restaurantes, livrando-se dos encargos da gestão da UAN. Nesse tipo de gerenciamento, os contratos podem ser estabelecidos por preço fixo da refeição ou por taxa de administração de serviço. Algumas vezes, pode acontecer um sistema misto, ou seja, a adoção dos dois tipos de contrato.

- **Consultoria em nutrição:** serviço realizado por nutricionista que, quando solicitado, analisa, avalia e emite parecer sobre assuntos e serviços relacionados à sua especialidade, com prazo determinado.
- **Degustação:** arte de analisar e apreciar todas as nuances da composição dos alimentos e das preparações, utilizando-se dos sentidos naturais do ser humano, podendo ser objeto de prazer ou desprazer.
- **Demonstração técnica do produto:** qualquer forma de expor um produto de modo a destacá-lo ou diferenciá-lo dos demais dentro de estabelecimento comercial ou não, ilimitado à vitrine.
- **Diagnóstico nutricional:** identificação e determinação do estado nutricional do cliente ou do paciente, elaboradas com base em dados clínicos, bioquímicos, antropométricos e dietéticos, obtidas na avaliação nutricional e durante o acompanhamento individualizado.
- **Doenças crônicas não transmissíveis (DCNT):** patologias com história natural prolongada, multiplicidade de fatores de risco complexos e interação de fatores causais desconhecidos; ausência de participação de microrganismos entre os seus determinantes e longo período de latência, podendo ter longo curso assintomático, curso clínico em geral lento, prolongado e permanente, com manifestações clínicas com períodos de remissão e de exacerbação, lesões celulares irreversíveis e evolução para diferentes graus de incapacidade ou para a morte (Lessa, 1998), podendo ou não estar relacionadas com alimentação e nutrição.
- **Patologias e deficiências associadas à nutrição:** doenças e enfermidades em que fatores nutricionais têm interferência nos procedimentos de cura, controle ou melhoria do quadro clínico.
- **Educação alimentar e nutricional:** procedimento realizado pelo nutricionista junto a indivíduos ou grupos populacionais, considerando as interações e os significados que compõem o fenômeno do comportamento alimentar, para aconselhar mudanças necessárias a uma readequação dos hábitos alimentares.
- **Educação continuada ou permanente:** eventos e atividades teóricas e práticas de capacitação de colaboradores do serviço ou de profissionais de saúde sobre temas de alimentação e nutrição, com cronograma sequencial e realização periódica regular.
- **Empresas fornecedoras de alimentação coletiva:** aquelas definidas pela legislação do Programa de Alimentação do Trabalhador (PAT), quais sejam: operadoras de cozinhas industriais e fornecedoras de refeições preparadas e/ou transportadas, administradoras de cozinhas e

refeitórios institucionais (concessionárias de alimentação) e fornecedoras de cestas de alimentos para transporte individual.

- **Empresas prestadoras de serviços de alimentação coletiva:** aquelas definidas pela legislação do Programa de Alimentação do Trabalhador (PAT), quais sejam: administradoras de documentos de legitimação para aquisição de refeições (vales-refeições, tickets e similares) ou de gêneros alimentícios (vales-alimentação e similares) na rede de estabelecimentos credenciados.
- **Ficha técnica de preparações:** formulário de especificação de preparações dietéticas, destinado aos registros dos componentes da preparação e suas quantidades per capita, das técnicas culinárias e dietéticas empregadas, do custo direto e indireto, do cálculo de nutrientes e de outras informações, a critério do serviço ou unidade de alimentação e nutrição.
- **Ficha técnica de produto:** formulário de especificações do produto, constando as características gerais e nutricionais, como descrição do produto, finalidade, composição, embalagem, validade, informação nutricional, registro no Ministério da Agricultura ou da Saúde, entre outros dados.
- **Grande refeição:** refeição com maior aporte calórico e fornecida em horários que correspondem ao almoço, jantar ou ceia-jantar.
- **Hábitos alimentares:** conjunto de hábitos envolvendo alimentos e preparações, de uso cotidiano por pessoas ou grupos populacionais, em que há forte influência da cultura, tabus alimentares e tradições de comunidades ou de povos.
- **Interdisciplinar:** justaposição de conteúdos de disciplinas heterogêneas ou a integração de conteúdo em uma mesma disciplina.
- **Manual de boas práticas de produção e de prestação de serviços na área de alimentos (MBP):** documento formal da unidade ou do serviço de alimentação e nutrição, elaborado pelo nutricionista responsável e técnico, onde estão descritos os procedimentos para as diferentes etapas de produção de alimentos e refeições e prestação de serviço de nutrição e registradas as especificações dos padrões de identidade e qualidade adotados pelo serviço, devendo seu cumprimento ser supervisionado por nutricionista.
- *Marketing*: conjunto de ações, estrategicamente formuladas, que visam a influenciar o público quanto à determinada ideia, instituição, marca, pessoa, produto, serviço, etc.
- **Multidisciplinar:** justaposição de conteúdo de disciplinas.
- **Multiprofissional:** interface técnica de várias profissões ou profissionais.

- **Necessidades nutricionais específicas:** quantidade de nutrientes e de energia biodisponíveis nos alimentos que um indivíduo sadio deve ingerir para satisfazer suas necessidades fisiológicas e prevenir sintomas de deficiências ou para recuperar um estado de saúde em que a nutrição se torna fator principal ou coadjuvante do tratamento.
- **Parâmetros nutricionais:** são indicadores utilizados para monitorar o estado nutricional de um indivíduo, um grupo ou população, sendo ainda considerados outros fatores que interferem na saúde, como sociais, psicológicos, culturais e econômicos, que podem ser concorrentes ou agravantes.
- **Parecer em nutrição:** opinião fundamentada, emitida por nutricionista, sobre assunto específico da área de alimentação e nutrição.
- **Pequena refeição:** refeição com menor aporte calórico fornecida em horários que correspondem ao desjejum, lanche da tarde, lanche noturno e ceia em padrão simples.
- **Planilha de custos:** instrumento utilizado para apurar detalhadamente os custos, considerando todos os itens e os elementos envolvidos na produção de bens ou prestação de serviços.
- **Plano de trabalho anual:** descrição de metas, projetos de trabalho ou diretrizes da instituição a serem desenvolvidos no decorrer do ano vindouro, com os respectivos objetivos e metodologia de execução, prevendo prazos e orçamentos para a sua execução.
- **Políticas e programas institucionais:** regulamentação da execução de propostas e projetos governamentais de atendimento específico à população.
- **Porção:** quantidade per capita referente a um alimento *in natura* ou preparado ou, ainda, a uma preparação.
- **Portadores de patologias e deficiências associadas à nutrição:** são os indivíduos que apresentam patologias ou deficiências associadas à nutrição, tais como diabetes, dislipidemias, doença celíaca, anemia ferropriva, que requerem a atenção especial do nutricionista no planejamento de uma dieta individualizada que atenda ao aporte nutricional compatível com o seu estado fisiopatológico.
- **Preparações culinárias:** produtos provenientes de técnicas dietéticas aplicadas em alimentos *in natura* e em alimentos e produtos industrializados, resultando em pratos simples ou elaborados que irão compor as refeições.
- **Procedimentos operacionais padronizados:** procedimentos escritos de forma objetiva que estabelecem instruções sequenciais para a realização

de operações rotineiras e específicas na produção, no armazenamento e no transporte de alimentos e preparações, podendo ser parte integrante, ou não, do manual de boas práticas do serviço.

- **Profissional habilitado:** nutricionista devidamente inscrito no Conselho Regional de Nutricionistas da Região onde atua, conforme legislação reguladora das atividades profissionais e do funcionamento das entidades do Sistema CFN/CRN.
- **Programa de Alimentação Escolar (PAE):** é o Programa Nacional de Alimentação Escolar (PNAE) executado pelos estados, municípios e Distrito Federal.
- **Programa de Alimentação do Trabalhador (PAT):** programa institucional federal instituído pela Lei n° 6.321, de 1977, com o objetivo de promover a melhoria do estado nutricional do trabalhador, oferecendo incentivos às empresas participantes do programa.
- **Protocolo técnico:** conjunto de procedimentos técnicos do nutricionista, destinados ao atendimento nutricional de clientes e pacientes, adequado a cada unidade de alimentação e nutrição e devidamente aprovado pela instituição onde está inserida a UAN.
- **Receituários:** conjunto de formulários que contêm ingredientes, método de preparo, rendimento e tempo de preparo, de receitas específicas utilizadas na produção culinária, em conformidade com os cardápios.
- **Recomendações nutricionais:** quantidade de nutrientes necessários para satisfazer as necessidades de 97,5% dos indivíduos de uma população sadia. Em se tratando de calorias, denominam-se necessidades nutricionais.
- **Empresa de refeição-convênio:** empresa administradora de documentos de legitimação para aquisição de refeições em restaurantes e estabelecimentos similares ou para aquisição de gêneros alimentícios em estabelecimentos comerciais em rede credenciada.
- **Resto-ingestão:** relação entre o resto devolvido nas bandejas e nos pratos pelos clientes e a quantidade de alimentos e preparações oferecidas, expressa em percentual, sendo aceitáveis taxas inferiores a 10%.
- **Risco nutricional:** condição limite do estado nutricional que se caracteriza pela potencialidade de desenvolvimento de patologias associadas com a nutrição.
- **Suplementos nutricionais:** alimentos que servem para complementar, com calorias e/ou nutrientes, a dieta diária de uma pessoa saudável, em casos em que sua ingestão, a partir da alimentação, seja insuficiente, ou quando a dieta requerer suplementação.

- **Unidade de alimentação e nutrição (UAN):** unidade gerencial do serviço de nutrição e dietética onde são desenvolvidas todas as atividades técnico-administrativas necessárias para a produção de alimentos e refeições, até a sua distribuição para coletividades sadias e enfermas, além da atenção nutricional a pacientes na internação e em ambulatórios.
- **Segurança alimentar e nutricional:** conjunto de princípios, políticas, medidas e instrumentos que se proponham a assegurar condições de acesso a alimentos seguros e de qualidade, em quantidade suficiente e de modo permanente, sem comprometer o acesso a outras necessidades essenciais e com base em práticas alimentares saudáveis, contribuindo, assim, para uma existência digna em um contexto de desenvolvimento integral do ser humano.
- **Serviço centralizado:** considera-se como tal a empresa que tem uma cozinha central, com distribuição de refeições, do tipo transportada, às unidades e aos clientes.
- **Serviço descentralizado:** considera-se como tal a empresa que administra a produção e a distribuição de refeições na própria unidade ou cliente.
- **Serviço misto:** considera-se como tal a empresa que utiliza os dois sistemas descritos nos itens imediatamente antecedentes para atendimento aos seus clientes.

Exercícios

1. Qual é o nome da unidade gerencial do serviço de nutrição e dietética onde são desenvolvidas todas as atividades técnico-administrativas necessárias para a produção de alimentos e refeições, a sua distribuição para coletividades sadias e enfermas, além da atenção nutricional a pacientes na internação e em ambulatórios?
   a) Empresas Prestadoras de Serviços de Alimentação Coletiva.
   b) Unidade de alimentação e nutrição (UAN).
   c) Serviço centralizado.
   d) Empresa de Refeição Convênio.
   e) Unidade terceirizada.

2. A área de atuação do nutricionista que abrange o atendimento alimentar e nutricional de clientela ocasional ou definida em sistema de produção por gestão própria ou sob a forma de concessão (terceirização) é:
   a) Consultoria em Nutrição.
   b) Educação Alimentar e Nutricional.
   c) Alimentação coletiva.
   d) Nutrição Clínica.
   e) UAN.

3. Qual é o principal objetivo

de uma UAN?
a) Fornecer refeições equilibradas nutricionalmente, com bom nível de sanidade, adequadas ao comensal.
b) Fornecer refeições que apresentem boas condições higiênico-sanitárias.
c) Prever e prover o serviço de todos os gêneros alimentícios e equipamentos necessários ao desenvolvimento de suas atividades para encaminhar o trabalhador para profissionalização.
d) Promover a melhoria do estado nutricional do trabalhador.
e) Elaborar programas de educação alimentar para os funcionários, orientando para a importância da necessidade de uma alimentação equilibrada.

4. Como pode ser conceituada a departamentalização da UAN?
a) É o conjunto de procedimentos técnicos do nutricionista, destinados ao atendimento nutricional de clientes e pacientes, adequado a cada unidade de alimentação e nutrição, e devidamente aprovado pela instituição onde está inserida a UAN.
b) O trabalho é dividido e agrupado em funções que são atribuídas a cada pessoa, sendo definidas as principais relações decorrentes dos exercícios das funções individuais.
c) É o conjunto de atividades ou ações cujas execuções são inerentes ao cumprimento das prerrogativas do nutricionista.
d) É a descrição de metas, projetos de trabalho ou diretrizes da instituição a serem desenvolvidos no decorrer do ano vindouro, com os respectivos objetivos e metodologia de execução, prevendo prazos para a sua realização e orçamentos para a sua execução.
e) É a divisão das atividades e funções e sua reunião em grupos com a finalidade administrativa de obter melhores resultados.

5. É conceituado como um formulário de especificação de preparações dietéticas, destinado aos registros dos componentes da preparação e suas quantidades per capita, das técnicas culinárias e dietéticas empregadas, do custo direto e indireto, do cálculo de nutrientes e de outras informações, a critério do serviço ou unidade de alimentação e nutrição. A que termo se refere a descrição precedente?
a) Formulário de especificações do produto, constando as características gerais e nutricionais, como descrição do produto, finalidade, composição, embalagem, validade, informação nutricional, registro no Ministério da Agricultura ou da Saúde, entre outros dados.
b) Procedimentos escritos de forma objetiva que estabelecem instruções sequenciais para a realização de operações rotineiras e específicas na produção, armazenamento e transporte de alimentos e preparações, podendo ser parte integrante, ou não, do Manual de Boas Práticas do Serviço.
c) Conjunto de formulários que

contêm ingredientes, método de preparo, rendimento e tempo de preparo, de receitas específicas utilizadas na produção culinária, em conformidade com os cardápios.
d) Ficha técnica de preparações.
e) Documento formal da unidade ou serviço de alimentação e nutrição, elaborado pelo nutricionista responsável técnico, no qual estão descritos os procedimentos para as diferentes etapas de produção de alimentos e refeições e prestação de serviço de nutrição e registradas as especificações dos padrões de identidade e qualidade adotados pelo serviço, devendo seu cumprimento ser supervisionado por nutricionista.

Leituras recomendadas

CONSELHO FEDERAL DE NUTRICIONISTAS. *Resolução CFN Nº 380/2005*. Dispõe sobre a definição das áreas de atuação do nutricionista e suas atribuições, estabelece parâmetros numéricos de referência, por área de atuação, e dá outras providências. Brasília, DF, 2005. Disponível em: <http://www.cfn.org.br/novosite/ pdf/res/2005/res380.pdf>. Acesso em: 05 fev. 2017.

FERREIRA, V. A.; MAGALHÀES, R. Nutrição e promoção da saúde: perspectivas atuais. *Cadernos de Saúde Pública*, Rio de Janeiro, v. 23, n. 7, p. 1674-1681, jul. 2007. Disponível em: <http://www.scielo.br/pdf/%0D/ csp/v23r 7/19.pdf>. Acesso em: 05 fev. 2017.

FREITAS, M. do C. S. de; MINAYO, M. C. de S.; FONTES, G. A. V. Sobre o campo da Alimentação e Nutrição na perspectiva das teorias compreensivas. *Ciência & Saúde Coletiva*, Rio de Janeiro, v. 16, n. 1, p. 31-38, 2011. Disponível em: <http://www.scielo.br/pdf/csc/v16n1/v16n1a08>. Acesso em: 05 fev. 2017.

LEAL, D. Crescimento da alimentação fora do domicílio. *Segurança Alimentar e Nutricional*, Campinas, v. 17, n. 1, p. 123-132, 2010. Disponível em: <http://www.unicamp.br/nepa/ publicacoes/ san/2010/XVII_1/docs/crescimento-da-alimentacao-fora-do-domicilio. pdf>. Acesso em: 05 fev. 2017.

MARTINS, B. T.; BASILIO, M. C.; SILVA, M. A. *Nutrição aplicada e alimentação saudável*. São Paulo: SENAC SP, 2014.

MEZZOMO, I. F. B. *Os serviços de alimentação:* planejamento e administração. 6. ed. São Paulo: Manole, 2015.

POPOLIM, W. P. Unidade Produtora de Refeições (UPR) e Unidade de Alimentação e Nutrição (UAN): definições, diferenças e semelhanças. *Revista Nutrição Profissional*, São Paulo, v. 3, n. 12, p. 40-46. abr. 2007. Disponível em: <http://www.gastronomiabh.com.br/ arquivos/AV1-Unidade% 20Produtora%20de%20Refeicoes.pdf>. Acesso em: 05 fev. 2017.

SANT'ANA, H. M. P. *Planejamento físico funcional de UAN*. 4. ed. São Paulo: Rúbio, 2012.

TEIXEIRA, S. et al. *Administração aplicada unidades de alimentação e nutrição*. São Paulo: Atheneu, 2015.

VIEIRA, M. N. C. M.; JAPUR, C. C. *Nutrição e metabolismo:* gestão em qualidade na produção de refeições. Rio de Janeiro: Guanabara Koogan, 2015.

Tipos de serviços: restaurantes industriais e comerciais

Objetivos de aprendizagem

Ao final deste texto, você deve apresentar os seguintes aprendizados:

- Diferenciar as Unidades de Alimentação e Nutrição (UANs) institucionais e as comerciais.
- Expressar como os restaurantes industriais oferecem seus serviços aos comensais.
- Caracterizar os serviços disponibilizados nos restaurantes comerciais.

Introdução

O segmento de refeições fora de casa vem crescendo consideravelmente nos últimos anos, quer seja pela busca de novas opções para o consumo ou pelo fato de os trabalhadores passarem a maior parte do tempo em seus locais de trabalho, realizando pelo menos uma refeição fora de casa. Assim, as Unidades de Alimentação e Nutrição (UANs) devem oferecer produtos e serviços que satisfaçam as necessidades nutricionais e de consumo dos usuários, contribuindo com seu estado de saúde e melhor qualidade de vida.

Neste texto, *você vai estudar as principais diferenças entre as UANs institucionais e as comerciais*, bem como a caracterização dos serviços prestados pelos restaurantes industriais e pelos restaurantes comerciais.

Os serviços de alimentação institucionais e comerciais

As refeições realizadas fora do lar apresentaram um grande crescimento no Brasil a partir da década de 1990, devido à abertura da economia e à globalização. A crescente demanda do mercado de alimentação, aliada às maiores exigências do público consumidor, tem requisitado do empreendedor que deseja investir no mercado de alimentação uma postura profissional, que deixa de lado os improvisos e as incertezas. Basicamente, o mercado de alimentação é dividido em alimentação coletiva, sendo que os estabelecimentos que trabalham com produção e distribuição de alimentos para coletividades atualmente recebem o nome de unidades de alimentação e nutrição (UAN).

Conforme definição do Conselho Federal de Nutricionistas (BRASIL, 2005), uma unidade de alimentação e nutrição é tida como a unidade gerencial do serviço de nutrição e dietética onde são desenvolvidas todas as atividades técnico-administrativas necessárias para a produção de alimentos e refeições, até a sua distribuição para coletividades sadias e enfermas, além da atenção nutricional a pacientes na internação e em ambulatórios. O principal objetivo de uma UAN é fornecer refeições equilibradas nutricionalmente, com nível higiênico-sanitário adequado, que atenda às necessidades dos clientes e mantenha seu estado de saúde, assim como sirva para estimular a adoção de hábitos alimentares saudáveis.

Além dos aspectos relacionados à refeição, uma UAN objetiva ainda satisfazer o cliente com o serviço oferecido. Isso engloba desde o ambiente físico, incluindo tipo, conveniência e condições de higiene de instalações e equipamentos disponíveis, até o contato pessoal entre funcionários da UAN e os clientes, nos mais diferentes momentos da prestação de serviços.

O nutricionista é o profissional habilitado para trabalhar em qualquer uma dessas dimensões, tanto na parte das mudanças dos processos quanto nas condições e nos ambientes de trabalho. O compromisso desse profissional para com a saúde do cliente não deve ser tratado como algo externo à sua prática profissional, mas como dever de profissão. O trabalho do nutricionista, em uma UAN, engloba monitoramento das boas práticas de produção, controle higiênico-sanitário da UAN e das refeições oferecidas, assim como o atendimento aos clientes.

No contexto da alimentação fora do lar, o termo que abrange todas as categorias é a alimentação coletiva, que se refere às atividades de alimentação e nutrição realizadas nas UAN, como tal entendidas as empresas fornecedoras de serviços de alimentação coletiva, serviços de alimentação autogestão, restaurantes comerciais e similares, hotelaria marítima, serviços de *buffet* e de alimentos congelados, comissarias e cozinhas dos estabelecimentos assistenciais de saúde; atividades próprias da alimentação escolar e da alimentação do trabalhador.

O segmento institucional das unidades de alimentação e nutrição

A UAN institucional é aquela que se localiza dentro das empresas e tem o propósito de oferecer refeições aos funcionários ou a algum visitante, conforme autorização do responsável pela empresa ou pelo serviço. Essa UAN se caracteriza também por não visar ao lucro, visto que não disponibiliza seus produtos e serviços ao público externo. Ou seja, não há comercialização das refeições e os funcionários da empresa pagam um valor simbólico por elas, que é descontado no próprio contracheque (pagamento mensal). Isso faz com que a demanda de público que frequenta a UAN seja fixa, sem alternância de características e, por isso mesmo, mais exigente em termos de variabilidade de preparações, uma vez que diariamente utiliza os serviços do restaurante. A forma de administração da UAN também pode variar, desde a autogestão (quando a própria empresa possui e gerencia a UAN, produzindo as refeições que disponibiliza aos seus funcionários) até concessão (quando a empresa cede o seu espaço de produção e distribuição para uma empresa especializada em administração de restaurantes, ficando livre dos encargos da gestão da UAN). Vale destacar que o cliente da UAN institucional (alimentação coletiva) recebe a denominação de comensal, pois se trata de um indivíduo que normalmente realiza suas refeições em companhia de outras pessoas, em um mesmo local (o comensal é o consumidor em alimentação coletiva). Salienta-se, ainda, que a UAN institucional também pode receber a denominação de restaurante de coletividade.

O segmento comercial das unidades de alimentação e nutrição

Uma UAN comercial, também chamada de restaurante comercial, é um estabelecimento ou comércio que disponibiliza um serviço de alimentação aos clientes, constituindo-se em um espaço público, ao qual qualquer pessoa pode ter acesso e cujos serviços são cobrados e não há gratuidade. Portanto, uma das principais características desse segmento é visar o lucro, por meio da comercialização de bens e serviços relacionados à alimentação. Justamente pelo fato de ser aberto ao público, a clientela desses estabelecimentos é considerada variável, uma vez que a concorrência é bastante acirrada e cada vez mais são disponibilizados locais onde há comércio de refeições. Esses restaurantes podem ser localizados em prédios comerciais, industriais ou privados (p. ex., um restaurante situado em uma instituição de ensino privada, mas que é aberto ao público).

Como base cultural, a origem do nome "restaurante" tem a ver com a ideia de "restauração" das forças e energias que uma pessoa precisa por meio do consumo de alimentos. A palavra *restaurant* vem do francês e seu significado varia de acordo com as culturas e países. Atualmente, um restaurante pode ser um espaço luxuoso da mais alta qualidade, como também um espaço mais relaxado e acessível em termos de preço, onde tanto o atendimento como a alimentação oferecida apresentam caráter simples, porém satisfatórios às exigências dos clientes.

Os restaurantes comerciais também podem ser considerados espaços que recebem outro nome em virtude do tipo de ambiente (como cantinas, bares, cafés, pizzarias) ou então por meio do tipo de comida que se serve ou do método de atendimento. Geralmente, os restaurantes são compostos por dois espaços principais: um salão de refeições e a área de produção (cozinha). No salão, estão as mesas e as cadeiras que atendem aos clientes e também há um lugar onde os garçons realizam as atividades administrativas e comunicam os pedidos à cozinha. Já a cozinha é o espaço onde os funcionários das diversas categorias desempenham suas atividades, conforme o cardápio disponibilizado pelo estabelecimento.

Nos dias atuais, existem diversas modalidades de restaurantes comerciais que oferecem diferentes serviços e especialidades, tanto aqueles que disponibilizam refeições e alimentos para serem consumidos no local até outros que oferecem refeições para serem consumidas em casa ou que fazem entregas a domicílio. Vale salientar que, independentemente do tipo de estabelecimento e da concorrência no setor, há grande demanda por esse tipo de serviço, fazendo com que economia do país gire diariamente e as pessoas consumam todos os dias e cada vez mais, tornado o segmento altamente promissor.

> **Fique atento**
>
> Independentemente do tipo de UAN, o requisito fundamental para que aconteça uma atuação eficaz é a definição clara e precisa de seus objetivos, o nível hierárquico que ocupa na estrutura organizacional, bem como o estabelecimento de normas gerais e específicas que disciplinem as atividades a serem desenvolvidas para a realização de seus propósitos. Todo e qualquer órgão ou unidade de trabalho não pode funcionar independentemente dos recursos humanos e de uma ambiência de trabalho planejada adequadamente ao tipo de atividade desenvolvida. A coordenação de todos esses fatores resultará na produção de um bem ou na prestação de um serviço útil à clientela.

Os restaurantes industriais

O conceito básico de restaurante industrial é um estabelecimento cujo principal objetivo é produzir e fornecer refeições para os funcionários de empresas, também conhecido como UAN institucional, ou restaurante para coletividades, ou até mesmo restaurantes empresariais. Nesses estabelecimentos, não ocorre venda direta do produto (refeição) ao comensal. Mais recentemente, esse tipo de restaurante passou a ser classificado como pertencente ao setor de *foodservice* não comercial.

Abaixo, destacam-se algumas das várias formas de atuação de restaurantes industriais:

- Preparação de refeições em centrais, com retirada dos alimentos pelos clientes (empresas).
- Preparação parcial dos alimentos na central e elaboração final realizada nos restaurantes dos clientes.
- Administração de refeitórios industriais ou hospitais, com preparação de refeições no próprio lugar de consumo (concessão).
- Preparo de refeições em uma central e seu transporte até a empresa (cliente) onde os funcionários irão realizar as refeições (também chamada de refeição transportada).

As empresas que utilizam esse segmento do mercado alimentício englobam desde hospitais e instituições de ensino até presídios e empresas automobilísticas, por exemplo, quer seja da iniciativa privada ou do setor público. Ou seja, o público atingido é altamente heterogêneo em termos de necessidades e padrão alimentar, fazendo com que a diferenciação no mercado e o sucesso do empreendimento dependam sobremaneira da qualidade e variedade dos serviços oferecidos, assim como do atendimento e da proximidade aos clientes.

O restaurante industrial é uma peça fundamental no funcionamento de qualquer empresa. Pode-se dizer que a alimentação adequada é um dos maiores fatores de satisfação dos funcionários e pode influenciar decisivamente no clima organizacional. Assim, aspectos como motivação, disponibilidade para o trabalho, produtividade e assiduidade são influenciados pela qualidade do serviço prestado no fornecimento das refeições, especialmente para aqueles funcionários que executam as tarefas mais pesadas e com remuneração menor. Dessa forma, os fornecedores de serviços de alimentação estão cada vez mais pressionados a melhorar a qualidade do serviço prestado e colaborar com a satisfação dos usuários.

Relativo à contratação, o serviço de um restaurante industrial pode ser contratado de diversas formas, sendo que no contrato de prestação de serviços, firmado entre a empresa contratante e a empresa contratada, todas as exigências precisam estar especificadas. Pode-se ter um contrato de preço fixo por refeição servida, em que a empresa fornecedora de refeições se responsabiliza por tudo, desde a compra dos gêneros alimentícios até a entrega da refeição pronta. Como subtipos dessa forma de contratação, temos:

- *Self-service* completo: os funcionários da empresa contratante servem-se livremente de qualquer das opções de alimentos.
- Porcionamento completo: para cada tipo de alimento os funcionários da contratada colocam as porções em quantidades predefinidas nos pratos dos funcionários da contratante.
- *Self-service* parcial: para alguns tipos de alimentos, os funcionários da contratante são livres para escolher a quantidade que desejarem, para outros tipos, geralmente o prato proteico, a quantidade servida é porcionada pelos funcionários da contratada. Também pode acontecer o fornecimento de mão de obra, em que a empresa contratante compra os gêneros alimentícios e paga um valor para a contratada pela mão de obra para preparação e distribuição das refeições e cuidados com o restaurante.

Quanto ao cardápio que será disponibilizado, a composição e os tipos de refeições que serão oferecidas irão impactar diretamente no preço a ser pago à contratada, uma vez que o valor dos gêneros alimentícios corresponde a aproximadamente 60% do custo de uma refeição. Dependendo do horário de funcionamento da empresa contratante, todas as refeições do dia poderão ser oferecidas aos funcionários, conforme o turno de trabalho e a política de benefícios da instituição. Podem haver, por exemplo, empresas que necessitem do fornecimento de café da manhã, almoço, lanche da tarde, jantar e ceia (até duas ceias, em alguns casos), fazendo com que cada uma dessas refeições apresente seus respectivos custos. Ou seja, a empresa contratante define os tipos de refeições que serão oferecidas ao longo do dia, o quantitativo (número) dessas refeições, assim como a sua composição e a qualidade da matéria-prima a ser utilizada no preparo e, a partir dessas informações, a empresa contratada irá definir o valor que será cobrado individualmente pelas refeições. Outros fatores também influenciam no preço e precisam ser considerados: o fornecimento dos equipamentos, do gás, da energia elétrica, da mão de obra e de outros insumos necessários para a produção de refeições.

Vale salientar que tão importante quanto a qualidade da refeição servida é o ambiente físico no qual os funcionários irão realizar as refeições. Nesse contexto, um espaço acolhedor e adequado para movimentação e posicionamento de mesas e cadeiras é fundamental para o conforto dos comensais. Além disso, a climatização, a sonorização e a cor do ambiente podem favorecer ou prejudicar a percepção de satisfação do funcionário com a refeição. Ao falar de ambiente físico, sempre deve ser ressaltado que o salão de refeições é um local de educação nutricional, que precisa ser aproveitado para estimular a mudança de hábitos alimentares. Portanto, é recomendável que a empresa contratante inclua no contrato a realização, pela contratada, de ações voltadas a temas educativos, que poderão ser desenvolvidos em parceria entre ambas.

Relativo aos custos administrativos, tais como computadores, mesas, cadeiras, sistemas informatizados de gestão e telefonia, estes são de responsabilidade da empresa contratada. Outros insumos podem estar dentro do preço ou serem fornecidos diretamente pela empresa contratante, dependendo do seu interesse. Entre eles podemos citar: equipamentos (fornos, fogões, panelas, talheres), gás, energia elétrica e a manutenção predial, das instalações e dos equipamentos.

> **Saiba mais**
>
> Recentemente, o termo UPR (unidade produtora de refeições) vem sendo utilizado para designar todos os estabelecimentos integrantes do segmento da alimentação fora do lar (*catering, foodservice, restauration*), sejam eles comerciais (restaurantes, bares e similares) ou coletivos (UAN). Basicamente, o que diferencia as UPR comerciais das coletivas é o grau de fidelidade do cliente ao serviço associado ao escopo do serviço. No caso da UPR coletiva, o público é fixo (clientela definida) e o restaurante é na própria empresa na qual está tal clientela, e a UPR comercial, por sua vez, atende a qualquer tipo de público (individual ou grupos).

Os restaurantes comerciais

Atualmente, o setor de *foodservice* (ou negócios de alimentação) é bastante amplo e complexo em nível mundial, expandindo-se consideravelmente nos últimos cinquenta anos. Esse crescimento é explicado, em parte, por mudanças no padrão alimentar da população, que tem buscado constantemente as refeições fora do lar e incorporado tal hábito em sua rotina. Também pode ser decorrente do aumento populacional e pela busca de melhor qualidade de vida e, igualmente, em decorrência da inserção substancial das mulheres no mercado de trabalho, fazendo com que as tarefas domésticas, como preparar as refeições para a família, fiquem em segundo plano. Diante desse cenário, muitos serviços de alimentação foram implementados para atender tal demanda de consumidores, que, além de apreciarem uma alimentação saborosa, têm se tornado cada vez mais exigentes em relação à higiene e segurança alimentar, além de se mostrarem interessados e um tanto conhecedores da arte da gastronomia.

O setor de *foodservice* comercial é representado pelos restaurantes, supermercados, lojas de conveniência, *delicatessens*, lanchonetes e demais estabelecimentos alimentícios de varejo. Conceitualmente, um restaurante comercial, ou UAN comercial, é um estabelecimento ou comércio que disponibiliza um serviço de alimentação aos clientes, constituindo-se em um espaço público, ao qual qualquer pessoa pode ter acesso e cujos serviços são cobrados e não há gratuidade. Portanto, uma das principais características desse segmento é visar o lucro, por meio da comercialização de bens e serviços relacionados à alimentação. Justamente pelo fato de ser aberto ao público, a clientela desses estabelecimentos é considerada variável, uma vez que a concorrência é bastante acirrada e cada vez mais são disponibilizados locais onde há comércio de refeições. Esses restaurantes podem ser localizados em prédios comerciais, industriais ou privados (p. ex., um restaurante situado em uma instituição de ensino privada, mas que é aberto ao público).

Existem diversos tipos de restaurantes comerciais, que irão variar conforme a tipicidade da cozinha (nacional ou internacional), de acordo com o tipo de serviço (tradicional – *à la carte*; autosserviço – *self-service*), conforme a categoria do serviço (requintados ou rápidos) e de acordo com o tamanho do estabelecimento (grandes, médios ou pequenos). Basicamente, os restaurantes comerciais são classificados como:

- **Restaurante tradicional:** cardápio extenso, com preparações tradicionais e de aceitação geral. O público é variado, e a decoração, simples, com enxoval e louças sem rebuscamento ou sofisticação.
- **Restaurante internacional:** em sua maioria localizados em hotéis, apresentando cardápio com preparações conhecidas e aprovadas internacionalmente (tanto as simples como as mais sofisticadas), além da carta de vinhos. O público que frequenta é de diversas procedências e culturas, que facilmente reconhece os pratos e que não está à procura de experiências gastronômicas. A decoração é clássica e sóbria, e o enxoval de mesa é de primeira linha.
- **Restaurante gastronômico:** possui chef de cozinha de renome e cardápio com grande inventividade, a decoração pode ser elegante ou diferenciada, composta por elementos regionais, arquitetura diferenciada e com dimensões reduzidas (geralmente não ultrapassa o espaço para 120 clientes).
- **Restaurante de especialidades:** é aquele especializado em determinado produto, preparação, método de cocção, país, região ou outro fator, apresentando cardápios restritos e, normalmente, de alta qualidade. Exemplos:
    - *Grill:* casas especializadas em grelhados;
    - *Brasseri:* restaurante e casa de bebidas, típica da Baviera, que se expandiu para outros países, sendo que no Brasil foi rebatizada de choperia;
    - *Típicos:* podem ser de acordo com o país (francês, italiano, japonês, etc.), com a região (romano, napolitano, baiano, mineiro, etc.) ou conforme o gênero (pizzaria, churrascaria, macrobiótico, vegetariano, vegano, etc.);
    - *Fast food:* caracterizado pela rapidez no serviço;

- ***Coffee shop:*** que apresenta refeições simples, onde o público pode comer a qualquer hora;
- **Lanchonete:** composta por ambiente mais simples, informal, dando ênfase a sanduíches e petiscos;
- ***Self-service*:** conhecido como autosserviço, oferece refeições compostas por pratos frios ou quentes e sobremesas. É comum serem localizados em centros comerciais e com grande fluxo de pessoas.

Diante da diversidade e do número de estabelecimentos que surgem a cada dia, torna-se um tanto difícil classificar todos os restaurantes existentes, pois sua tipologia difere muito e vai desde o tradicional ou artesanal até o informal, desde o simples até o luxuoso, passando pelos típicos e os específicos, que apresentam características ímpares. Assim, percebe-se que, na atual realidade, novos e diferentes tipos de restaurantes são criados e implantados, tornando-se redes e difundindo-se pelo mundo, com o principal propósito de atender à demanda cada vez maior de clientes e suas necessidades.

Exemplo

Muito comum na Europa e ainda pouco difundida no Brasil, a culinária no estilo *slow food*, aos poucos, vem despertando o interesse dos clientes. Alguns restaurantes no nosso país, principalmente em São Paulo e no Rio de Janeiro, estão investindo nesse segmento alimentício, que mostra outro olhar sobre a gastronomia e a relação com o cliente. Tais restaurantes se distanciam do foco estritamente comercial e oferecem um ambiente intimista, onde os *chefs* recebem os clientes como se fossem visitas para preparar suas próprias receitas. Nesse tipo de restaurante, como o próprio nome já indica, é fundamental não ter pressa, sendo o serviço personalizado e os pratos preparados com calma, especialmente para aquele cliente e para aquela ocasião específica, e o melhor: sem o uso de produtos industrializados.

Exercícios

1. Tipo de Unidade de Alimentação e Nutrição (UAN) localizada dentro das empresas e que tem o propósito de oferecer refeições aos funcionários, sem venda direta.
   a) UAN comercial.
   b) UAN institucional.
   c) Restaurante tradicional.
   d) *Food service*.
   e) Unidade Produtora de Refeições (UPR).

2. Modalidade de atuação de um restaurante industrial, na qual o preparo das refeições ocorre em uma central, e o produto é transportado até a empresa (cliente), onde os funcionários irão realizar as refeições.
   a) *Self-service* completo.
   b) *Self-service* parcial.
   c) Refeição transportada.
   d) Concessão.
   e) Restaurante empresarial.

3. Uma das principais características desse segmento é visar ao lucro, por meio da comercialização de bens e serviços relacionados à alimentação. Justamente pelo fato de ser aberto ao público, a clientela desses estabelecimentos é considerada variável.
   a) UAN institucional.
   b) Restaurante de coletividade.
   c) Restaurante típico.
   d) Autosserviço.
   e) UAN comercial.

4. Tipo de restaurante comercial, onde há a presença de um chefe de cozinha renomado, o cardápio possui grande inventividade e o espaço físico tem dimensões reduzidas.
   a) Restaurante gastronômico.
   b) Restaurante de especialidades.
   c) Restaurante tradicional.
   d) Restaurante típico.
   e) *Brasserie*.

5. Termo mais atual que vem sendo utilizado para designar todos os estabelecimentos integrantes do segmento da alimentação fora do lar, sejam eles comerciais ou coletivos.
   a) *Food service*.
   b) *Self-service*.
   c) *Slow food*.
   d) Unidade Produtora de Refeições (UPR).
   e) *Fast food*.

Referência

BRASIL. Conselho Federal de Nutricionistas (CFN). *Resolução CFN Nº 380/2005*. Brasília, DF, 2005. Disponível em: <http://www.cfn.org.br/novosite/pdf/res/2005/res380.pdf>. Acesso em: 13 jan. 2017.

Leituras recomendadas

ABREU, E. S.; SPINELLI, M. G. N.; PINTO, A. M. P. *Gestão de unidades de alimentação e nutrição*: um modo de fazer. 4. ed. São Paulo: Metha, 2011.

ALVES, M. G.; UENO, M. Restaurantes self-service: segurança e qualidade sanitária dos alimentos servidos. *Revista Nutrição*, Campinas, v. 23, n. 4, p. 573-580, jul./ago. 2010. Disponível em: <http://www.scielo.br/pdf/rn/v23n4/v23n4a08.pdf>. Acesso em: 17 jan. 2017.

FONSECA, M. T. *Tecnologias gerenciais de restaurantes*. 4. ed. São Paulo: Ed. SENAC SP, 2006.

MAESTRO, V.; SALAY, E. Informações nutricionais e de saúde disponibilizadas aos consumidores por restaurantes comerciais, tipo fast food e full service. *Ciência & Tecnologia de Alimentos*, Campinas, v. 28, supl., p. 208-216, dez. 2008. Disponível em: <http://www.scielo.br/pdf/cta/v28s0/32.pdf>. Acesso em: 17 jan. 2017.

MEZZOMO, I. F. B. *Os serviços de alimentação*. 6. ed. São Paulo: Manole, 2015.

POPOLIM, W. P. Unidade Produtora de Refeições (UPR) e Unidade de Alimentação e Nutrição (UAN) – Definições, Diferenças e Semelhanças. *Revista de Nutrição Profissional*, São Paulo, p. 40-46, 2012. Disponível em: <http://www.gastronomiabh.com.br/arquivos/AV1-Unidade%20Produtora%20de%20Refeicoes.pdf>. Acesso em: 13 jan. 2017.

PROENÇA, R. P. C. Alimentação e globalização: algumas reflexões. *Ciência e Cultura*, Campinas, v. 62, n. 4, p. 43-47, out. 2010. Disponível em: <http://cienciaecultura.bvs.br/pdf/cic/v62n4/a14v62n4.pdf>. Acesso em: 26 dez. 2016.

RAYMUNDO, P. J. Resultados financeiros: uma análise em empresas do segmento de alimentação fora do domicílio. *Gestão & Produção*, São Carlos, v. 22, n. 2, p. 311-325, 2015. Disponível em: <http://www.scielo.br/pdf/gp/v22n2/0104-530X-gp-0104--530X826-13.pdf>. Acesso em: 17 jan. 2017.

ROSA, C. O. B.; MONTEIRO, M. R. P. *Unidades produtoras de refeições*: uma visão prática. Rio de Janeiro: Rúbio, 2014.

SANTOS, M. V. dos et al. Os restaurantes por peso no contexto de alimentação saudável fora de casa. *Revista Nutrição*, Campinas, v. 24, n. 4, p. 641-649, jul./ago. 2011. Disponível em: <http://www.scielo.br/pdf/rn/v24n4/v24n4a12.pdf>. Acesso em: 17 jan. 2017.

Tipos de serviços: hotel e catering

Objetivos de aprendizagem

Ao final deste texto, você deve apresentar os seguintes aprendizados:

- Descrever o conceito de hotel, hospitalidade e sua relação com os serviços de alimentação.
- Caracterizar o serviço de alimentação em hotéis.
- Identificar o serviço de alimentação no segmento de Catering.

Introdução

Atualmente, o serviço de hotel atinge um dos mais importantes componentes do produto turístico e da hospitalidade local. Neste segmento, para que seja ofertado um serviço condizente às expectativas dos clientes, torna-se necessário um conjunto de organização, planejamento, estratégias e atenção a legislações vigentes, com o intuito de disponibilizar uma alimentação saudável à coletividade atingida. O serviço de catering, por sua vez, não difere em nenhum aspecto das UANs de produção de refeições industriais, tendo características peculiares e complexas. Neste texto, você vai estudar os conceitos e estrutura de funcionamento dos serviços de alimentação em hotéis e catering, assim como seus principais cargos e atribuições correlatas e o papel do nutricionista nestes segmentos de alimentação coletiva.

Hotelaria, seus componentes e os serviços de alimentação

Como definição, hotel é tido por um estabelecimento com serviço de recepção e alojamento temporário, com ou sem alimentação, ofertados em unidades individuais e de uso exclusivo dos hóspedes, mediante cobrança de diária.

Os meios de hospedagem, por sua vez, são empreendimentos públicos ou privados com serviços da acomodação, que podem ser divididos em sete grandes categorias: hotel, resort, hotel fazenda, cama e café, hotel histórico, pousada e flat/apart hotel. Podem ser ainda **flutuantes**, como os modernos navios que costeiam os diversos países, ou **flutuantes fixos**, como o aproveitamento de navios para hotéis, veículos aéreos, como os dirigíveis, submersíveis e ainda rodoviários, como é o caso de utilização de ônibus hotel.

Na atualidade, a hotelaria é uma das atividades comerciais que fornece grande visibilidade ao processo de hospitalidade. A hospitalidade consiste na ação voluntária de praticar os atos de receber, hospedar, alimentar, entreter e despedir-se dos hóspedes, mediante a vivência da atitude hospitaleira e a disponibilidade de ambientações apropriadas, sendo um importante insumo do produto hoteleiro.

Há três componentes da hospitalidade:

- **Processo hospitalidade**
    - receber: recepcionar os viajantes;
    - hospedar: conduzir o hóspede para o aposento destinado, para os pernoites desejados;
    - alimentar: disponibilizar para o hóspede um elenco de alimentos e bebidas que estejam em sintonia com a categoria do estabelecimento e integrem a oferta gastronômica da região.
- **Vivência de atitude hospitaleira**
    - levar os colaboradores a agirem com atitude hospitaleira, é necessário incorporar os atributos da hospitalidade em seu agir, na integração com os colegas de trabalho e com os hóspedes, tais como: respeito, cortesia, tolerância, generosidade, simplicidade, solidariedade, harmonia e espírito de serviço.
- **Disponibilização de ambientações apropriadas**
    - gerir um hotel na atualidade significa proporcionar aos hóspedes um conjunto de várias experiências diferentes do seu dia a dia. Isso é possível com a observação da ambientação física, emocional e intelectual:
        - **Física:** proporcionar locais de uso coletivo ou mais privativos com total sintonia com a categoria e as propostas das diferentes ofertas do hotel, como limpeza, higiene, iluminação e conservação dos equipamentos e das instalações.

- **Emocional:** buscar convivência marcada pela composição e interação, colocando em evidência o agir com atitude hospitaleira e não pela exclusão;
- **Intelectual:** ambientes para aprender a conviver e apreciar as diferentes culturas, profissionais preparados para aprender a interagir, ampliando sua capacidade de locução e relacionamento com as diferentes etnias, diversidades culturais, políticas e econômicas, sem qualquer tipo de intolerância.

O setor de hospitalidade precisa atender às necessidades e expectativas dos consumidores, o que inclui os serviços de alimentação. No entanto, nem todos os consumidores apresentam necessidades e expectativas idênticas em relação a esses serviços. Cada consumidor possui interesses diferentes em momentos e situações diversas, havendo espaço para todo o tipo de opção, desde a alternativa de apreciar uma refeição em um restaurante elegante e caro até a situação de recorrer ao prático *fast food*. Há também os interessados em se aventurar na gastronomia típica de uma localidade. O fato é que, independentemente de situação, local ou motivo, a alimentação é fundamental ao ser humano. Porém, suas características de preparo e forma de servir podem representar interessante atrativo e expressão cultural.

Assim, os serviços de alimentação dos meios de hospedagem são uma forma de compreender a relação que se estabelece entre a empresa e o seu consumidor – o turista. Afinal, a qualidade, a variedade e a prontidão desses serviços são um parâmetro para compreender as formas como o turista é atendido, a estrutura que os meios de hospedagem oferecem, e a relação que se estabelece entre esses dois polos. Dadas essas dificuldades, é necessário engendrar esforços na tentativa de entender os vários elementos presentes nesse conjunto. Ou seja, compreender o que os hóspedes efetivamente recebem como uma forma de compreender a maneira pela qual a estrutura de qualidade e de atendimento ao cliente é pensada nos meios de hospedagem.

Compreendendo o serviço de alimentação como parte da oferta turística, é possível analisar sua importância não somente como serviço prestado, mas, em alguns casos, como atrativo turístico, como forma de expressão cultural por meio de pratos típicos que despertam a curiosidade dos turistas.

> **Fique atento**
>
> Clientes ou usuários são aqueles que adquirem ou usam o resultado de um processo, seja ele produto ou serviço; e o processo é o fluxo de atividades que culminam em um produto ou serviço. Dessa forma, o serviço prestado no restaurante, o que o cliente realmente espera, a qualidade com a qual ele recebeu o atendimento e o seu grau de satisfação com os alimentos oferecidos são atributos que mediarão a sua avaliação em relação ao serviço. Para que tais serviços sejam desenvolvidos com sucesso, é necessário um planejamento estratégico das ações do meio de hospedagem, em função das características dos hóspedes e da projeção do crescimento do setor na região.

Estrutura de trabalho em serviços de alimentação em hotéis

A partir de uma organização dos colaboradores, que se pode chamar de linha de frente, chegamos ao restaurante de hotelaria, que não difere dos demais restaurantes existentes na alimentação de coletividades. No entanto, sua organização e estrutura de trabalho tornam-se mais peculiares, sendo que uma dessas peculiaridades diz respeito às suas normas de classificação, que deverão estar em harmonia com a categoria do hotel. Por exemplo, se o hotel for classificado como de cinco estrelas, o restaurante deverá acompanhar tal classificação. Também vale ressaltar que o serviço de alimentação, na hotelaria, pertence ao segmento de alimentos e bebidas.

Referente ao tipo de gestão, a maioria dos restaurantes e dos demais serviços de alimentação disponibilizados nos hotéis (bares, lanchonetes, etc.) é administrada sob a forma de autogestão, ou seja, o hotel é o proprietário e administra o restaurante. Também se verifica o sistema de concessão, no qual o espaço do restaurante e toda sua estrutura são cedidos a empresas do segmento alimentício, especializadas na administração de restaurantes. Entretanto, essa forma de gestão é bem mais difícil de ser encontrada.

Quanto ao espaço físico, todos os cuidados relativos ao planejamento, às instalações e à montagem devem obedecer às legislações pertinentes, principalmente à Resolução RDC 216/2004, da ANVISA, que aborda as Boas Práticas de Fabricação em Serviços de Alimentação, relacionadas a todo o processo produtivo (desde a concepção do espaço físico e escolha de fornecedores até a distribuição das refeições aos clientes) (BRASIL, 2004).

O planejamento de cardápios bem como a escolha dos móveis, dos utensílios e do enxoval de mesa estão atrelados à classificação do hotel. Dessa forma, a qualidade dos produtos e os tipos de alimentos e preparações que serão disponibilizados aos clientes devem ser condizentes com a categorização do hotel. Os uniformes e o nível de formação/profissionalização dos funcionários da unidade de alimentação e nutrição (UAN) também necessitam desses mesmos cuidados no momento da estruturação dos recursos humanos.

Relativo aos cargos e às funções, as definições precisam considerar o tamanho da UAN, o número e o tipo de refeições que serão disponibilizadas, além do padrão do cardápio. Pode-se considerar que uma estrutura completa de recursos humanos para UAN de hotéis apresenta a seguinte estrutura:

- **Gerente de alimentos e bebidas:** planeja, supervisiona, controla atividades na área de comidas e bebidas, verifica a elaboração dos alimentos e das bebidas nos diversos pontos de produção, observa a sua qualidade e quantidade, revisa as fichas técnicas atualizando-as ou não, zela por boas condições de higiene nesses locais e por condições adequadas no estoque de alimentos e bebidas, faz inventário desses estoques, recebe mercadorias, é responsável pela higiene e pela apresentação das áreas físicas, dos móveis, dos utensílios, dos equipamentos e da segurança do trabalho e pela apresentação pessoal dos colaboradores e dos seus uniformes, coopera com a área de recursos humanos na assessoria para seleção e recrutamento de pessoal, férias, escalas, demissões a admissões e avaliação funcional periódica, providencia manutenção preventiva ou periódica de equipamentos e móveis, acompanha resoluções ou sugestões em livro de ocorrência, avalia e propõe melhorias em instalações, equipamentos e rotinas e faz o planejamento anual de atividades do hotel.
- *Maître* **executivo:** planeja, organiza, supervisiona os serviços de restaurante, bares, copa, banquetes e *room service*, participa na elaboração de cardápios, assessora a gerência nas tarefas relacionadas aos recursos humanos em sua área e zela pelos equipamentos, móveis e utensílios.
- *Maître* **de hotel:** distribui horários de trabalho, treina colaboradores e auxilia em suas habilidades e atitudes profissionais, orienta os comandados na realização de suas tarefas, assessora a gerência e a direção, recepciona os clientes, atividade que também poderá designar para um *hostess*, comunica-se com os clientes para fazer pesquisa direta sobre atendimento e qualidade dos produtos servidos, auxilia garçons

em dificuldades na execução de suas tarefas, atende a reclamações descrição na realização de suas tarefas.
- **Hostess:** recepciona e acompanha clientes e coordena as reservas, acompanha clientes, caso tenham alguma necessidade especial, e providencia locomoção, se necessária aos hóspedes.
- **Sommelier:** é um especialista em vinhos, portanto, compra, estoca, zela, faz o inventário, sugere formas de melhor vender a bebida, serve e também sugere vinhos aos clientes, elabora a carta de vinhos e atende às reclamações.
- **Chefe de fila:** atende aos pedidos e às reclamações e se necessário atende aos clientes, cuida do *mise en place* do restaurante, orienta a equipe de trabalho, zela por equipamentos e utensílios em uso, fecha o serviço do restaurante e, se for necessário, substitui o *maître*.
- **Garçom:** realiza o *mise en place* das mesas e dos aparadores, se necessário prepara o *buffet*, atende aos pedidos e às reclamações dos clientes, assim como serve os seus pedidos e zela pela manutenção em geral.
- **Commis (auxiliar):** auxilia no *mise en place*, mantém em ordem o aparador, encaminha comandas, transporta pedidos da cozinha até o gueridom.
- **Aprendiz:** colabora com o trabalho executado pelo *commis*.
- **Chef de cozinha:** nessa estrutura, o chef de cozinha ajuda na elaboração dos cardápios, supervisiona, planeja, dirige o trabalho da equipe da cozinha da UAN, cuida da higiene e da segurança, treina o pessoal no ambiente de trabalho, supervisiona a apresentação e a qualidade na execução dos pratos, supervisiona produtos estocados na cozinha, solicita mercadorias, determina escala de trabalho, elabora fichas técnicas e organiza inventário e controles.
- **Subchef:** substitui o chef na sua ausência, recebe e controla mercadorias solicitadas, cuida da higiene nos locais de trabalho, supervisiona a qualidade e a elaboração da alimentação dos funcionários da UAN e do hotel em geral, prepara a cozinha para início das atividades e realiza o seu fechamento com passagem de plantão aos próximos na continuidade das 24 horas, se necessário.
- **Entremier:** tem como função preparar as sopas, as guarnições, os legumes, as batatas não sendo frituras, ovos e farináceos.
- **Saucier:** tem como função substituir o chef caso a UAN do hotel não tenha subchef, responsabilidade de preparar molhos, crustáceos quentes, peixes em geral, exceto fritos e grelhados, todas as carnes, exceto as assadas e grelhadas.

- **Rôtisseur:** responsável por confeccionar pratos de carnes, aves, pescados, legumes e ovos, preparados no forno, grelhados ou fritos.
- **Garde-manger:** acondiciona em câmaras frias gêneros alimentícios e realiza a supervisão permanente, desossa, limpa e corta carnes, de acordo com as preparações definidas previamente. Também se ocupa das preparações frias: molhos frios, tipo vinagrete, maionese e *buffet* frio.
- **Pâtissier:** responsável por preparar massas doces e salgadas, também monta, modela, assa, recheia e decora produtos de confeitaria, prepara sobremesas e sorvetes e monta *buffet* de sobremesas.
- **Chef de garde:** responde pelo atendimento da UAN durante os intervalos da equipe.
- **Aboyeur:** recebe comandas e repassa ("canta") os pedidos para diversas praças e controla a saída dos pedidos.
- **Tournant:** substitui os chefs de partida nas férias, folgas semanais e doenças.

Toda essa equipe tem responsabilidades e orientações recebidas para que tudo aconteça da melhor forma possível. Sabemos que essa realidade de mão de obra não é geral. Para as UAN de pequeno porte, têm-se, na maioria das vezes: chef de cozinha, *entremetier, saucier e garde-manger*. Para as UAN de médio porte, são mais comuns os seguintes cargos: chef de cozinha, *entremetier, saucier, pâtissier, rôtissier e garde-manger*.

Saiba mais

Mise en place é uma expressão de origem francesa, muito empregada na área da gastronomia, que significa "pôr em ordem, fazer a disposição" e se relaciona a qualquer procedimento de preparação culinária, quando é necessário estabelecer a ordem dos ingredientes que serão utilizados na receita. Na área da gastronomia, a expressão *mise en place* é entendida por meio da sigla MEP e se refere a toda a série de preparativos para recepcionar os clientes, desde a organização de ingredientes do cardápio até a arrumação do salão (cadeiras, toalhas, mesas, etc.). Nesse sentido, a MEP precisa de uma planificação geral, que exige conhecimentos técnicos e habilidade dos profissionais envolvidos.

O serviço de *catering*

O serviço de bordo, ou *catering* aéreo, trata do fornecimento de refeições para empresas aéreas para atendimento aos clientes durante os voos. Essa situação é peculiar na produção e distribuição de refeições, pois a refeição será consumida horas após a sua produção, o que exige muito cuidado no pré-preparo, no preparo e no armazenamento. Assim, cuidados redobrados são tomados em relação à escolha dos fornecedores, à recepção, à armazenagem e à utilização dos insumos, sendo que os critérios de segurança alimentar definidos pelas legislações vigentes precisam ser cumpridos em sua totalidade, em todas as etapas do processo produtivo.

As empresas de *catering* são informadas, com 48 de antecedência, sobre o número de passageiros que irão embarcar no voo. É a partir dessa informação que é feito o programa de produção, sendo que, muitas vezes, são acrescentados pedidos de última hora (a produção fica em torno de 10% a mais do que a previsão informada para o embarque, a fim de abastecer possíveis eventualidades e embarques de última hora). No entanto, há viajantes que, por motivos religiosos ou problemas de saúde, têm refeições especiais. Nesses casos, a empresa prepara pratos diferentes, desde que seja comunicado com a devida antecedência.

Nesse tipo de serviço, encontramos uma grande variedade de refeições. Devemos observar o tempo do voo, a hora do dia e a classe. O serviço de *catering* é bastante complexo por ter uma variedade em preparações que podem abranger inicialmente lanches pequenos até refeições bem elaboradas para, por exemplo, a primeira classe.

Não podemos desconsiderar que o fornecimento de alimentação não ocorre somente para uma empresa aérea. Em geral acontece com mais de uma empresas aérea no mesmo dia. A UAN precisa ser capaz de se reinventar a cada novo pedido, ou seja, estar preparada para realizar refeições rápidas (tipo lanche), lanches reforçados, desjejum, almoço e jantar.

O cardápio será diferente entre as classes e empresas aéreas. Os utensílios também passam por uma diferenciação em virtude da classe econômica para a executiva e, então, para a primeira classe, assim como existe grande flutuação no número de refeições servidas que depende diretamente da ocupação dos voos e da confirmação dos passageiros, que ocorre diariamente. Essa unidade tem a complexidade como seu maior desafio ao poder atender a pedidos especiais, para satisfazer padrões culturais ou necessidades de saúde dos passageiros, como ofertar refeições para diabéticos, celíacos, hipertensos, refeições kasher, halal, etc.

A produção de refeições no setor industrial pode ser repetida para o serviço de bordo, com a diferença em relação ao layout do local de manipulação e preparo de alimentos. No setor aéreo, adota-se em grande parte o formato linear dos setores para permitir adotar o fluxo de produção para frente, com isso não podemos manter um serviço sem setores, tais como: recepção, mercadorias, armazenamento seco e frio, pré-preparo de vegetais, pré-preparo de carnes, cozinha fria, cozinha quente, padaria e confeitaria, montagem das bandejas, câmara fria para *trolleys*, higienização de utensílios, higienização de equipamentos (*trolleys*, caixas de voo, *inserts*), expedição, triagem e área para os resíduos sólidos.

O fluxo e a produção de refeições nessa área ocorrem de forma diferente da tradicional, pois, após o preparo, as refeições devem ser resfriadas rapidamente, porcionadas, embaladas e armazenadas sob refrigeração. Assim os *trolleys* (que são carrinhos fechados/térmicos, utilizados para transportar alimentos e bebidas e utensílios até as aeronaves e durante os voos), devem permanecer sob refrigeração, em câmaras frias ou *holding box*, até a hora do embarque. Os *inserts* são recipientes que conservam a temperatura dos pratos quentes durante o transporte e, ao chegarem à aeronave, são conectados aos fornos das *galleys* (cozinha do avião), que serão acionados no momento adequado. Também são utilizados os *blast chillers* (ou resfriadores rápidos), que passam a temperatura das preparações de 60 °C para 5 °C, no máximo em quatro horas.

Os pratos quentes e frios são preparados em setores distintos da área de produção (cozinha fria e cozinha quente). Na cozinha quente, os mesmos equipamentos da cozinha tradicional de qualquer unidade de grande porte estarão presentes, como fogão industrial, fornos, fritadeiras, panelões, frigideiras, mesas e bancadas de apoio. Na cozinha fria, onde serão elaboradas preparações frias como sanduíches, tortas frias e saladas, é recomendável a instalação de bancadas de apoio, balcões refrigerados, balcões frigoríficos, processadores de vegetais e frutas, fatiadores de frios e bancadas de corte em polietileno. Na montagem dos pratos devemos encontrar balança, bancadas e prateleiras, pois as refeições serão embaladas nesse local. Esse setor exige muita atenção para qualidade e apresentação. Na montagem dos pratos de cozinha fria e quente, devemos obedecer essa diferenciação para frio e quente.

Para facilitar o transporte, podem ser usadas esteiras. Na expedição, local de saída das refeições para o embarque, ocorre o abastecimento com os *trolleys*. A plataforma deve ser planejada para isso com a possibilidade de receber o caminhão para transporte ou qualquer outro veículo.

No armazenamento, devemos ter uma câmara específica para os *trolleys* e *inserts*, onde não haja nada mais em armazenamento e esteja entre os setores de montagem e expedição mantendo o fluxo e não retornando para área de armazenamento cru de alimentos *in natura*. As áreas de retorno desses materiais dos voos deverão ser separadas da produção central, com dimensionamento para receber os carros e permitir a sua higienização. Nenhum material que retorne dos voos deverá ser armazenado, mas, sim, ser eliminado, mesmo os não servidos, e tudo em seguida deve ser higienizado.

O nutricionista que atua em empresas de *catering* aéreo precisa seguir um *checklist* minucioso, baseado nas Boas Práticas de Fabricação, definidas pelas legislações vigentes no país, para averiguar se tudo está de acordo com os padrões estabelecidos. Nesse caso, são observados: condição de entrada e armazenamento das mercadorias, **higiene pessoal dos funcionários**, ambiente, vestimenta e vestiários, tempo de preparo de produtos manipulados, embalagens, prazo de validade, triagem de equipamentos, utensílios e resíduos sólidos. Salienta-se que todos esses cuidados são importantes, pois mesmo um pequeno incidente decorrente desse serviço pode atrapalhar, consideravelmente, a imagem de uma companhia aérea.

Exemplo

Nos serviços de *catering* aéreo, a segurança alimentar é fundamental, uma vez que, se houver algum problema de intoxicação alimentar nos passageiros e na tripulação em pleno voo, a situação pode tornar-se muito séria. As especificidades do serviço de *catering* são: todos os resíduos sólidos gerados são armazenados e, posteriormente, incinerados; caso a aeronave faça escalas em vários aeroportos, toda a comida restante é retirada e substituída por novos produtos.

Exercícios

1. O setor de hospitalidade precisa atender as necessidades e expectativas dos consumidores, e isso inclui os serviços de alimentação. No entanto, nem todos os consumidores apresentam necessidades e expectativas idênticas em relação a esses serviços. Assim, as UANs localizadas nos meios representam uma forma de:

a) Compreender a relação que se estabelece entre a empresa e o seu consumidor, que é o turista.
b) Praticar os atos de receber, de hospedar, de alimentar, de entreter e de despedir-se dos hóspedes, mediante a vivência da atitude hospitaleira e a disponibilidade de ambientações apropriadas, sendo importante insumo do produto hoteleiro.
c) Levar os colaboradores a agir com atitude hospitaleira.
d) Proporcionar em locais de uso coletivo ou mais privativos com total sintonia com a categoria e as propostas das diferentes ofertas do hotel como limpeza, higiene, iluminação e conservação dos equipamentos e instalações.
e) Buscar convivência marcada pela composição, pela interação colocando em evidência o agir com atitude hospitaleira e não pela exclusão.

2. Existem diferentes formas de gerir as UANs para coletividades. Nos hotéis, qual a forma de gerenciamento da UAN que é mais utilizada?
a) Refeição transportada.
b) Concessão.
c) Autogestão.
d) Serviço centralizado.
e) Serviço descentralizado.

3. O serviço de alimentação de um hotel depende, principalmente, de qual fator para definir sua estrutura e organização de funcionamento?
a) Da política de compras do hotel.
b) Da localização do hotel.
c) Dos recursos humanos disponíveis.
d) Da categorização/classificação do hotel.
e) Da modernização dos equipamentos e utensílios.

4. Nos serviços de alimentação de catering aéreo, muitos cuidados precisam ser tomados em relação às Boas Práticas de Fabricação, sendo que existem áreas distintas e peculiares para o preparo das refeições. Quais são duas dessas áreas?
a) Recepção e armazenamento
b) Refrigeração e higienização.
c) Expedição e triagem.
d) Transporte e área para os resíduos sólidos.
e) Cozinha quente e cozinha fria.

5. Trata-se de um equipamento bastante utilizado no Catering aéreo, cujo principal propósito é transporte e armazenamento de alimentos, bebidas e utensílios até as aeronaves, ou durante os voos.
a) *Inserts*.
b) *Trolleys*.
c) *Blast chillers*.
d) Plataforma.
e) *Holding Box*.

Referência

BRASIL. Ministério da Saúde. Agência Nacional de Vigilância Sanitária (ANVISA). *Resolução RDC 216*. Dispõe sobre o regulamento Técnico de Boas Práticas para Serviços de Alimentação. Brasília, DF, 16 set. 2004. Disponível em: <http://portal.anvisa.gov.br/documents/33916/388704/RESOLU%25C3%2587%25C3%25830-RDC%2BN%2B216%2BDE%2B15%2BDE%2BSETEMBRO%2BDE %2B2004.pdf/23701496-925d-4d4d-99aa-9d479b316c4b>. Acesso em: 02 jan. 2017.

Leituras recomendadas

BRASIL. Ministério do Turismo. *A importância da alimentação na escolha do hotel*. 2014. Disponível em: <http://www.turismo.gov.br/ultimas-noticias/ 895-a-importancia-da-alimentacao-na-escolha-do-hotel.html>. Acesso em: 02 jan. 2017.

CASTELLI, G. *Gestão hoteleira*. 2. ed. São Paulo: Saraiva, 2016.

MELLO, A. G. et al. Hotelaria marítima: segmento de atuação do nutricionista na área de alimentação coletiva. *Demetra:* alimentação, nutrição e saúde, Rio de Janeiro, v. 11, n. 2, p. 337-353, 2016. Disponível em: <http://www.e-publicacoes.uerj.br/index.php/demetra/ article/viewFile/19508/17720>. Acesso em: 02 jan. 2017.

RIO DE JANEIRO. Conselho Regional de Nutricionistas 4ª Região. Orientação para nutricionistas do setor hoteleiro. *Revista CRN4*, Rio de Janeiro, ano 9, n. 22, p. 7-9, maio 2014.

SANT'ANNA, H. M. P. *Planejamento físico-funcional de Unidades de Alimentação e Nutrição*. Rio de Janeiro: Rubio, 2012.

ZANELLA, L. C.; CÂNDIDO, I. *Restaurante:* técnicas e processos de administração e operação. Caxias do Sul, RS: EDUCS, 2002.

Tipos de serviços: hospital, lactário e asilo

Objetivos de aprendizagem

Ao final deste texto, você deve apresentar os seguintes aprendizados:

- Reconhecer as formas de trabalho de uma UAN hospitalar.
- Identificar as principais áreas que compõem um lactário e os cuidados necessários à realização das tarefas.
- Caracterizar o serviço de alimentação disponibilizado em asilos.

Introdução

Você sabia que o campo de atuação das Unidades de Alimentação e Nutrição (UANs) é muito abrangente? As UANs localizadas em hospitais e asilos atendem indivíduos que apresentam enfermidades e/ou vulnerabilidade do estado de saúde, fazendo com que a produção de refeições demande muito cuidado, tanto no que tange ao planejamento de cardápios, quanto ao controle higiênico-sanitário.

Neste texto, você vai estudar as principais formas de trabalho nas UANs hospitalares, bem como a estruturação física de um lactário e os cuidados necessários à realização das atividades nesse local. Ademais, também vai conhecer o serviço de alimentação disponibilizado em asilos.

Os serviços de alimentação em hospitais

A relação do alimento e da ciência da nutrição com o estado de saúde e a prevenção e o tratamento de enfermidades vem acompanhando a história da humanidade. Prova disso é a célebre frase proferida por Hipócrates, há milhares de anos, que dizia: "Que seu remédio seja seu alimento e que seu alimento seja seu remédio".

Acredita-se que a origem da assistência dietética a indivíduos enfermos teve início em meados do século XIX, quando a enfermeira Florence Nightingale, na Rússia, cuidava de soldados feridos durante a Guerra da Crimeia e chamava a atenção sobre a importância de uma alimentação adequada na recuperação dos pacientes. A partir desse feito, a ciência da dietética começou a ser estudada e, no início do século XX, começaram a surgir os primeiros serviços de nutrição e dietética voltados para a produção de refeições aos indivíduos hospitalizados. No Brasil, há relatos de que o primeiro serviço de nutrição e dietética foi estruturado junto com a concepção do Hospital das Clínicas da Faculdade de Medicina da Universidade de São Paulo.

Desde então, a ciência da nutrição e do conhecimento sobre a gestão dos serviços de nutrição em unidades hospitalares tem evoluído notoriamente, fazendo com que, atualmente, várias denominações possam ser utilizadas para designar tais serviços. As nomenclaturas mais usadas para a unidade de alimentação e nutrição (UAN) hospitalar são: serviço de nutrição e dietética (SND) e serviço de nutrição hospitalar (SNH), sendo este mais recente.

Conforme a Resolução 600/2018, do Conselho Federal de Nutricionistas (CFN), a UAN é a unidade gerencial do serviço de nutrição e dietética onde são desenvolvidas todas as atividades técnico-administrativas necessárias para a produção de alimentos e refeições, até a sua distribuição para coletividades sadias e enfermas, além da atenção nutricional a pacientes na internação e em ambulatórios. Nesse sentido, percebe-se que a alimentação hospitalar integra tanto os cuidados oferecidos aos pacientes quanto as qualidades e funções, de forma a prevenir, melhorar e/ou recuperar a saúde da população que atende. Além desses aspectos, é preciso dar toda a atenção e o incentivo ao paciente no sentido de que desenvolva hábitos saudáveis e busque satisfação com relação ao serviço oferecido, o que envolve o ambiente físico e o contato pessoal entre os manipuladores de alimentos e os demais pacientes.

Para que a atenção dietética seja completa e de qualidade, é necessário que se faça o planejamento e o controle adequados de todas as etapas executadas pelo setor, estabelecendo-se assim os meios de padronização e de garantia da qualidade dos processos de produção das refeições. A partir das definições apresentadas, pode-se inferir que as atividades relacionadas às UAN no âmbito hospitalar são diversificadas, uma vez que abrangem ampla cadeia, que vai desde o planejamento da aquisição de alimentos e a seleção de fornecedores até o acompanhamento dos efeitos da alimentação servida aos pacientes. Sendo assim, diferentes profissionais precisam estar envolvidos no processo de trabalho das UAN, os quais necessitam contar com formação e qualificação específicas ao exercício de suas atividades. Também são essenciais uma área física adequada, equipamentos e utensílios. O serviço de nutrição hospitalar configura-se, portanto, como um setor complexo, que envolve riscos à saúde do paciente e que demanda, entre outras coisas, rotinas e padronização para minimizá-los.

Composição da área física de um serviço de nutrição hospitalar

As diretrizes gerais para a estruturação física devem observar os mesmos moldes e conceitos peculiares ao planejamento de UAN voltadas para a população sadia. Entretanto, existem áreas específicas que precisam ser contempladas em um SNH, destinadas ao preparo e distribuição de refeições aos pacientes, que deverão seguir legislações específicas (Resolução RDC 50, de 21 de fevereiro de 2002, da ANVISA, que discorre sobre o "Regulamento Técnico para planejamento, programação, elaboração e avaliação de projetos físicos de estabelecimentos assistenciais de saúde", que teve sua atualização pela RDC 307, de 14 de novembro de 2002) (BRASIL, 2002a).

Além das áreas básicas, as seguintes áreas diferenciadas compõe um SNH:

- **Cozinha geral e dietética:** destina-se ao preparo de todas as refeições aos pacientes e aos colaboradores do hospital. Na maioria dos hospitais, essas refeições são produzidas no mesmo espaço físico, entretanto, em alguns hospitais, há áreas físicas distintas para a produção de refeições para os pacientes e para os colaboradores. Também há uma divisão no próprio espaço da cozinha: na cozinha geral são preparadas as refeições para os colaboradores e pacientes sem enfermidades que requeiram adaptações na dieta e/ou que não apresentem risco nutricional; já na cozinha dietética, são produzidas dietas modificadas quanto à consistência e à composição nutricional, de acordo com a exigência das enfermidades e das condições de alimentação dos pacientes.
- **Lactário:** área destinada à produção, ao envase, à distribuição e à higienização de fórmulas lácteas e fórmulas complementares, sucos e chás a lactentes e crianças. Sendo assim, o lactário trata-se de uma área que somente existirá em hospitais que tenham as unidades de obstetrícia e/ou pediatria. Caso o hospital tenha creche para os filhos dos colaboradores, no lactário poderão ser produzidas essas mesmas preparações para tais crianças.
- **Nutrição enteral (NE):** área destinada ao recebimento de prescrição e dispensação de NE e também ao preparo de dietas em sistema aberto (que requerem manipulação da fórmula = módulos), limpeza e sanitização de embalagens e demais insumos, manipulação e envase. Todos

esses procedimentos deverão obedecer às legislações específicas da ANVISA e, quando houver lactário no hospital, este poderá ter sua área física compartilhada à área de NE (também observando critérios da legislação).

- **Refeitórios:** áreas específicas para a distribuição de refeições aos colaboradores do hospital, visitantes e acompanhantes de pacientes. Hoje em dia, além dos refeitórios, diversos SNH administram outros espaços que servem refeições e lanches na área do hospital, tais como lanchonetes e restaurantes abertos ao público em geral (interno e externo).
- **Copas de apoio:** são áreas localizadas nas unidades de internação e representam uma extensão do SNH. As copas podem ser utilizadas de maneiras diferentes, dependendo do sistema de distribuição de refeições que o SNH adota. Geralmente, a estrutura física de uma copa deve seguir as mesmas normas higiênicas sanitárias da UAN hospitalar, sendo consideradas como "mini UAN".

Sistemas de distribuição de refeições

Nas UAN hospitalares, três tipos diferentes de distribuição de refeições aos pacientes podem ser adotados, conforme a necessidade e disponibilidade do serviço:

a) **Sistema centralizado:** as refeições são produzidas e porcionadas integralmente na cozinha (mesmo local) e seguem em carros térmicos e/ou bandejas térmicas diretamente para o quarto dos pacientes.
b) **Sistema descentralizado:** as refeições são preparadas, porcionadas e envasadas nas copas de apoio que ficam nas unidades de internação para, em seguida, serem distribuídas aos pacientes.
c) **Sistema misto:** é o sistema mais usado pelos hospitais na atualidade, no qual as refeições são produzidas e porcionadas na cozinha e alguns itens complementares ao cardápio (salada, sobremesa, água, suco, café, leite, chá, biscoitos, etc.) são adicionados à bandeja do paciente nas copas de apoio e encaminhados ao paciente na sequência. Nesse sistema de distribuição, alguns SNH preparam pequenas refeições nas copas de apoio, tais como mingaus, vitamina de frutas, sobremesas, sucos, etc. Nesse caso, as boas práticas de fabricação devem ser observadas da mesma maneira como se a produção estivesse acontecendo na cozinha.

Atribuições do nutricionista em uma UAN hospitalar

O nutricionista é o profissional habilitado para trabalhar em qualquer tipo de UAN, tanto na parte das mudanças dos processos quanto nas condições e ambientes de trabalho. O compromisso desse profissional para com a saúde do cliente não deve ser tratado como algo externo à sua prática profissional, mas como dever de profissão. O trabalho do nutricionista, em uma UAN, engloba monitoramento das boas práticas de produção, controle higiênico-sanitário da UAN e das refeições oferecidas, assim como o atendimento aos clientes.

A produção de alimentos de um SNH deve ser coordenada e gerenciada por um nutricionista, que deve atender às ações definidas na Resolução CFN nº 600/2018 (BRASIL, 2018). A resolução cita como principal atribuição do nutricionista o planejamento, a organização, a direção, a supervisão e a avaliação do trabalho. Nas UAN hospitalares, também são citadas as seguintes atribuições específicas:

- Participar do planejamento e da gestão dos recursos econômico-financeiros da UAN.
- Participar do planejamento, da implantação e da execução de projetos de estrutura física da UAN.
- Planejar e executar a adequação de instalações físicas, equipamentos e utensílios, de acordo com os avanços tecnológicos.
- Planejar, coordenar e supervisionar a seleção, a compra e a manutenção de veículos para transporte de alimentos, equipamentos e utensílios.
- Planejar cardápios de acordo com as necessidades de sua clientela.
- Planejar, coordenar e supervisionar as atividades de seleção, compra e armazenamento de alimentos.
- Coordenar e executar os cálculos de valor nutritivo, rendimento e custo das refeições/preparações culinárias.
- Planejar, implantar, coordenar e supervisionar as atividades de pré--preparo, preparo, distribuição e transporte de refeições e/ou preparações culinárias.
- Avaliar tecnicamente preparações culinárias.
- Desenvolver manuais técnicos, rotinas de trabalho e receituários.
- Efetuar controle periódico do resto-ingestão.
- Planejar, implantar, coordenar e supervisionar as atividades de higienização de ambientes, veículos de transporte de alimentos, equipamentos e utensílios.

- Estabelecer e implantar formas e métodos de controle de qualidade de alimentos, de acordo com a legislação vigente.
- Participar do recrutamento e da seleção de recursos humanos.
- Coordenar, supervisionar e executar programas de treinamento e reciclagem de recursos humanos.
- Integrar a equipe de atenção à saúde ocupacional.
- Participar dos trabalhos da Comissão Interna de Prevenção de Acidentes (CIPA).

> **Fique atento**
>
> O estado nutricional do paciente hospitalizado é diretamente influenciado pela conduta nutricional instituída. Em geral, os pacientes não ingerem alimentação suficiente para atender às suas necessidades nutricionais durante a hospitalização e tal fato deve-se, muitas vezes, à monotonia da composição das refeições, em virtude das diversas restrições alimentares impostas pelas enfermidades apresentadas. Nesse sentido, o planejamento de cardápios variados, tanto em termos de oferta de alimentos quanto em relação às técnicas de preparo, torna-se um instrumento fundamental que pode colaborar sobremaneira no restabelecimento da condição de saúde dos pacientes.

O lactário e sua estrutura de funcionamento

Como definição, tem-se que lactário é a unidade do serviço de nutrição e dietética hospitalar destinada ao preparo, higienização e distribuição de preparações lácteas e fórmulas infantis, seguindo rigorosas técnicas de controle higiênico-sanitário e microbiológico das formulações preparadas em tal unidade. O lactário deve existir em todas as unidades hospitalares que tenham atendimento pediátrico e/ou obstétrico, obedecendo à Resolução da Diretoria Colegiada – RDC nº 307, de 14 de novembro de 2002, da ANVISA, para fins de constituição da área física e estruturação das atividades. (BRASIL, 2002b). O lactário também deve se fazer presente em escolas ou instituições filantrópicas que atendam público infantil e que produzam preparações e fórmulas específicas para esse estágio da vida.

Para aqueles hospitais que utilizam dietas enterais em sistema aberto, a Resolução nº 307 também orienta que a área de preparo e envase de fórmulas lácteas e não lácteas pode ser compartilhada com a área de preparo e envase

de dietas enterais, desde que exista sala separada para fogão, geladeira, micro-
-ondas e *freezer* e que constem, por escrito, nos procedimentos e rotinas do
serviço, horários distintos para as duas manipulações. No caso de manipulação
exclusiva de nutrição enteral em sistema fechado, o hospital fica dispensado
da área de manipulação, quando em conjunto com o lactário, obedecendo-se
rigorosamente as orientações de uso do fabricante e respeitando-se horários
diferenciados para envase das dietas.

Quanto ao desenvolvimento do trabalho, são de competência do lactário as
seguintes atividades, sempre sob a responsabilidade técnica de um nutricionista:

- Higienização de mamadeiras, copos e outros utensílios utilizados para oferta das fórmulas lácteas em áreas destinadas à recepção e lavagem desses materiais.
- Desinfecção das mamadeiras, copos e outros acessórios usados.
- Preparo e envase de fórmulas lácteas e não lácteas (p. ex., à base de soja).
- Esterilização terminal que consiste na autoclavagem das mamadeiras já porcionadas e prontas para serem encaminhadas às unidades de internação hospitalar.
- Estocagem e distribuição das formulações preparadas.
- Recebimento das prescrições das fórmulas pediátricas e das dietas enterais, seja de forma manual ou informatizada.
- Limpeza e sanitização dos insumos usados no setor.

Ressalta-se que, para as atividades mencionadas, devem existir áreas específicas no lactário. Além disso, o lactário hospitalar também deve dispor de vestiário para paramentação adequada dos funcionários e depósito para material de limpeza, assim como sala administrativa (onde ficam, em geral, nutricionistas e/ou técnicos em nutrição). Também precisam estar disponibilizadas água fria e água quente e demais instalações de acordo com os equipamentos existentes no lactário que possibilitem a sua utilização. Quanto à localização, alguns cuidados necessitam ser observados. O lactário hospitalar precisará ser:

- Próximo ao local de material esterilizado;
- Próximo ao serviço de alimentação;
- Próximo ao berçário;
- Afastado de áreas de doenças infectocontagiosas;
- Afastado de áreas de isolamento;
- Afastado das áreas de circulação de pacientes e visitantes.

Atribuições do nutricionista que atua em lactário

Conforme observado, as especificações para funcionamento do lactário hospitalar necessitam do profissional nutricionista gerenciando e coordenando todas as etapas das atividades do setor. No âmbito de atuação, o nutricionista que trabalha em lactário desempenha suas atividades na área da nutrição clínica, que corresponde, no geral, às atividades de assistência dietoterápica hospitalar, prescrevendo, planejando, analisando, supervisionando e avaliando dietas para enfermos. Especificamente para atuar em lactário, são atribuições do nutricionista:

- Planejar, dirigir e controlar os cuidados dietéticos e higiênico-sanitários do serviço.
- Padronizar métodos, rotinas e fórmulas para o serviço.
- Fornecer orientação ao responsável pela criança quanto ao preparo e à diluição das refeições no momento da alta e dos retornos programados.
- Prescrever complementos nutricionais, quando necessário.
- Promover orientação e educação alimentar e nutricional aos clientes e aos familiares.
- Integrar a equipe multidisciplinar, com participação plena na atenção prestada ao cliente.
- Colaborar com as autoridades de fiscalização profissional e/ou sanitária.
- Desenvolver estudos e pesquisas relacionados à sua área de atuação. Colaborar na formação de profissionais na área da saúde, orientando estágios e participando de programas de treinamento.
- Efetuar controle periódico dos trabalhos executados.
- Planejar, implantar e coordenar a UAN, de acordo com as atribuições estabelecidas para a área de alimentação coletiva.

> **Saiba mais**
>
> Atualmente, ainda pairam dúvidas se lactário e banco de leite humano (BLH) representam os mesmos serviços, mudando apenas a nomenclatura. Enquanto o lactário corresponde à área destinada à produção, ao envase, à distribuição e à higienização de fórmulas lácteas e fórmulas complementares, sucos e chás a lactentes e crianças, o BLH é um serviço especializado vinculado a um hospital de atenção materna e/ou infantil, responsável por ações de promoção, proteção e apoio ao aleitamento materno e execução de atividades de coleta da produção lática da nutriz, seleção, classificação, processamento, controle de qualidade e distribuição, sendo proibida a comercialização dos produtos por ele distribuídos. Além disso, o BHL também processa e distribui o leite materno pasteurizado, responde tecnicamente pelo processamento e controle de qualidade do leite humano ordenhado procedente do posto de coleta a ele vinculado e realiza o controle de qualidade dos produtos e processos sob sua responsabilidade.

O segmento de alimentação em asilos

O envelhecimento populacional apresenta implicações importantes e de longo alcance para a sociedade, sendo que um dos desafios impostos por tal fato é conhecer a população que envelhece, especialmente quanto às suas possíveis demandas. Nesse aspecto, a institucionalização é a modalidade de serviço mais conhecida e principal alternativa entre as não familiares para idosos que necessitam de cuidados de longa duração, cada vez mais utilizada em nosso país e no mundo.

Tanto para a ANVISA como na Resolução RDC 600/2018, do CFN, as instituições de longa permanência para idosos (ILPI) são instituições governamentais ou não governamentais, de caráter residencial, destinadas ao domicílio coletivo de pessoas com idade igual ou superior a 60 anos, com ou sem suporte familiar, em condição de liberdade, dignidade e cidadania. É relativamente comum associar ILPI a instituições de saúde, porém, elas não são estabelecimentos voltados à clinica ou à terapêutica, apesar de os residentes receberem, além de moradia, alimentação e vestuário, serviços médicos e medicamentos. Em suma, entende-se ILPI como uma residência coletiva, que atende tanto idosos independentes em situação de carência de renda e/ou de família quanto aqueles com dificuldades para o desempenho das atividades diárias que necessitem de cuidados prolongados.

Nessas instituições, a oferta de alimentação representa fator primordial na condição de saúde e qualidade de vida dos idosos. Os hábitos alimentares têm grande impacto no estado de saúde dos idosos, e a desnutrição pode estar presente em até 80% dos residentes de ILPI. Aliada à desnutrição, há um declínio da autonomia nessa faixa etária, reduzindo a capacidade dos idosos de se alimentar sozinhos. Isso dificulta o acesso aos alimentos, com consequente queda na ingestão e diminuição da qualidade de vida dos idosos. Além disso, a obesidade está crescendo entre a população de idosos, tornando imprescindível cuidados alimentares específicos que possibilitem o alcance e a manutenção de um bom estado nutricional.

A UAN localizada em ILPI é considerada do tipo Institucional, produzindo e servindo refeições aos idosos e aos colaboradores da empresa. A UAN pode pertencer à própria ILPI, considerada uma autogestão, ou ser administrada por outra empresa especializada no segmento da alimentação coletiva, considerada uma concessão. O padrão de cardápio oferecido irá depender da política financeira da ILPI, assim como dos tipos de refeições disponibilizados aos residentes e funcionários. Em geral, aos idosos são oferecidas seis refeições ao dia (café da manhã, colação, almoço, lanche da tarde, jantar e ceia), podendo ter adaptações conforme as necessidades individuais ou a rotina de atendimento. Também são disponibilizadas dietas especiais para os idosos que apresentam alguma enfermidade, tais como diabetes e hipertensão arterial, ou alimentação alterada em relação à consistência (branda, pastosa, líquida). Em alguns casos, conforme o padrão de atendimento da ILPI, pode ser oferecido nutrição enteral (em sistema aberto ou em sistema fechado) aos residentes da instituição. Entretanto, muitas ILPI não recebem idosos que necessitam desse tipo de alimentação.

Para a composição da área e estruturação do serviço, a UAN deverá seguir as definições da ANVISA, em sua RDC nº 307, de 14 de novembro de 2002. Segundo essa resolução, a UAN situada em ILPI deverá contar com: área para recepção e inspeção de alimentos e utensílios; área de armazenamento; área para guarda de utensílios; área para guarda de alimentos refrigerados; área para preparo dos alimentos; área de cocção de alimentos; área para recepção, lavagem e guarda de utensílios; refeitório; instalações sanitárias e vestiários independentes para cada sexo, com ausência de comunicação com a área de trabalho e de refeições. Todas essas áreas devem ser providas de teto e paredes íntegros e de fácil limpeza e desinfecção. Também deve conter porta de acesso com no mínimo 110 cm; sistema de escoamento de água, com ralo sifonado; climatização e/ou ventilação artificial ou natural, com janelas e aberturas teladas; condições de segurança contra incêndio; sinalização de orientação e segurança; identificação das saídas de emergência; tomadas 110V e 220V, aterradas e identificadas. (BRASIL, 2002b).

Exemplo

Evidências indicam que o consumo alimentar entre idosos institucionalizados é inadequado em diversos aspectos. Em decorrência de tal fato, a RDC nº 283, de 26 de setembro de 2005, da ANVISA, recomenda que toda ILPI tenha em seu quadro de recursos humanos o nutricionista, que deverá atuar no local por no mínimo 4 horas semanais, compondo a equipe multidisciplinar, implantando programas alimentares adequados, mediando e promovendo melhor atendimento nas dimensões biológicas, sociais e psicológicas, a fim de contribuir com a recuperação e a manutenção do estado nutricional e da condição de saúde dos residentes. (BRASIL, 2004).

Exercícios

1. Corresponde à área do Serviço de Nutrição Hospitalar (SNH) onde são produzidas as dietas especiais para os pacientes cujas enfermidades requerem adaptações em termos de composição de alimentos e/ou nutrientes ou de consistência.
   a) Cozinha geral.
   b) Lactário.
   c) Copas de apoio.
   d) Cozinha dietética.
   e) Refeitórios.

2. Tipo de distribuição de refeições aos pacientes, no qual as refeições são confeccionadas e porcionadas na cozinha e alguns itens do cardápio são adicionados às bandejas nas copas de apoio.
   a) Sistema misto.
   b) Sistema centralizado.
   c) Sistema descentralizado.
   d) Sistema à la carte.
   e) Sistema de autogestão.

3. Atividade que pode ser realizada na área do lactário hospitalar (compartilhamento da área física), desde que sejam observados procedimentos e rotinas de horários, para que tais atividades não coincidam nos mesmos horários.
   a) Preparo de nutrição parenteral.
   b) Envase de nutrição parenteral.
   c) Pasteurização e envase de leite materno ordenhado.
   d) Armazenamento e distribuição de leite materno ordenhado.
   e) Preparo e envase de nutrição enteral.

4. Conforme a RDC nº 283 de 26 de setembro de 2005, da ANVISA, qual é o tempo mínimo de trabalho que o nutricionista deverá praticar ao dia quando atuar em ILPIs?
   a) Duas horas.

b) Três horas.
c) Quatro horas.
d) Cinco horas.
e) Seis horas.

5. A UAN localizada em asilos, também chamados de ILPIs (Instituições de Longa Permanência de Idosos), destina-se ao fornecimento de refeições aos residentes e aos funcionários. Por essa característica é considerada:
a) UAN comercial.
b) UAN institucional.
c) UAN hospitalar.
d) UAN terceirizada (concessão).
e) UAN de autogestão.

Referências

BRASIL. Ministério da Saúde. Agência Nacional de Vigilância Sanitária. Resolução RDC nº. 50, de 21 de fevereiro de 2002. Dispõe sobre o Regulamento Técnico para planejamento, programação, elaboração e avaliação de projetos físicos de estabelecimentos assistenciais de saúde. *Diário Oficial da União,* Brasília, DF, 20 mar. 2002a. Disponível em: <http://www.anvisa.gov.br/anvisalegis/ resol/2002/50_02rdc.pdf>. Acesso em: 05 fev. 2017.

BRASIL. Ministério da Saúde. Agência Nacional de Vigilância Sanitária. Resolução RDC nº 283, de 26 de setembro de 2005, que aprova o Regulamento Técnico que define normas de funcionamento para as Instituições de Longa Permanência para Idosos. *Diário Oficial da União,* Brasília, DF, 21 jun. 2004. Disponível em: <http://www4.anvisa.gov.br/base/visadoc/ CP/CP%5B7626-1-0%5D.PDF>. Acesso em: 05 fev. 2017.

BRASIL. Ministério da Saúde. Agência Nacional de Vigilância Sanitária. Resolução RDC nº 307, de 14 de novembro de 2002. Altera a Resolução – RDC nº 50 de 21 de fevereiro de 2002 que dispõe sobre o Regulamento Técnico para planejamento, programação, elaboração e avaliação de projetos físicos de estabelecimentos assistenciais de saúde. *Diário Oficial da União,* Brasília, DF, 18 nov. 2002b. Disponível em: <https://goo.gl/EWhXta>. Acesso em: 05 fev. 2017.

BRASIL. Conselho Federal de Nutricionistas. Resolução *CFN Nº600/2018*. Dispõe sobre a definição das áreas de atuação do nutricionista e suas atribuições, indica parâmetros numéricos mínimos de referência, por área de atuação, para a efetividade dos serviços prestados à sociedade e dá outras providências. Brasília, DF, 2018. Disponível em: <https://www.cfn.org.br/wp-content/uploads/resolucoes/Res_600_2018.htm>. Acesso em: 17 fev. 2021.

Leituras recomendadas

ABREU, E. S.; SPINELLI, M. G. N.; PINTO, A. M. P. *Gestão de unidades de alimentação e nutrição:* um modo de fazer. 4. ed. São Paulo: Metha, 2011.

BENETTI, F. et al. Instituições de longa permanência para idosos: olhares sobre a profissão do nutricionista. *Estudos Interdisciplinares sobre o Envelhecimento*, Porto Alegre, v. 19, n. 2, p. 397-408, 2014.

CAMARANO, A. A.; KANSO, S. As instituições de longa permanência para idosos no Brasil. *Revista Brasileira de Estudos de População*, Rio de Janeiro, v. 27, n. 1, p. 233-235, jan./jun. 2010. Disponível em: <http://www.scielo.br/pdf/rbepop/v27n1/14.pdf>. Acesso em: 05 fev. 2017.

CAMARGOS, M. C. S. et al. Aspectos relacionados à alimentação em Instituições de Longa Permanência para Idosos em Minas Gerais. *Cadernos de Saúde Coletiva*, Rio de Janeiro, v. 23, n. 1, p. 38-43, 2015. Disponível em: <http://www.scielo.br/pdf/cadsc/v23n1/1414-462X-cadsc-23-01-00038.pdf>. Acesso em: 05 fev. 2017.

MEZZOMO, I. F. B. *Os serviços de alimentação:* planejamento e administração. 6. ed. São Paulo: Manole, 2015.

PETEAN, E.; COSTA, A. L. R. C.; RIBEIRO, R. L. R. Repercussões da ambiência hospitalar na perspectiva dos trabalhadores de limpeza. *Trabalho, Educação e Saúde*, Rio de Janeiro, v. 12 n. 3, p. 615-635, set./dez. 2014. Disponível em: <http://www.scielo.br/pdf/tes/v12n3/ 1981-7746-tes-12-03-00615.pdf>. Acesso em: 05 fev. 2017.

ROSA, C. O. B.; MONTEIRO, M. R. P. *Unidades produtoras de refeições*: uma visão prática. Rio de Janeiro: Rúbio, 2014.

SOUSA, A. A. et al. Alimentação hospitalar: elementos para a construção de iniciativas humanizadoras. *Demetra*: Alimentação, Nutrição & Saúde, Rio de Janeiro, v. 8, n. 2, p. 149-162, 2013.

TORAL, N.; GUBERT, M. B.; SCHMITZ, B. A. S. Perfil da alimentação oferecida em instituições geriátricas do Distrito Federal. *Revista Nutrição*, Campinas, v. 19, n. 1, p. 29-37, jan./fev. 2006. Disponível em: <http://www.scielo.br/ pdf/rn/v19n1/28796.pdf>. Acesso em: 05 fev. 2017.

WENDISCH, C. *Avaliação da qualidade de unidades de alimentação e nutrição (UAN) hospitalares*: construção de um instrumento. 135 p. 2010. Dissertação (Mestrado)- Escola Nacional de Saúde Pública Sergio Arouca, Rio de Janeiro, 2010. Disponível em: <https://goo.gl/aLsF83>. Acesso em: 05 fev. 2017.

Tipos de serviços: merenda escolar e cesta básica

Objetivos de aprendizagem

Ao final deste texto, você deve apresentar os seguintes aprendizados:

- Descrever como foi criada a alimentação escolar e suas principais finalidades.
- Identificar o conceito e os propósitos da cesta básica.
- Caracterizar a atuação do nutricionista na alimentação escolar e na área de cestas básicas.

Introdução

O Programa Nacional de Alimentação Escolar – PNAE – tem princípios e diretrizes determinadas pelo Fundo Nacional de Desenvolvimento da Educação – FNDE/MEC. Tais princípios e diretrizes garantem o oferecimento de uma alimentação escolar saudável e adequada. O Programa de Alimentação do Trabalhador (PAT), por sua vez, é um programa de complementação alimentar no qual o governo, empresa e trabalhadores partilham responsabilidades e tem como princípio norteador o atendimento ao trabalhador de baixa renda, melhorando suas condições nutricionais e gerando, consequentemente, saúde, bem-estar e maior produtividade.

Neste texto, você vai estudar o histórico, conceitos e finalidades da merenda escolar e da cesta básica, assim como as atribuições do nutricionista nestas áreas de atuação.

Histórico da alimentação escolar e sua estrutura de funcionamento

Por volta de 1940, algumas escolas começaram a se organizar montando as "caixas escolares", que tinham como objetivo arrecadar dinheiro para fornecer a alimentação aos estudantes enquanto permaneciam na escola. Nesse período, ainda o governo federal não participava do gerenciamento da merenda escolar. Em 31 de março de 1955, Juscelino Kubitschek de Oliveira assinou o Decreto nº 37.106, criando a Campanha da Merenda Escolar (CME). O nome dessa campanha foi se modificando até que, em 1979, foi denominado Programa Nacional de Alimentação Escolar (PNAE), conhecido popularmente por "merenda escolar". O Brasil recebia doações de alimentos para distribuição, que normalmente vinham dos Estados Unidos e constavam de alimentos industrializados como leite em pó desnatado, farinha de trigo e soja. Ao passar dos anos, as doações diminuíram surgindo a necessidade de aquisição pelo governo federal de alimentos, mantendo assim o PNAE com recursos nacionais. A partir de 1960, iniciou a compra de produtos brasileiros.

O PNAE tem por objetivo contribuir para o crescimento, o desenvolvimento, a aprendizagem, o rendimento escolar dos estudantes e a formação de hábitos alimentares saudáveis, por meio da oferta da alimentação escolar e de ações de educação alimentar e nutricional, e proporcionar pelo menos uma refeição que cobrisse uma parte das necessidades nutricionais diárias dos alunos da rede pública e filantrópica. A partir de 1993 iniciou o processo de descentralização da merenda escolar, antes centralizada em Brasília com compras de grandes quantidades, favorecendo corrupção, desvios e superfaturamento. Assim, a transferência passa dos níveis federais para os estaduais e principalmente municipais como responsabilidade dos administradores comprar e realizar processos licitatórios, elaboração de cardápios, contratação de recursos humanos, oferta e instalação de infra estrutura, equipamentos e outros utensílios, para implantação do programa de alimentação escolar.

A partir da década de 1990 a escolarização da merenda possibilitou que as secretarias estaduais e municipais de educação recebem direto do MEC os recursos e assumam todas as operações do programa, reduzindo assim a margem de possibilidades de corrupção e melhorando a qualidade da alimentação para esses alunos, sendo considerado o processo que mais evoluiu. Não podemos esquecer que existem outros órgãos e entidades que participam do PNAE, tais como:

- **Conselho de Alimentação Escolar (CAE)** – fiscaliza a execução de toda alimentação escolar, desde o recebimento dos recursos federais até a distribuição das refeições nas escolas, tendo como participantes o colegiado deliberativo e autônomo composto por pais de alunos, professores e representantes do poder legislativo e executivo.

- **Tribunal de Contas da União e Secretaria Federal de Controle Interno** – órgãos fiscalizadores.
- **Ministério Público da União** – responsável pela apuração de denúncias.
- **Conselho Federal e Regional de Nutricionista** – com responsabilidade pela fiscalização do exercício do nutricionista, também para merenda escolar.

Os princípios do PNAE são:

- **participação social** – toda a sociedade participando;
- **universal** – todos os estudantes, sem distinção de raça, condição social, cor, etnia e religião, inseridos no PNAE são beneficiados;
- **equidade** – todos os alunos são iguais com a observação quanto às necessidades especiais de cada um, ou seja, faixa etária e problemas de saúde como diabetes, hipertensão ou doença celíaca, como exemplos.

A descentralização melhorou a qualidade da alimentação escolar permitindo o desenvolvimento da produção local e regional. Podemos observar que também são atendidos os estudantes matriculados em escolas indígenas e das escolas de áreas de quilombos. Atualmente o valor repassado pela União a estados e municípios, por dia letivo, de cada aluno, define-se de acordo com a etapa e a modalidade de ensino: creches, educação infantil, escolas indígenas e quilombolas, ensino fundamental, médio e educação de jovens e adultos, ensino integral, alunos do Programa Mais Educação e alunos que frequentam o Atendimento Educacional especializado em outro turno. As características do ensino podem explicar porque há diferenças dos valores repassados, já que os estudantes têm hábitos alimentares diferentes, tais como os da cidade para os da região rural, hábitos culturais distintos, os quais refletem sua forma de alimentar-se, estudantes com maior índice de desnutrição, população com situação de insegurança alimentar, correndo o risco de não ter alimentos todos os dias e sendo a alimentação escolar sua única refeição completa no dia, com cardápio elaborado por nutricionista contemplando as necessidade diárias para cada tipo de população desses estudantes, além de contribuir para desigualdades sociais enfrentadas pela população indígena ou por quilombos.

Encontramos também a Lei 11.947, de 16/06/2009, que afirma que deve ser investido 30% do valor repassado pelo Programa Nacional de Alimentação Escolar na compra direta de produtos da agricultura familiar, medida capaz de estimular o desenvolvimento econômico e sustentável das comunidades. O programa tem, assim, a meta de fornecer cerca de 350 calorias e 9 gramas de proteína por refeição, sendo 15% das necessidades diárias de calorias e proteínas dos alunos beneficiados.

O CAE acompanha e fiscaliza todo o processo da alimentação escolar, desde a compra dos gêneros alimentícios até a sua elaboração. O nutricionista deve agir em conjunto com esse conselho para a execução das atividades de maneira correta. Ao receber os recursos, o estado e os municípios escolhem a forma de gestão da alimentação escolar, que poderá ser:

- **Centralizada:** a prefeitura ou Secretaria Estadual de Educação gerencia a alimentação escolar e executa várias atividades como compra de alimentos, planejamento de cardápios e orçamento, a supervisão e avaliação da alimentação escolar, o armazenamento e a distribuição dos gêneros ou da alimentação pronta. Podem ser distribuídas às escolas de três formas: 1- os alimentos são recebidos pela prefeitura ou Secretaria Estadual de Educação, que os armazenam em um estoque central, os quais serão, posteriormente, distribuídos às escolas que preparam as refeições; 2- a prefeitura ou Secretaria Estadual de Educação combina com os fornecedores para que os alimentos sejam entregues diretamente às escolas. Nesse caso, não há estoque central de alimentos, o estoque é feito em cada escola; 3- a prefeitura ou Secretaria Estadual de Educação possui cozinhas-piloto, as quais recebem os gêneros alimentícios e preparam as refeições. Dessa forma, as refeições prontas são transportadas para as escolas.
- **Escolarizada ou descentralizada**: denomina-se gestão escolarizada o processo pelo qual o município, estado ou Distrito Federal repassa diretamente às suas escolas os recursos recebidos. São as próprias escolas que administram os recursos, fazendo as compras dos gêneros alimentícios que serão usados na alimentação escolar. Assim se faz necessário: formar em cada escola unidades executoras que são entidades representativas da comunidade escolar, como, por exemplo, a caixa escolar, associação de pais e mestres, conselho escolar, entre outros. Essas unidades passam a ser responsáveis pelo recebimento e pela execução dos recursos financeiros transferidos pela prefeitura ou Secretária Estadual de Educação; transformar as escolas públicas em entidades vinculadas e autônomas, ou seja, em unidades gestoras a exemplo das autarquias ou fundações públicas; cada unidade executora deverá abrir uma conta única e específica para receber os recursos da alimentação escolar, transferidos pela prefeitura ou Secretária Estadual de Educação.

- **Semidescentralizada**: o município, estado ou Distrito Federal compra os alimentos não perecíveis, os quais são encaminhados à escola, e repassa o recurso para a escola adquirir os gêneros alimentícios perecíveis. Nesse caso, as próprias escolas realizam as compras de parte dos alimentos que serão utilizados na alimentação, a escola compra apenas os gêneros que estragam facilmente, ou seja, os gêneros perecíveis.
- **Terceirização**: sistema no qual o município, estado ou Distrito Federal contrata uma empresa para fornecer a alimentação pronta aos escolares. Nesse tipo de gestão, as compras dos gêneros alimentícios são realizadas pela prefeitura ou pela Secretaria Estadual de Educação. As refeições podem ser preparadas pela empresa terceirizada em uma cozinha-piloto ou na própria escola. A prefeitura ou a Secretária Estadual de Educação define o cardápio e fiscaliza a execução da alimentação escolar feita pela empresa contratada. Esses órgãos não deixam de ter responsabilidades sobre as atividades. Apenas em vez de executá-las, irão supervisioná-las. Esse tipo de gestão não pode ser adotado para o atendimento dos estudantes indígenas e quilombolas.
- **Cantina escolar × cozinha da escola**: são locais de preparo e comercialização de alimentos no interior das escolas, mais comumente chamadas de "lanchonetes". Devem praticar hábitos e desenvolver ações no dia a dia da escola que valorizem a alimentação escolar como estratégia de promoção da saúde. As cantinas, por estarem no interior de uma instituição formativa educativa, são também responsáveis pela oferta de alimentos seguros – sem riscos de contaminação, saborosos, coloridos, acessíveis e saudáveis para o consumo da comunidade escolar, praticando a educação nutricional, construindo a cidadania e adequando os espaços relacionados à alimentação com vistas a torná-los reflexos de um ambiente escolar saudável. A organização das cantinas com equipamentos, utensílios e instalações adequadas bem como o desenvolvimento de capacitações de cantineiros para a promoção da saúde são necessários para a melhoria das cantinas escolares. Conhecer inicialmente as condições das cantinas e a legislação local (municipal ou estadual) é um dos pontos para a melhoria desse espaço para promover a alimentação saudável.

Para que os estudantes possam desenvolver e despertar o interesse pelo alimento, a prática do conceito ensinado pelo professor na sala de aula poderá ser acompanhada de atividades de educação nutricional, abordadas pelo nutricionista. Esse trabalho poderá ser realizado por atividades de educação nutricional, criando uma regra: todos os dias as crianças devem levar uma fruta no lanche + uma opção energética (p. ex., sanduíche, biscoitos integrais, torrada integral) e ministrar aulas de culinária com o objetivo de incentivar a alimentação saudável. Em vez de fazer um bolo de chocolate com cobertura, pode-se fazer um bolo de farinha integral e aveia; fazer atividades dentro da sala de aula que levem em consideração os grupos alimentares. Atividades que dependem da faixa etária, mas que funcionam muito bem são as dinâmicas com alimentos de mentira, criar cartazes, jogos educativos com os alimentos, pinturas. Hortas são sempre bem-vindas. Se não houver espaço físico, pode-se criar o ambiente de horta caseira em vasos ou até mesmo reaproveitando garrafas *pet* e potes de sorvete. Pode-se criar o dia saudável – com um lanche comunitário em que cada criança leva um prato saudável (é importante fazer a criança explicar o motivo de sua escolha). Outras opções são montar pirâmide dos alimentos com embalagens vazias de alimentos; degustar alimentos preparados na aula de culinária; quando ocorrer a introdução de um novo alimento no dia a dia, votar a sua aceitação (para escolas que fornecem refeição).

Fique atento

Os hábitos alimentares fazem parte do legado cultural dos povos, sendo passados através das gerações. Uma preparação que faz parte da cultura alimentar brasileira é o consumo de feijão com arroz, que se constitui em uma combinação nutricionalmente rica e adequada. Nas diversas regiões do país, também existem os hábitos alimentares regionais, que precisam ser preservados e incentivados na composição dos cardápios da merenda escolar, fazendo com que a memória e a identidade cultural se perpetuem.

Cesta básica: definição e abrangência

Sabe-se que cesta básica é o nome dado a um conjunto formado por produtos utilizados por uma família durante um mês. O fornecimento de cesta básica (ou cesta de alimentos) é um benefício concedido pelo empregador ao trabalhador, a título de alimentação. Esse conjunto, em geral, possui gêneros alimentícios, produtos de higiene pessoal e limpeza, sendo a concessão feita por liberalidade ou por intermédio de convenção coletiva de trabalho. Em nosso país, o fornecimento de cesta básica é uma das formas de prover alimentação ao trabalhador, estando vinculada à legislação específica do PAT (Programa de Alimentação do Trabalhador).

O governo federal criou o Programa de Alimentação do Trabalhador (PAT) pela Lei n°. 6.321, de 14 de abril de 1976, que faculta às pessoas jurídicas a dedução das despesas com a alimentação dos próprios trabalhadores em até 4% do Imposto de Renda (IR) devido e está regulamentado pelo Decreto n°. 05, de 14 de janeiro de 1991, e pela Portaria n° 03, de 1° de março de 2002. O PAT é um programa de complementação alimentar no qual o governo, a empresa e os trabalhadores partilham responsabilidades e tem como princípio norteador o atendimento ao trabalhador de baixa renda, melhorando suas condições nutricionais e gerando, consequentemente, saúde, bem-estar e maior produtividade. A adesão ao PAT é voluntária e as empresas participam pela consciência de sua responsabilidade social. As empresas podem participar do PAT de três formas:

- beneficiária: é aquela que concede um benefício-alimentação ao trabalhador por ela contratado;
- fornecedora: é a empresa que prepara e comercializa a alimentação (refeição pronta ou cestas de alimentos) para outras empresas;
- prestadora de serviços de alimentação coletiva: empresa que administra documentos de legitimação, sejam impressos ou na forma de cartões eletrônicos/magnéticos, para aquisição de gêneros alimentícios em supermercados (alimentação-convênio) ou para refeições em restaurantes (refeição-convênio), sendo que o colaborador também pode ter participação financeira nesse processo, contudo não poderá superar 20% do valor do benefício concedido pela empresa.

As pessoas jurídicas beneficiárias que participam do PAT, mediante prestação de serviços próprios ou de terceiros, deverão assegurar que a refeição produzida ou fornecida contenha o seguinte valor nutritivo, cabendo-lhes a responsabilidade pela fiscalização permanente dessas condições:

1. As refeições principais (almoço, jantar e ceia) deverão conter de 600 a 800 calorias, admitindo-se um acréscimo de 20% (400 kcal) em relação ao valor energético total – VET de 2000 calorias por dia e deverão corresponder à faixa de 30-40% do VET diário.
2. As refeições menores (desjejum e lanche) deverão conter de 300-400 calorias, admitindo-se um acréscimo de 20% (400 kcal) em relação

ao valor energético total – VET de 2000 calorias por dia e deverão corresponder à faixa de 15-20% do VET diário.
3. As cotas das cestas de alimentos deverão conter o total dos valores diários citados nos itens I e II anteriormente, observado o percentual proteico-calórico estabelecido.
4. O percentual proteico-calórico (NDPCal) das refeições deverá ser de no mínimo 6% e no máximo 10%.

Independentemente da modalidade adotada para o provimento da refeição, a pessoa jurídica beneficiária poderá oferecer aos seus trabalhadores uma ou mais refeições diárias. Quando a distribuição de gêneros alimentícios constituir benefício adicional àqueles referidos nos itens I e II, os índices de NDPCal desse complemento poderão ser inferiores a 6%. Sabe-se das vantagens na utilização do PAT para o trabalhador e para a empresa.

Como **vantagens para o colaborador,** salientamos:

- maior liberdade na escolha da refeição/cesta de alimentos;
- menor gasto com alimentação: aumento da renda real;
- aumento da resistência a doenças crônicas;
- alimentação de melhor qualidade; alimentação mais variada;
- mais agilidade no deslocamento para fazer as refeições, aumentando o tempo de descanso ou lazer;
- aumento da capacidade física; aumento da resistência à fadiga;
- redução do risco de acidentes de trabalho;
- aumento na expectativa de vida e de vida útil/ativa;
- melhoria na qualidade de vida do trabalhador e de sua família.

Também podemos definir como **vantagens para a empresa**:

- aumento da produtividade;
- aumento na satisfação com o trabalho/motivação;
- aumento da integração entre trabalhador e empresa;
- redução dos acidentes de trabalho;
- redução nos atrasos e faltas (absenteísmo);
- aumento na atratividade da empresa aos empregados;
- possibilidade de oferecer refeições aos trabalhadores, mesmo sem espaço físico (refeitório);
- possibilidade de garantir ao empregado refeição adequada, mesmo fora do local de trabalho;

- facilidade de implantação e controle;
- incentivo fiscal sobre despesa com alimentação dos trabalhadores.

Especificamente quanto ao fornecimento de cesta básica (ou cesta de alimentos), salienta-se que a sua composição em termos de produtos depende da região do país, pois, com a diversidade de culturas, alguns itens poderão ser regionalizados. Entretanto, existe uma composição mínima (básica) que precisa ser observada, a seguir: arroz, feijão, óleo, açúcar, massa, sal, leite em pó, farinha de mandioca, café, biscoito; como higiene e limpeza: detergente líquido, sabão em pó, sabão em barra, água sanitária, papel higiênico, sabonete, creme dental, desodorante e absorvente. A cesta deve apresentar embalagem especial, especificamente destinada para esse fim, e precisa garantir ao trabalhador ao menos uma refeição ao dia.

Ressalta-se, ainda, que o fornecimento de cestas básicas deve ser realizado por empresas específicas desse ramo e que devem ser cadastradas no PAT, na modalidade de empresas fornecedoras, além de necessitarem de um responsável técnico para a execução do programa, que, por sua vez, deve ser habilitado legalmente em nutrição. Tais empresas fornecem às empresas contratantes o número de cestas básicas solicitadas para serem distribuídas mensalmente aos trabalhadores.

Saiba mais

Nos casos de afastamento do trabalho, para o gozo de benefícios (acidentário, doença e maternidade), o recebimento da utilidade/alimentação não descaracteriza a inscrição da empresa no programa. Subentende-se que o benefício, nessa situação em especial, não é obrigatório, porém, como o PAT é um programa de saúde, o MTE estabelece a possibilidade de continuidade da concessão do benefício uma vez que é uma época em que a pessoa mais necessita de uma alimentação de qualidade.

Atuação do nutricionista nas áreas da alimentação escolar e cesta básica

O nutricionista é um profissional da área da saúde capacitado a atuar visando à segurança alimentar e à atenção dietética. Estuda as necessidades nutricionais de indivíduos ou grupos para a promoção, manutenção e recuperação da saúde. Trabalha no âmbito da nutrição humana e alimentação, interpretando e compreendendo fatores biológicos, sociais, culturais e políticos para criar soluções que garantam uma melhor qualidade de vida para as pessoas em todos os ciclos da vida.

A profissão de nutricionista foi criada pela Lei nº 5.276, de 24 de abril de 1967. Depois, em 17 de setembro de 1991, a Lei nº 8.234 regulamentou a profissão e definiu como atividades privativas desse profissional:

- direção, coordenação e supervisão de cursos de graduação em nutrição;
- planejamento, organização, direção, supervisão e avaliação de serviços de alimentação e nutrição;
- planejamento, coordenação, supervisão e avaliação de estudos dietéticos;
- ensino das matérias profissionais dos cursos de graduação em nutrição;
- ensino das disciplinas de nutrição e alimentação nos cursos de graduação da área de saúde e outras afins;
- auditoria, consultoria e assessoria em nutrição e dietética;
- assistência e educação nutricional a coletividades ou indivíduos, sadios ou enfermos, em instituições públicas e privadas e em consultório de nutrição e dietética;
- assistência dietoterápica hospitalar, ambulatorial e a nível de consultórios de nutrição e dietética, prescrevendo, planejando, analisando, supervisionando e avaliando dietas para enfermos.

Em relação às atribuições principais por área de atuação alimentação coletiva, especificamente nas áreas da merenda escolar e da cesta básica, a resolução RDC 380/2005, do Conselho Regional de Nutricionistas (CRN), define como atribuições principais do nutricionista:

1. **Alimentação escolar** – compete ao nutricionista, no exercício de suas atribuições na alimentação escolar, planejar, organizar, dirigir, supervisionar e avaliar os serviços de alimentação e nutrição. Realizar assistência e educação nutricional a coletividade ou indivíduos sadios ou enfermos em instituições públicas e privadas.
2. **Alimentação do trabalhador** – compete ao nutricionista, no exercício de suas atribuições na alimentação do trabalhador, planejar, organizar, dirigir, supervisionar, avaliar os serviços de alimentação e nutrição do Programa de Alimentação do Trabalhador (PAT). Realizar e promover a educação nutricional e alimentar ao trabalhador em instituições públicas

e privadas, por meio de ações, programas e eventos, visando à prevenção de doenças e à promoção e manutenção de saúde.
- Em empresas prestadoras de serviço de alimentação coletiva e refeição-convênio.
- Em empresas fornecedoras de cestas de alimentos e similares (cesta básica).

Atribuições específicas do nutricionista na merenda escolar

Sabemos que a alimentação escolar é oferecida desde os bebês até os adolescentes, sendo que cada faixa etária possui necessidades nutricionais peculiares. Também é importante que se considere a presença de doenças relacionadas com a alimentação, tais como diabetes, hipertensão arterial, doença celíaca, intolerância à lactose, obesidade, para que adaptações pertinentes sejam realizadas nos cardápios. Respeitar os hábitos alimentares de cada localidade assim como a produção agrícola da região deve ser quesito observado para a concepção de cardápios escolares.

Assim, na atuação em escolas e creches, o nutricionista deverá:

- Promover avaliação nutricional e do consumo alimentar das crianças.
- Promover adequação alimentar considerando necessidades específicas da faixa etária atendida.
- Promover programas de educação alimentar e nutricional, visando a crianças, pais, professores, funcionários e diretoria.
- Executar atendimento individualizado de pais de alunos, orientando sobre alimentação da criança e da família.
- Integrar a equipe multidisciplinar com participação plena na atenção prestada à clientela.
- Planejar, implantar e coordenar a unidade alimentar nutricional (UAN), de acordo com as atribuições estabelecidas para a área de alimentação coletiva.

Atribuições específicas do nutricionista em empresas fornecedoras de cesta básica

Em empresas de comércio de cesta básica, o nutricionista deverá:

- cumprir e fazer cumprir a legislação do PAT;

- participar da seleção de fornecedores de alimentos;
- coordenar a adequação da composição da cesta básica às necessidades nutricionais da clientela;
- coordenar as atividades de controle de qualidade dos alimentos que compõem a cesta básica;
- coordenar e executar as atividades de informação ao cliente, quanto ao valor nutritivo e ao manejo/preparo dos alimentos;
- promover programas de educação alimentar para clientes;
- planejar e executar eventos, visando à conscientização dos empresários da área quanto ao seu papel na saúde coletiva;
- colaborar com as autoridades de fiscalização profissional e/ou sanitária;
- desenvolver pesquisas e estudos relacionados à sua área de atuação;
- colaborar na formação de profissionais na área da saúde, orientando estágios e participando de programas de treinamento;
- efetuar controle periódico dos trabalhos executados.

Exemplo

A doença celíaca é uma enfermidade autoimune, caracterizada pela intolerância crônica ao glúten (fração da proteína). Pode se manifestar em crianças e adultos e tem como sintomas clássicos os transtornos do trato digestório (diarreia, dor abdominal e flatulência), além de emagrecimento e inapetência. O glúten é encontrado no trigo, centeio e na cevada (e nos derivados desses alimentos) e também na aveia (mas nesta por contaminação cruzada), fazendo que esses alimentos e seus produtos precisem ser excluídos da alimentação diária e substituídos por outros que apresentem funções semelhantes (alimentos substitutos). Essa é apenas uma das condições que demonstram a importância do nutricionista na merenda escolar, pois os cardápios precisam ser adaptados de acordo com as necessidades dos estudantes.

Exercícios

1. Os alimentos são recebidos pela Prefeitura ou Secretaria Estadual de Educação, que os armazenam em um estoque central, os quais serão, posteriormente, distribuídos às escolas que preparam as refeições; a Prefeitura ou Secretaria Estadual de Educação combina com os fornecedores para que os alimentos sejam entregues diretamente às

escolas, nesse caso, não há estoque central de alimentos, o estoque é feito em cada escola; a Prefeitura ou Secretaria Estadual de Educação possui cozinhas-piloto, as quais recebem os gêneros alimentícios e preparam as refeições. As refeições prontas são transportadas para as escolas. A gestão da alimentação escolar, neste texto, refere-se ao tipo:
a) Escolarizada ou descentralizada.
b) Semi-descentralizada.
c) Terceirização.
d) Centralizada.
e) Cantina escolar/cozinha de escola.

2. O programa de alimentação escolar tem como meta de fornecer valores definidos de calorias e gramas de proteína por refeição, assim como alcançar um percentual de necessidades diárias de calorias e proteínas aos alunos beneficiados, são eles:
a) Cerca de 450 calorias e 25 gramas proteína por refeição, 20% das necessidades diárias.
b) Cerca de 420 calorias e 15 gramas proteína por refeição, 22% das necessidades diárias.
c) Cerca de 350 calorias e 9 gramas proteína por refeição, 15% das necessidades diárias.
d) Cerca de 380 calorias e 10 gramas proteína por refeição, 20% das necessidades diárias.
e) Cerca de 370 calorias e 25 gramas proteína por refeição, 10% das necessidades diárias.

3. Qual o nome dado a um conjunto formado por produtos utilizados por uma família durante um mês, contendo em geral, gêneros alimentícios, produtos de higiene pessoal e limpeza, que se constitui em uma das modalidades do PAT?
a) Cesta básica (ou cesta de alimentos).
b) Alimentação do trabalhador.
c) Complementação alimentar.
d) Refeição principal.
e) Desjejum e lanche. Estas são refeições menores, que também poderão ser disponibilizadas aos trabalhadores, de acordo com a determinação das empresas.

4. Trata-se de uma das principais atribuições do nutricionista que atua na Merenda Escolar:
a) Planejar e executar eventos, visando a conscientização dos empresários da área quanto ao seu papel na saúde coletiva.
b) Realizar assistência e educação nutricional a coletividade ou indivíduos sadios ou enfermos em instituições públicas e privadas.
c) Participar da seleção de fornecedores de alimentos.
d) Realizar e promover a educação nutricional e alimentar ao trabalhador em instituições públicas e privadas, por meio de ações, programas e eventos, visando à prevenção de doenças e promoção e manutenção de saúde.
e) Coordenar e executar as atividades de informação ao cliente, quanto ao valor nutritivo e ao manejo/preparo dos alimentos.

5. Representa uma das atribuições específicas do nutricionista que atua em empresas fornecedoras de cestas de alimentação (cesta básica):

a) Planejar, organizar, dirigir, supervisionar e avaliar os serviços de alimentação e nutrição.
b) Respeitar os hábitos alimentares de cada localidade, assim como a produção agrícola da região deve ser quesitos observados para a concepção de cardápios escolares.
c) Planejar, organizar, dirigir, supervisionar, avaliar os serviços de alimentação e nutrição do Programa de Alimentação do Trabalhador (PAT).
d) Promover adequação alimentar considerando necessidades específicas da faixa etária atendida.
e) Coordenar a adequação da composição da cesta-básica às necessidades nutricionais da clientela.

Referências

BRASIL. Conselho Federal de Nutricionistas (CFN). *Resolução CFN Nº 380/2005*. Brasília, DF, 2005. Disponível em: <http://www.cfn.org.br/novosite/pdf/res/2005/res380.pdf>. Acesso em: 13 jan. 2017.

BRASIL. *Lei nº 11.947, de 16 de junho de 2009*. Brasília, DF, 2009. Disponível em: <https://www.fnde.gov.br/fndelegis/action/UrlPublicasAction.php?acao=getAtoPublico&sgl_tipo=LEI&num_ato=00011947&seq_ato=000&vlr_ano=2009&sgl_orgao=NI>. Acesso em: 13 jan. 2017.

BRASIL. *Lei nº 5.276, de 24 de abril de 1967*. Dispõe sôbre a profissão de Nutricionista, regula o seu exercício, e dá outras providências. Brasília, DF, 1967. Disponível em: <http://www2.camara.leg.br/legin/fed/lei/1960-1969/lei-5276-24-abril-1967-358700-publicacaooriginal-1-pl.html>. Acesso em: 13 jan. 2017.

BRASIL. *Lei nº 8.234, de 17 de setembro de 1991*. Regulamenta a profissão de Nutricionista e determina outras providências. Brasília, DF, 1991. Disponível em: <http://www.planalto.gov.br/ccivil_03/leis/1989_1994/L8234.htm>. Acesso em: 13 jan. 2017.

Leituras recomendadas

ARAÚJO, M. da P. N.; COSTA-SOUZA, J.; TRAD, L. A. B. A alimentação do trabalhador no Brasil: um resgate da produção científica nacional. *História, Ciências, Saúde*, Rio de Janeiro, v. 17, n. 4, p.975-992, out./dez. 2010. Disponível em: <http://www.scielo.br/pdf/hcsm/v17n4/08.pdf>. Acesso em: 13 jan. 2017.

BIZZO, M. L. G.; LEDER, L. Educação nutricional nos parâmetros curriculares nacionais para o ensino fundamental. *Revista de Nutrição*, Campinas, v. 18, n. 5, set./out. 2005. Disponível em <http://www.scielo.br/pdf/rn/v18n5/a09v18n5.pdf>. Acesso em: 13 jan. 2017.

BRASIL. *Medida Provisória n. 2178-36, de 24 de agosto de 2001*. Dispõe sobre o repasse de recursos financeiros do PNAE. Brasília, DF, 2001. Disponível em: <http://www.planalto.gov.br/ccivil_03/MPV /2178-36.htm>. Acesso em: 13 jan. 2017.

BRASIL. Ministério da Educação e Ministério da Saúde. *Portaria Interministerial n. 1.010, de 8 de maio de 2006*. Institui as diretrizes para a Promoção da Alimentação Saudável nas Escolas de educação infantil, fundamental e nível médio das redes públicas e privadas, em âmbito nacional. Brasília, DF, 2006. Disponível em: < https://www.fnde.gov.br/fndelegis/action/UrlPublicasAction.php?acao= abrirAtoPublico&sgl_tipo=PIM&num_ato=00001010&seq_ato= 000&vlr_ano=2006&sgl_orgao=MEC/MS>. Acesso em: 13 jan. 2017.

BRASIL. Ministério da Educação. Fundo Nacional de Desenvolvimento da Educação (FNDE). Conselho Nacional dos Procuradores Gerais do Ministério Público dos Estados, do Distrito Federal e da União Grupo Nacional de Direitos Humanos. *Cartilha Nacional da Alimentação Escolar*. 2. ed. Brasília, DF, 2015. Disponível em: < www.fnde.gov.br/arquivos/category/116-alimentacao-escolar?...9572...cartilha-2015>. Acesso em: 13 jan. 2017.

BRASIL. Agência Nacional de Vigilância Sanitária (Anvisa). Resolução RDC n. 216, de 15 de setembro de 2004. Dispõe sobre Regulamento Técnico de Boas Práticas para Serviços de Alimentação. *Diário Oficial da União*, Brasília, DF, set. 2004.

BRASIL. Ministério do Trabalho. Portaria N° 193, de 05 de dezembro de 2006. Altera os parâmetros nutricionais do Programa de Alimentação do Trabalhador – PAT. *Diário Oficial da União*, Brasília, DF, 07 dez. 2006. Disponível em <http://crn3.org.br/Areas/Admin/Content/upload/ file-0711201572630.pdf>. Acesso em: 13 jan. 2017.

CANELLA, D. S.; BANDONI, D. H.; JAIME, P. C. Densidade energética de refeições oferecidas em empresas inscritas no Programa de Alimentação do Trabalhador no município de São Paulo. *Revista Nutrição*, Campinas, v. 24, n. 5, p. 715-724, set./out. 2011. Disponível em: <http://www.scielo.br/pdf/rn/v24n5/ a05v24n5.pdf>. Acesso em: 13 jan. 2017.

CHAVES, L. G. et al. Reflexões sobre a atuação do nutricionista no Programa Nacional de Alimentação Escolar no Brasil. *Ciência & Saúde Coletiva*, Rio de Janeiro, v. 18, n. 4, p. 917-926, 2013. Disponível em: <http://www.scielo.br/pdf/csc/v18n4/03.pdf>. Acesso em: 13 jan. 2017.

DOMENE, S. M. A. A escola como ambiente de promoção da saúde e educação nutricional. *Psicologia USP*, São Paulo, v. 19, n. 4, p. 505-517, out./dez. 2008, Disponível em: <http://pepsic.bvsalud.org/pdf/psicousp/ v19n4/v19n4a09.pdf>. Acesso em: 13 jan. 2017.

STURION G.L. et al. Fatores condicionantes da adesão dos alunos ao Programa de Alimentação Escolar no Brasil. *Revista de Nutrição*, Campinas, v. 18, n. 2, mar./abr. 2005. Disponível em <http://www.scielo.br/pdf/rn/ v18n2/24373.pdf>. Acesso em: 13 jan. 2017.

VIEIRA, M. N. C. M.; JAPUR, C. C. *Nutrição e metabolismo*: gestão em qualidade na produção de refeições. Rio de Janeiro: Guanabara Koogan, 2015.

Legislação para atuação na área de alimentação coletiva

Objetivos de aprendizagem

Ao final deste texto, você deve apresentar os seguintes aprendizados:

- Reconhecer o papel do nutricionista no segmento de alimentação coletiva.
- Identificar as legislações sanitárias e de direito do consumidor.
- Reproduzir as principais definições legais quanto às Boas Práticas de Fabricação em serviços de alimentação coletiva.

Introdução

O segmento da alimentação coletiva é muito abrangente, compreendendo desde a oferta de refeições a coletividades sadias, nos âmbitos institucional e comercial, assim como a indivíduos enfermos ou pertencentes a grupos vulneráveis, representado pelas UANs de Restaurantes Industriais, Hospitais, Produção de Congelados, Refeições Transportadas e Catering, além da Merenda Escolar e da Alimentação do Trabalhador. Pelo fato de representar um grande nicho de mercado, existem legislações específicas que precisam ser observadas no desenvolvimento das atividades peculiares ao setor. Neste texto, você vai estudar as principais legislações nacionais relacionadas à alimentação coletiva, bem como as especificações quanto à atuação do nutricionista neste segmento.

Nutricionista: profissional responsável pela promoção da saúde na alimentação coletiva

O mercado de atuação do nutricionista vem crescendo a cada ano, evidenciando cada vez mais sua importância na promoção do bem-estar e da saúde da população. O nutricionista é um profissional da área da saúde capacitado a atuar visando à segurança alimentar e à atenção dietética. Estuda as necessidades nutricionais de indivíduos ou grupos para a promoção, manutenção e recuperação da saúde. Trabalha no âmbito da nutrição humana e alimentação, interpretando e compreendendo fatores biológicos, sociais, culturais e políticos para criar soluções que garantam uma melhor qualidade de vida para as pessoas em todos os ciclos da vida.

A profissão de nutricionista foi criada pela Lei nº 5.276, de 24 de abril de 1967. Em 17 de setembro de 1991, a Lei nº 8.234 regulamentou a profissão e definiu como atividades privativas desse profissional:

- direção, coordenação e supervisão de cursos de graduação em nutrição;
- planejamento, organização, direção, supervisão e avaliação de serviços de alimentação e nutrição;
- planejamento, coordenação, supervisão e avaliação de estudos dietéticos;
- ensino das matérias profissionais dos cursos de graduação em nutrição;
- ensino das disciplinas de nutrição e alimentação nos cursos de graduação da área de saúde e outras afins;
- auditoria, consultoria e assessoria em nutrição e dietética;
- assistência e educação nutricional a coletividades ou indivíduos, sadios ou enfermos, em instituições públicas e privadas e em consultório de nutrição e dietética;
- assistência dietoterápica hospitalar, ambulatorial e em nível de consultórios de nutrição e dietética, prescrevendo, planejando, analisando, supervisionando e avaliando dietas para enfermos.

A alimentação coletiva abrange todas as categorias da alimentação fora do lar e se refere às atividades de alimentação e nutrição realizadas nas unidades de alimentação e nutrição (UAN), como tal entendidas as empresas fornecedoras de serviços de alimentação coletiva, serviços de alimentação autogestão, restaurantes comerciais e similares, hotelaria marítima, serviços de *buffet* e de alimentos congelados, comissarias e cozinhas dos estabelecimentos assistenciais de saúde; atividades próprias da alimentação escolar e da alimentação do trabalhador.

O mercado de refeições coletivas está em pleno desenvolvimento e expansão, com crescimento aproximado de 10% a cada ano. Sem sombra de dúvidas, esse segmento representa o principal campo de trabalho para o nutricionista, tanto na disponibilização de vagas de emprego como na abrangência de atuação.

No âmbito da alimentação coletiva, segundo a definição do Conselho Federal de Nutricionistas, constante na Resolução CFN 380/2005, as atribuições do nutricionista são:

- **Unidade de alimentação e nutrição (UAN):** compete ao nutricionista planejar, organizar, dirigir, supervisionar e avaliar os serviços de alimentação e nutrição. Realizar assistência e educação nutricional a coletividade ou indivíduos sadios ou enfermos em instituições públicas e privadas. Neste segmento, o nutricionista atua em restaurantes industriais, hospitais, produção de congelados, refeições transportadas e *catering*. O profissional participa do planejamento dos recursos econômico-financeiros e da implantação e execução de projetos de estrutura física da UAN. Além de planejar os cardápios de acordo com as necessidades da clientela-alvo, o nutricionista também planeja, coordena e supervisiona as atividades de seleção, compra e armazenamento de alimentos assim como coordena e executa os cálculos de valor nutritivo, rendimento e custo das refeições/preparações culinárias entre outras atribuições.
- **Em restaurantes comerciais, hotéis e similares:** o nutricionista promove programas de educação alimentar para os consumidores/clientes, além de planejar e executar eventos para conscientização dos empresários da área comercial/hoteleira sobre a importância de tal profissional na saúde coletiva. Também faz parte da equipe multidisciplinar de controle de qualidade e coordena e ordena a visitação do cliente às áreas da UAN e executa as atribuições da área de alimentação coletiva.
- **Alimentação do trabalhador:** compete ao nutricionista planejar, organizar, dirigir, supervisionar e avaliar os serviços de alimentação e nutrição do Programa de Alimentação do Trabalhador (PAT). O profissional também realiza e promove a educação nutricional e alimentar ao trabalhador em instituições públicas e privadas, por meio de ações, programas e eventos, visando à prevenção de doenças e à promoção e manutenção de saúde.
- **Em empresas de refeição-convênio:** cumpre e faz cumprir a legislação do PAT, propõe descredenciamento dos estabelecimentos sem condições higiênico-sanitárias, colabora com as autoridades de fiscalização profissional e/ou sanitária. Também integra equipes de controle de qualidade em estabelecimentos comerciais, participa de equipes de educação para o consumo e promove programas de educação alimentar para clientes entre outras atribuições.

- **Empresas de comércio de cesta básica:** cumpre e faz cumprir a legislação do PAT, participa da seleção dos fornecedores de alimentos, coordena a adequação da composição da cesta básica às necessidades nutricionais da clientela, além de coordenar as atividades de qualidade dos produtos alimentícios que compõem a cesta básica, dar informações quanto ao valor nutricional e ao manejo/preparo dos produtos alimentícios e à educação alimentar aos clientes entre outras atribuições.
- **Alimentação escolar:** compete ao nutricionista planejar, organizar, dirigir, supervisionar e avaliar os serviços de alimentação e nutrição em instituições de ensino. O profissional deve realizar assistência e educação nutricional a coletividade ou indivíduos sadios ou enfermos em instituições de ensino públicas e privadas. Nesse segmento, o nutricionista deve atuar na educação nutricional, avaliação nutricional e de consumo dos alunos, pais e funcionários, além de executar atendimento individualizado de pais de alunos, orientando sobre a alimentação da criança e da família. Além disso, executa as atribuições da área de alimentação coletiva.

O trabalho do nutricionista em uma instituição de ensino, assim como em qualquer UAN, engloba monitoramento das boas práticas de produção, controle higiênico-sanitário da UAN e das refeições oferecidas bem como o atendimento aos clientes. Ainda, o nutricionista é o profissional que deve ter compromisso com a condição de saúde dos usuários, o que não deve ser tratado como algo externo à sua prática profissional, mas como dever de profissão.

Fique atento

O nutricionista da área de alimentação coletiva tem como atribuições principais o planejamento, a organização, a direção, a supervisão e a avaliação de serviços de alimentação e nutrição. Para realizá-las, torna-se necessário o desenvolvimento de atribuições específicas a cada uma das áreas que compõem a alimentação coletiva (descritas anteriormente). Essas atribuições podem ser consultadas na Resolução CFN nº 380/2005, que dispõe sobre a definição das áreas de atuação do nutricionista e suas atribuições, além de estabelecer parâmetros numéricos de referência, por área de atuação. Essa legislação é a principal referência no âmbito de atuação e deve embasar todas as atividades desenvolvidas e ser de conhecimento de todos os profissionais nutricionistas.

Alimentação coletiva: legislação sanitária e o direito do consumidor

Com o crescimento em grande escala dos serviços de consumo destinados às refeições fora do lar, os alimentos ficaram mais expostos a uma série de perigos representados pelas chances de contaminação microbiana, associadas às práticas incorretas de manipulação e processamento. Nesse sentido, a detecção e rápida correção das falhas no processamento dos alimentos bem como a adoção de medidas preventivas são as principais estratégias para o controle de qualidade desses produtos.

Na alimentação de coletividades, o controle higiênico-sanitário é, portanto, um desafio constante para proteger os consumidores e garantir a qualidade de produtos e serviços. São bens, produtos e serviços submetidos ao controle e à fiscalização sanitária:

- alimentos, inclusive bebidas, águas envasadas, seus insumos, suas embalagens, aditivos alimentares, limites de contaminantes orgânicos, resíduos de agrotóxicos e de medicamentos veterinários;
- instalações físicas, equipamentos, tecnologias, ambientes e procedimentos envolvidos em todas as fases do processo de produção dos bens e produtos submetidos ao controle e à fiscalização sanitária, incluindo a destinação dos respectivos resíduos.

Os alimentos podem ser contaminados devido a projetos inadequados de instalações e equipamentos, higienização inadequada, uso de material de higienização e sanitização não indicado para a finalidade, falta de controle no processamento ou, ainda, ausência de controle. O termo "alimento seguro" (*safety food*) significa garantia de consumo alimentar seguro no âmbito da saúde coletiva, ou seja, são produtos livres de contaminantes de natureza química (agroquímicos), biológica (organismos patogênicos), física ou de outras substâncias que possam colocar em risco sua saúde. A segurança alimentar é preconizada por organismos e entidades como a Organização das Nações Unidas para Agricultura e Alimentação (FAO) e a Organização Mundial de Saúde (OMS), em âmbito internacional, e o Ministério da Saúde (MS), o Ministério da Agricultura e do Abastecimento (MAA) e o Instituto Brasileiro de Defesa do Consumidor (IDEC), em âmbito nacional.

O MS é responsável pela fiscalização dos produtos industrializados, com exceção feita aos produtos de origem animal e bebidas. A Agência Nacional de Vigilância Sanitária (ANVISA), subordinada ao MS, coordena o sistema de controle nos serviços de alimentação envolvendo restaurantes, bares, lanchonetes, empresas de refeições coletivas, panificadoras, lojas de conveniência, mercearias, entre outros estabelecimentos.

Com o objetivo de melhorar as condições higiênico-sanitárias que envolvem a preparação de alimentos, o Ministério da Saúde publicou a Portaria nº 1.428, de 26 de novembro de 1993, recomendando que seja elaborado um Manual de Boas Práticas para Manipulação de Alimentos, baseado nas publicações técnicas da Sociedade Brasileira de Ciência e Tecnologia de Alimentos, Organização Mundial de Saúde e *Codex Alimentarius*. A iniciativa é para o acompanhamento de possíveis práticas inadequadas de manipulação, utilização de matérias-primas contaminadas, falta de higiene durante a preparação dos alimentos, além de equipamentos e estrutura operacional deficientes, e adequação da ação da vigilância sanitária. A Portaria do MS ainda menciona como atribuição do responsável técnico a adoção do método de análise de perigos e pontos críticos de controle (APPCC) para a garantia de qualidade de produtos e serviços. Essa foi a primeira legislação federal que abordou as boas práticas de fabricação (BPF).

Em agosto de 1997, foi publicada a Portaria Ministerial nº 326, de 30 de julho de 1997, definindo melhor as condições técnicas para a elaboração do manual de boas práticas. Contudo, seu âmbito de aplicação envolve toda a pessoa jurídica que possua um estabelecimento no qual sejam realizadas atividades de produção/industrialização, fracionamento, armazenamento e/ou transporte de alimentos industrializados.

Também foi publicada, em 21 de outubro de 2002, pela ANVISA, a Resolução RDC nº 275, que dispõe sobre o regulamento técnico de procedimentos operacionais padronizados aplicados aos estabelecimentos produtores/industrializadores de alimentos e à lista de verificação das boas práticas de fabricação específica para esses locais. Essa resolução foi desenvolvida com o propósito de atualizar a legislação geral, introduzindo o controle contínuo das BPF e os procedimentos operacionais padronizados, além de promover a harmonização das ações de inspeção sanitária por meio de instrumento genérico de verificação das BPF. Trata-se, portanto, de um ato normativo complementar à Portaria MS nº 326/97.

Para os serviços de alimentação, em 2004, a ANVISA publicou a Resolução RDC nº 216 com o objetivo de atingir a melhoria das condições higiênico-sanitárias dos alimentos para todos os serviços que oferecem alimentos ao público, tais como lanchonetes, restaurantes, cozinhas industriais, *buffets*, padarias, pastelarias, confeitarias e outros serviços. A norma orienta os estabelecimentos a procederem de maneira adequada e segura na manipulação, no preparo, no acondicionamento, no armazenamento, no transporte e na exposição dos alimentos à venda ou na entrega de alimentos preparados ao consumo. Essa resolução prevê procedimentos que devem ser observados ao longo de toda a cadeia produtiva, desde a seleção de fornecedores de matérias-primas e o manipulador de alimentos, passando por instalações físicas, equipamentos, móveis e utensílios da UAN, até o armazenamento, o preparo e a distribuição da refeição ao consumidor. A ANVISA, em 29 de setembro de 2014, com a publicação da RDC nº 52/2014, atualizou o Regulamento Técnico de Boas Práticas para os Serviços de Alimentação. Essa nova resolução ampliou a abrangência da norma anteriormente vigente, a RDC nº 216/2004. Com isso, as boas práticas de serviços de alimentação passam a valer, também, nos serviços de saúde, mostrando que a RDC 216/2004 é aplicável nesses serviços, não havendo a necessidade de elaborar um novo regulamento e sim apenas ampliar seu âmbito de aplicação.

A Lei nº 8.078/90, conhecida como Código de Proteção e Defesa do Consumidor (CDC), em vigor desde março de 1991, é um conjunto de regras que regulam as relações de consumo, protegendo e defendendo a vida, a saúde, a dignidade e a segurança do consumidor e colocando os órgãos de fiscalização de defesa do consumidor a seu serviço, tais como Órgão de Proteção e Defesa do Consumidor (PROCON), Delegacia Especializada na Defesa do Consumidor (DECON) e Vigilância Sanitária.

Esses órgãos de fiscalização, em geral, são destinados a defender e proteger os direitos e os interesses dos consumidores, tendo por função acompanhar e fiscalizar as relações de consumo entre consumidores e fornecedores, aplicar as penalidades administrativas e, quando for o caso, criminais, orientar o consumidor sobre seus direitos, planejar e executar a política de defesa do consumidor, entre outras atribuições específicas.

Salienta-se que existem legislações estaduais e municipais específicas, relativas ao controle sanitário do setor de alimentação coletiva (alimentos e bebidas). Portanto, é dever do nutricionista estar atento e ter conhecimento sobre a regulamentação vigente no país, nas três esferas de aplicação.

> **Saiba mais**
>
> O PAS (Programa de Alimentos Seguros) foi criado por meio da parceria entre o SEBRAE (Serviço Brasileiro de Apoio às Micro e Pequenas Empresas) e o SENAI (Serviço Nacional de Aprendizagem Industrial), com foco apenas na indústria e com o objetivo de desenvolver uma metodologia para a aplicação das boas práticas de fabricação nas indústrias de alimentos. Em 2000, foram incluídos novos parceiros, inclusive a ANVISA, e o programa foi estendido ao comércio, a restaurantes e a bares. Atualmente, o PAS atinge toda a cadeia produtiva, desde o produtor até o distribuidor final (chegando ao consumidor). O principal objetivo do PAS é reduzir os riscos de contaminação dos alimentos, atuando no desenvolvimento de metodologias, conteúdos e na formação e capacitação de técnicos para disseminar, implantar e certificar ferramentas de controle em segurança de alimentos, como as boas práticas, o sistema de análise de perigos e pontos críticos de controle (APPCC) e NBR – ISO 22.000, nas empresas integrantes da cadeia dos alimentos, em todo o país. Com isso, o PAS contribui para aumentar a segurança e a qualidade dos alimentos produzidos pelas empresas brasileiras, ampliando a sua competitividade nos mercados nacional e internacional e reduzir o risco das doenças transmitidas por alimentos (DTA) aos consumidores.

As boas práticas de fabricação na alimentação de coletividades

Subentende-se por boas práticas de fabricação (BPF) todos os procedimentos relacionados aos cuidados de higiene e manipulação de alimentos que devem ser obedecidos desde a escolha e compra dos produtos a serem utilizados no preparo do alimento até a distribuição para o consumidor. O principal objetivo das boas práticas é evitar a ocorrência de doenças provocadas pelo consumo de alimentos contaminados, garantindo a oferta de refeições e/ou alimentos seguros sob o aspecto higiênico sanitário. As boas práticas, portanto, buscam garantir a integridade do alimento e a saúde do consumidor.

No âmbito de aplicação nacional, existem legislações em nosso país que são específicas às boas práticas de fabricação em serviços de alimentação, sendo que duas dessas principais legislações são a RDC 216/2004 e a RDC 275/2002, ambas da ANVISA. A RDC 216/2004 dispõe sobre o regulamento técnico de boas práticas para serviços de alimentação e abrange toda a cadeia produtiva, tendo como objetivo principal a melhoria das condições higiênico-sanitárias dos alimentos para todos os serviços que oferecem refeições e/ou alimentos ao público. Por sua vez, a RDC 275/2002 dispõe sobre o regulamento técnico de procedimentos operacionais padronizados aplicados aos estabelecimentos produtores/industrializadores de alimentos, cujo principal propósito é padronizar e controlar, de maneira contínua, as BPF.

Relativo às BPF, a RDC 216/2004 é bem abrangente e define procedimentos que devem ser observados ao longo de toda a cadeia produtiva, desde a seleção de fornecedores de matérias-primas e o manipulador de alimentos, passando por instalações físicas, equipamentos, móveis e utensílios da UAN, até o armazenamento, o preparo e a distribuição da refeição ao consumidor. A implantação das boas práticas se resume em adequar, na prática, a aparência das instalações, os procedimentos de higiene pessoal, de superfícies e do ambiente, avaliar e garantir a potabilidade da água utilizada, orientar para os procedimentos do manejo do lixo e outros resíduos e para o controle de pragas, apropriar os procedimentos de calibração de equipamentos de medição, garantir a seleção das matérias-primas e dos fornecedores, orientar os processos produtivos quanto à segurança dos alimentos, desde o recebimento até a distribuição, ensinando a aplicar critérios adequados em cada etapa.

Na implantação também são elaborados os procedimentos operacionais padrão e o manual de BPF, que são exigidos pela legislação sanitária. A implantação dessa ferramenta permite a comprovação da qualidade dos serviços e, consequentemente, a credibilidade junto ao mercado. Destaca-se que a RDC 216/2004, no item 4, apresenta uma gama de determinações que a UAN deve seguir para estar em acordo com as exigências legais. A verificação de cumprimento de todas essas determinações deve ser realizada por meio da aplicação do *checklist,* que consta no anexo II da RDC 275/2002.

A Resolução RDC 275/2002 determina a criação, a implementação e o controle de procedimentos operacionais padronizados (POPs), que contribuem para a garantia das condições higiênico-sanitárias necessárias ao processamento/industrialização de alimentos, complementando as boas práticas de fabricação. Essa RDC define POP como sendo o procedimento escrito de forma objetiva, que estabelece instruções sequenciais para a realização de operações rotineiras e específicas na produção, no armazenamento e no transporte de alimentos. Os POPs exigidos para fins de fiscalização são os seguintes: limpeza das instalações, dos equipamentos, dos móveis e dos utensílios; controle integrado de vetores e pragas urbanas; limpeza do reservatório de água; higiene e saúde dos manipuladores de alimentos. Também é necessária a criação e implantação das planilhas de verificação específicas para todos os POPs, bem como a implementação de ações de melhoria para as não conformidades. A RDC 275 ainda determina a criação e implantação do manual de boas práticas de fabricação (MBPF), que é o documento que descreve as operações realizadas pelo estabelecimento, incluindo, no mínimo, os requisitos sanitários dos edifícios, a manutenção e higienização das instalações, dos equipamentos e dos utensílios, o controle da água de abastecimento, o controle integrado de vetores e pragas urbanas, o controle da higiene e saúde dos manipuladores e o controle e a garantia de qualidade do produto final. Tanto os POPs quanto o MBPF devem estar em local visível e de fácil acesso, à disposição dos funcionários para consulta, assim como para os órgãos de fiscalização. Salienta-se que essa RDC também apresenta, em seu anexo II, a lista de verificação das BPF, que serve para avaliar as condições da UAN.

Exemplo

O manual de boas práticas para manipulação de alimentos, junto com a implantação dos procedimentos operacionais padronizados (POP), regulamentados por meio da Resolução RDC nº 275, de 21 de outubro de 2002, e o sistema de análise de perigos de pontos críticos de controle (APPCC) constituem os programas de segurança alimentar que podem/devem ser utilizados no setor da alimentação coletiva. Ao serem implantados, propiciam um controle de qualidade efetivo dos processos de manipulação nos serviços de alimentação, seja em restaurantes comerciais ou nas unidades de alimentação e nutrição (UAN), e, assim, garantem alimentos seguros aos consumidores.

Exercícios

1. Trata-se de uma atribuição privativa do nutricionista, conforme definido na Lei 8.234, de 17 de setembro de 1991, que regulamenta a profissão:
   a) Planejar recursos econômico-financeiros para a UAN
   b) Monitorar as Boas Práticas de Fabricação na alimentação coletiva.
   c) Realizar a previsão de compras, conforme o cardápio
   d) Planejamento, organização, direção, supervisão e avaliação de serviços de alimentação e nutrição.
   e) Calcular o custo das refeições nas UANs comerciais

2. Na alimentação coletiva, são considerados bens, produtos e serviços submetidos ao controle e à fiscalização sanitária vigente:
   a) Alimentos; Instalações físicas.
   b) Equipamentos; Alimentos.
   c) Resíduos sólidos; Instalações físicas.
   d) Ambiente; Alimentos.
   e) Instalações físicas; Bebidas

3. Compreendem as principais legislações nacionais relativas ao controle sanitário e o direito do consumidor na alimentação coletiva:
   a) RDC 275/2002; RDC 216/2004.
   b) Portaria 1428/1993; Portaria 326/1997; RDC 216/2004.
   c) Lei 8.078/90; RDC 275/2002; Portaria 1428/1993.
   d) RDC 275/2002; Portaria 326/1997; Lei 8.078/90.
   e) Portaria 1428/1993; Portaria 326/1997; RDC 275/2002; RDC 216/2004; Lei 8.078/90.

4. Legislação da ANVISA, que dispõe sobre o Regulamento Técnico de Boas Práticas para Serviços de Alimentação e abrange toda a cadeia produtiva, tendo como objetivo principal a melhoria das condições higiênico-sanitárias dos alimentos para todos os serviços que oferecem refeições e/ou alimentos ao público.
   a) RDC 275/2002.
   b) Portaria 326/1997.
   c) RDC 216/2004.
   d) Portaria 1428/1993.
   e) PAS (Programa Alimentos Seguros).

5. Corresponde a legislação da ANVISA, que define e determina a criação e implantação dos Procedimentos Operacionais Padronizados (POPs) e do Manual de Boas Práticas de Fabricação (MBPF).
   a) RDC 216/2004.
   b) RDC 275/2002.
   c) Portaria 1428/1993.
   d) Portaria 326/1997.
   e) RDC 52/2014.

Referências

BRASIL. Lei nº 6.583, de 20 de outubro de 1987. Cria os Conselhos Federal e Regional de Nutricionistas, regula o seu funcionamento, e dá outras providências. *DOU*, Brasília, DF, 24 out. 1978. Disponível em: <http://www.cfn.org.br/index.php/legacy-96/>. Acesso em 13 jan. 2017.

BRASIL. Lei nº 8.234, de 17 de setembro de 1991. Regulamenta a profissão de nutricionista e determina outras providências. *DOU*, Brasília, DF, 18 set. 1991. Disponível em: <http://www.cfn.org.br/wp-content/uploads/2016/02/lei_n_8_234_91_1.pdf>. Acesso em 13 jan. 2017.

BRASIL. Portaria MS nº 1.428, de 26 de novembro de 1993. Aprova o regulamento técnico para Inspeção Sanitária de Alimentos, Diretrizes para o Estabelecimento de Boas Práticas de Produção e de Prestação de Serviços na Área de Alimentos e o Regulamento Técnico para o Estabelecimento de Padrão de Identidade e Qualidade para Serviços e Produtos na Área de Alimentos. *Diário Oficial da União*, Brasília, DF, 02 dez. 1993.

BRASIL. Portaria MS nº 326, de 30 de julho de 1997. Aprova o regulamento técnico sobre as condições higiênico-sanitárias e de boas práticas de fabricação para estabelecimentos produtores/industrializadores de alimentos. *Diário Oficial da União*, Brasília, DF, 01 ago. 1997.

BRASIL. Resolução RDC ANVISA nº 275, 21 de outubro de 2002. Dispõe sobre o Regulamento Técnico de Procedimentos Operacionais Padronizados aplicados aos Estabelecimentos Produtores/Industrializadores de Alimentos e a Lista de Verificação das Boas Práticas de Fabricação em Estabelecimentos Produtores/ Industrializadores de Alimentos. *Diário Oficial da União*, Brasília, DF, 23 out. 2003.

BRASIL. Resolução RDC ANVISA nº 216, de 15 de setembro de 2004. Dispõe sobre Regulamento Técnico de Boas Práticas para Serviços de Alimentação. *Diário Oficial da União*, Brasília, DF, 16 set. 2004.

BRASIL. Conselho Federal de Nutricionistas (CFN). *Resolução CFN Nº 380/2005*. Dispõe sobre a definição das áreas de atuação do nutricionista e suas atribuições, além de estabelecer parâmetros numéricos de referência, por área de atuação. Brasília, DF, 2005. Disponível em: <http://www.cfn.org.br/novosite/pdf/res/2005/res380.pdf>. Acesso em: 13 jan. 2017.

RIO DE JANEIRO. Conselho Regional de Nutricionistas 4ª Região (CRN4). *Guia de elaboração do manual de boas práticas para manipulação de alimentos*. Rio de Janeiro: CRN4, 2007. Disponível em: <http://www.crn4.org.br/cms/upl/arqs/guia-de-elaboracao-do-manual-de-boas-praticas-para-manipulacao-de-alimentos.pdf>. Acesso em: 13 jan. 2017.

RIO DE JANEIRO. Conselho Regional de Nutricionistas 4ª Região (CRN4). *O Nutricionista em Alimentação Coletiva e o Direito do Consumidor*. Rio de Janeiro: CRN4, jun./2014. Disponível em: <http://www.crn4.org.br/cms/upl/arqs/o-nutricionista-em-alimentacao-coletiva-e-o-direito-do-consumidor.pdf>. Acesso em 13 jan. 2014.

Leituras recomendadas

ABREU, E. S.; SPINELLI, M. G. N.; PINTO, A. M. P. *Gestão de Unidades de Alimentação e Nutrição:* um modo de fazer. 4. ed. São Paulo: Metha, 2011.

HENRIQUES, P. et al. Atitudes de usuários de restaurante "self-service": um risco a mais para a contaminação alimentar. *Cadernos de Saúde Coletiva*, Rio de Janeiro, v. 22, n. 3, p. 266-274, 2014. Disponível em: <http://www.scielo.br/pdf/cadsc/v22n3/1414-462X-cadsc-22-03-0266.pdf>. Acesso em: 13 jan. 2017.

KRAEMER, F. B.; AGUIAR, O. B. de. Gestão de competências e qualificação profissional no segmento da alimentação coletiva. *Revista Nutrição*, Campinas, v. 22, n. 5, p. 609-619, set./out. 2009. Disponível em: <http://www.scielo.br/pdf/rn/v22n5/v22n5a02.pdf>. Acesso em: 13 jan. 2017.

MEDEIROS, L. et al. Qualidade higiênico-sanitária dos restaurantes cadastrados na Vigilância Sanitária de Santa Maria, RS, Brasil, no período de 2006 a 2010. *Ciência Rural*, Santa Maria, v. 43, n. 1, p. 81-86, jan. 2013. Disponível em: <http://www.scielo.br/pdf/cr/v43n1/a2413cr2012-0279.pdf>. Acesso em: 13 jan. 2017.

MEZZOMO, I. F. B. *Os serviços de alimentação*: planejamento e administração. 6. ed. São Paulo: Manole, 2015.

ROSA, C. O. B.; MONTEIRO, M. R. P. *Unidades produtoras de refeições*: uma visão prática. Rio de Janeiro: Rubio, 2014.

SANTOS, M. V. dos et al. Os restaurantes por peso no contexto de alimentação saudável fora de casa. *Revista Nutrição*, Campinas, v. 24, n. 4, p. 641-649, jul./ago. 2011. Disponível em: <http://www.scielo.br/pdf/rn/v24n4/v24n4a12.pdf> Acesso em: 13 jan. 2017.

STOLTE, D.; HENNINGTON, E. A.; BERNARDES, J de S. Sentidos da alimentação e da saúde: contribuições para a análise do Programa de Alimentação do Trabalhador. *Cadernos de Saúde Pública*, Rio de Janeiro, v. 22, n. 9, p. 1915-1924, set. 2006. Disponível em: <http://www.scielo.br/pdf/csp/v22n9/16.pdf>. Acesso em: 13 jan. 2017.

VASCONCELOS, F. de A. G. de; CALADO, C. L. de A. Profissão nutricionista: 70 anos de história no Brasil. *Revista Nutrição*, Campinas, v. 24, n. 4, p. 605-617, jul./ago. 2011. Disponível em: <http://www.scielo.br/pdf/rn/v24n4/v24n4a09.pdf>. Acesso em: 13 jan. 2017.

Autogestão, terceirização, refeição transportada e contrato

Objetivos de aprendizagem

Ao final deste texto, você deve apresentar os seguintes aprendizados:

- Reconhecer a história da alimentação coletiva e sua repercussão nas UANs atuais.
- Analisar as modalidades de administração de UANs do tipo autogestão e terceirização.
- Identificar diferentes formas de gestão de UANs terceirizadas, sendo refeição transportada e contrato.

Introdução

O setor de alimentação coletiva, no Brasil, principalmente sob a ótica da alimentação no trabalho, apresenta aspectos de importância econômica e social. O números de refeições extra-domicílio vem crescendo já há bastante tempo e aumenta a cada ano de forma vertiginosa, ultrapassando índices de alguns países europeus, por exemplo. Com esse crescimento, fez com que surgissem as UANs e, com o passar do tempo, houve a necessidade de otimizar as formas de gerir tais serviços, com o intuito de contemplar a demanda de usuários.

Neste texto, você vai estudar *a história da alimentação fora do lar e sua repercussão no surgimento das UANs* e na sua forma de gestão, assim como as principais modalidades de administração dos serviços de alimentação.

A história da alimentação coletiva e sua influência no surgimento e nas formas de gestão de UAN

O sistema de alimentação coletiva desenvolveu-se na Inglaterra, no início da Segunda Guerra Mundial, quando o governo britânico decidiu racionar os alimentos devido à escassez. Para que a produção existente atendesse à demanda de consumo da época, as cantinas e os restaurantes de hotéis existentes foram induzidos pelo governo a produzir alimentos para toda a população, de maneira que todos os civis tivessem pelo menos uma refeição quente por dia e, a partir daí, surgiram cantinas e restaurantes de todas as classes e de vários tipos, incentivados inclusive financeiramente pelo governo.

Entre 1940 e 1943, as fábricas e outras instituições reclamaram da instalação e do incentivo dado às tais cantinas e reivindicaram também o benefício da refeição. A partir disso, o serviço foi gradualmente se estabelecendo na maioria das companhias e organizações com mais de 250 empregados. Para ter uma ideia do crescimento desse setor, na época existiam na Inglaterra, antes da Guerra, aproximadamente 1.000 cantinas e, ao final da Guerra, esse número chegou a 25.000 unidades implantadas. Com os benefícios provenientes desse serviço e a necessidade do crescimento na formação educacional, em 1944 a Lei da Educação obrigou os centros educativos a fornecer alimentação a todos os alunos e concedeu meios e benefícios a essas escolas para a implantação de tais serviços.

No Brasil, podemos dividir em décadas a história dos serviços de alimentação, sendo elas:

- **Década de 1950:** predominou a existência de estabelecimentos com estrutura familiar, alguns dos quais ainda hoje permanecem como marcos dessa época, caracterizados por serviço personalizado, e de lanchonetes e cantinas. Em 1954, foi instituída a merenda escolar, primeira preocupação do governo com a alimentação da população brasileira.
- **Década de 1960:** com a expansão dos grandes centros urbanos e a implantação do parque industrial, além da instalação das grandes montadoras automobilísticas e *shoppings center*; esse período se caracterizou pela implantação de restaurantes comerciais com estruturas administrativas e operacionais mais evoluídas, surgindo as primeiras cadeias ou grupos de lojas. Em 1967, é publicada a Lei nº 5276, que regulamenta a profissão de nutricionista no Brasil.

- **Década de 1970:** a primeira preocupação do governo federal com a alimentação adulta resultou na criação do Programa Nacional de Alimentação e Nutrição (Pronan), em 1976. Com base em tal programa, estabeleceram-se as diretrizes para a expansão do Programa de Alimentação do Trabalhador (PAT) por meio de concessão de incentivos às empresas e às instituições de empregados e empregadores. Na prática, o PAT só foi implantado efetivamente em 1977, com o objetivo de melhorar o estado nutricional do trabalhador, principalmente o de baixa renda.
- **Década de 1980:** observa-se um crescimento contínuo da área alimentícia com uma maior profissionalização e a chegada das grandes multinacionais do setor, contribuindo para a disseminação dos tíquetes de restaurantes, administradoras de restaurantes, lanchonetes do tipo *fast food*, etc. Essa rápida expansão do mercado alimentício leva a uma salutar concorrência. Quem ganha com isso é o consumidor, que começa a se conscientizar de seus direitos, reivindicando melhorias nos padrões dos serviços, na higiene, na qualidade e nos custos. Na área hospitalar, os serviços de alimentação eram quase ou totalmente inexistentes. A responsável pelo preparo das refeições era a "cozinheira de mão cheia" e que entendia de comida para doentes. Esse profissional recebia informações do médico, da enfermeira ou da madre superiora, encarregados de supervisionar a alimentação. Em meados do século passado, com o desenvolvimento da ciência da nutrição, é que renasce a dietoterapia, já que se percebeu que uma alimentação equilibrada era um recurso importante e muitas vezes vital para a recuperação dos pacientes.

As empresas planejavam e montavam todo o serviço de unidade de alimentação e nutrição (UAN), com a contratação de gestor, pessoal, equipamentos, utensílios, etc., para produção de alimentos, nem sempre com rendimento confortável, mas com a mobilização de vários setores da empresa na manutenção da autogestão.

> **Fique atento**
>
> Para maior entendimento, devemos pensar em UAN coletividade e UAN serviços de saúde. Ambas fornecem alimentação racional, variada e econômica, de forma a evitar desperdício. A primeira é capaz de proporcionar indiretamente educação alimentar, e a segunda é capaz de proporcionar recuperação ou manutenção do estado de saúde dos indivíduos enfermos ou sadios por intermédio do atendimento direto, de assistência nutricional e educação alimentar.

Formas de gerenciar UAN: autogestão e terceirização

Dentro de uma empresa, alguns departamentos são considerados primários, ou órgãos-fins, pois desempenham atividades relacionadas ao propósito final da organização, outros são considerados secundários, pois desempenham atividades de suporte. Em uma empresa, a UAN desempenha funções contábil, financeira, de hotelaria, segurança, produção e administração de recursos humanos por meio do planejamento, da organização, da direção e do controle das ações executadas, podendo ser considerada como atividade fim ou não (secundária). Na atividade fim encontramos os hospitais e os centros de saúde. A UAN colabora diretamente para a consecução do objetivo final da entidade (prevenir, melhorar e/ou recuperar a população que atendem, seja por meio de seu ambulatório ou da hospitalização). A alimentação ocupa um lugar importante e indispensável para a recuperação do paciente. Assim, a UAN tem função assistencial. Na atividade secundária, encontramos as indústrias, as escolas ou as creches. Nesse caso, a UAN desenvolve atividades que procuram reduzir o índice de acidentes, prevenir e manter a saúde, colaborando para que sejam desenvolvidas as atividades da melhor maneira possível.

Alimentação de coletividade é um mercado em franca expansão e, de forma gradativa e crescente, tal segmento revela-se como grande empregador. Os profissionais que gerenciam UAN têm, em sua maioria, formação em nutrição. É importante ressaltar que a atuação gerencial do nutricionista e técnico em nutrição e dietética envolve também restaurantes comerciais, *fast food* e *buffets* ou qualquer outra área de produção de refeições em que exista a valorização da qualidade no atendimento ao cliente. A responsabilidade da UAN é atingir as necessidades nutricionais do público por ela atendido, suprindo a demanda energética e nutricional necessária a cada cliente, que poderão ser funcionários de empresa, escolares, universitários, funcionários e pacientes hospitalares, de campanha, militares.

A administração da UAN pode ser realizada por autogestão ou de forma terceirizada. Na **autogestão ou serviço próprio**, como a nomenclatura nos define, a empresa apresenta um serviço de alimentação próprio, assume toda a responsabilidade pela produção das refeições, tendo também a responsabilidade técnica. É responsável pela compra de equipamentos e insumos até a distribuição das preparações aos clientes, com a necessidade de toda a infraestrutura, tais como: manutenção, pintura e substituição de bens móveis (mobiliários). Os funcionários fazem parte do quadro funcional da empresa, independentemente de sua atividade fim ser diferente. A empresa é responsável por estabelecer as necessidades nutricionais do público a ser atingido, e essa alimentação deverá suprir a demanda energética e nutricional de cada cliente. Apresenta frequentemente uma cozinha geral, número de refeições constantes, três tipos de cardápios com categorias básica, intermediária e superior e pode apresentar serviço de dieta. A qualidade do serviço pode ser classificada em simples, luxuosa, à francesa e multiprodutos. Também poderá servir, em alguns casos, refeições aos sábados e domingos. Sua distribuição poderá ser por balcão de distribuição, *self-service* total ou parcial e à mesa.

Os aspectos positivos desse tipo de administração se referem ao fato de os funcionários geralmente serem mais satisfeitos, os salários serem melhores e o serviço ser de maior qualidade, pois a responsabilidade recai sobre a empresa. Nos aspectos negativos, poderemos encontrar pouco investimento em treinamentos, equipamentos e instalações e a responsabilidade de qualquer problema decorrente da UAN ser de responsabilidade da empresa.

A **terceirização** envolve a prestação de serviços realizados por uma empresa especializada ou pessoa jurídica, por meio de contrato. Nesse caso, a empresa responsabiliza-se pela produção e distribuição das refeições. O fornecimento das refeições é formalizado por intermédio de contrato firmado entre a empresa beneficiária e as concessionárias. Quando a empresa beneficiária optar por utilizar serviço de terceiros, deverá certificar-se de que são registrados no Programa de Alimentação do Trabalhador (Portaria MTb nº 87, de 28 de janeiro de 1997). Assim, encontramos as seguintes modalidades de serviços terceirizados: refeição-convênio e alimentação-convênio.

As empresas que utilizam corretamente a terceirização com certeza terão muito mais vantagens do que desvantagens. Para tanto, porém, devem respeitar as normas legais. Deve-se estabelecer uma distinção entre terceirização legal e ilegal, ou lícita e ilícita. A terceirização legal, ou lícita, é a que observa os preceitos legais relativos aos direitos dos trabalhadores, não objetivando fraudá-los, distanciando-se da existência da relação de emprego. A terceirização ilegal, ou ilícita, é a que se refere à locação permanente de mão de obra, podendo dar ensejo a fraudes e a prejuízos aos trabalhadores.

Podemos constatar que a terceirização é uma opção que os empresários podem lançar mão para melhorar e agilizar o desempenho de suas empresas, dotando-as apenas da possibilidade de fazer aquilo que é sua especialidade. As empresas irão buscar especialização e centralização de seus esforços na área para a qual têm vocação específica.

A mudança de comportamento do consumidor impulsionou o mercado de alimentação fora do lar. A busca por mais praticidade e bem-estar não deixou de fora a alimentação. Com isso, a variedade e a busca por conveniência trouxeram ao consumidor a possibilidade de escolhas maiores ou mais direcionadas. O tradicional serviço à la carte tem sua substituição ou mudança de comportamento no momento em que as redes de *fast food* ou de restaurantes gastronômicos se adequaram a novos conceitos atribuídos para esse tipo de serviço. A inovação fez com que o consumidor encontrasse mais especialidades, tanto internacionais como regionais, diferentes tipos de *buffets*, lojas de sucos e doces, bolarias, *self service* de lanches rápidos, fazendo a demanda ser ainda maior. Surgiram também as novas propostas como atendimento por peso ou preço único ou, ainda, a escolha por combinados já estabelecidos em cardápios.

> **Saiba mais**
>
> Na administração dos diversos tipos de serviços, as reclamações e sugestões deverão ser analisadas, e o retorno deverá ser imediato, pois, se as reclamações são rapidamente solucionadas, a sua reincidência será menor e aumentando a qualidade.

Modalidades de terceirização na alimentação coletiva: refeição transportada e contrato

O tipo de gestão de UAN na forma de terceirização apresenta as seguintes modalidades:

- **Refeições-convênio:** a empresa estabelece convênios com restaurantes comerciais ou administradoras de benefícios e custeia o cartão ou tíquete que o funcionário utiliza para a aquisição de refeições em estabelecimentos credenciados em grandes centros comerciais. O ponto positivo dessa modalidade é ser vantajosa tanto para o colaborador como para a empresa. O colaborador dispõe de um número maior de opções de restaurante comerciais para alimentação. A empresa não necessita dispor de reservas de espaço e infraestrutura, assim como maiores investimentos para a produção de alimentos.

- **Alimentação-convênio:** a empresa beneficiária fornece senhas, tíquetes, etc., para o colaborador adquirir os gêneros alimentícios em estabelecimentos comerciais, açougues, tendo assim a substituição da refeição para a escolha do colaborador.
- **Refeições transportadas:** a contratante cede o espaço para a distribuição das refeições. A contratada fornece a refeição que foi preparada em outro local. Dessa forma, as empresas podem centralizar sua produção na distribuição ordenada por cliente e horários. A redução de custos se faz presente, já que os fornecedores terão apenas um local de entrega com volumes maiores, possibilitando compor preços e prazos de pagamentos dos insumos com maior flexibilidade. O número de colaboradores pode ser melhor dimensionado e mais qualificado. Os equipamentos têm melhor desempenho e qualidade e muitas vezes são mais direcionados a cada tipo de preparação na produção. O número de empresas atendidas poderá ser maior.
- **Cestas de alimentos:** a empresa beneficiária fornece os alimentos em embalagens especiais, garantindo ao trabalhador ao menos uma refeição diária.
- **Comodato:** a empresa contratante cede toda a infraestrutura para a contratada produzir as refeições que atendam aos clientes. Existe uma estreita relação entre as duas partes. É importante para melhor relacionamento diário e retorno do trabalho ofertado e leva a contratada a ter seu dia a dia muito ligado à movimentação da contratante. A empresa contratante não quer administrar a cozinha.

A evolução das necessidades fez com que existissem diferenças entre contratos de terceirização. Os contratos podem ser os seguintes:

- **Preço fixo ou gestão:** consiste no estabelecimento de um valor unitário para a refeição, de acordo com o padrão que o cliente deseja. Todos os custos e riscos são assumidos pela concessionária. O cliente paga a fatura com o valor unitário multiplicado pelo número de refeições servidas.

Esse tipo de contrato traz como vantagem o fato de o cliente ter pouca preocupação com a administração da UAN, podendo assim visualizar com mais clareza o seu custo. A desvantagem é a inflexibilidade de cardápio e serviços.

- **Gestão mista:** funciona como o contrato de gestão, mas são emitidas duas notas fiscais, uma de serviços e outra de alimentos. Assim, o ICMS incide somente sobre a segunda, ficando o preço da refeição de 3 a 4% abaixo do contrato por preço fixo.
- **Mandato puro:** existe um repasse de preços. O cliente paga todas as despesas que são realizadas em seu nome e mais uma taxa administrativa sobre o total. Uma das vantagens desse tipo de contrato é a possibilidade de conhecer o custo real da refeição, dando flexibilidade de mudança de padrão. A principal desvantagem é que, mesmo terceirizando o serviço, a contratante envolve-se na administração e tem um movimento de muitas notas fiscais por mês para o pagamento de fornecedores.
- **Mandato derivado:** funciona como o mandato puro, contudo, há um intermediário para a compra de gêneros alimentícios, que, no final do mês, emite apenas uma nota fiscal para a contratante.

Saiba mais

Como profissional de saúde, uma das atribuições do nutricionista está em impedir e evitar infrações à legislação sanitária, no exercício da responsabilidade técnica, considerando as normas de conduta para o exercício da profissão constantes no Código de Ética Profissional. Isso independe do tipo de contrato, do cliente, da prestação de serviço ou da autogestão.

Exercícios

1. Caracteriza-se em a contratante ceder o espaço para a distribuição das refeições. A contratada fornece a refeição que assim foi preparada em outro local. Desta forma as empresas podem centralizar sua produção para distribuição ordenada por cliente e horários. Podemos chamar esta modalidade de serviço de:
    a) Comodato.
    b) Refeições transportadas.
    c) Autogestão.

d) Refeições convênio.
e) Alimentação convênio.

2. A empresa assume toda a responsabilidade pela produção das refeições, tendo também a responsabilidade técnica. A contratação de pessoal, a compra de equipamentos e insumos até a distribuição das preparações aos clientes, com a necessidade de toda a infraestrutura tais como: manutenção, pintura, substituição de bens móveis (mobiliários).
   a) Autogestão.
   b) Refeições convênio.
   c) Comodato.
   d) Refeições transportadas.
   e) Cestas de alimentos.

3. Neste tipo de contrato de terceirização, o cliente paga a fatura com o valor unitário multiplicado pelo número de refeições servidas.
   a) Gestão mista.
   b) Mandato puro.
   c) Preço fixo ou gestão.
   d) Mandato derivado.
   e) Comodato.

4. Caracteriza-se pela empresa contratante ceder toda a infraestrutura para a contratada produzir as refeições que atendam os clientes. Esta forma de gestão de UAN é:
   a) Refeições convênio.
   b) Refeições transportadas.
   c) Autogestão.
   d) Comodato.
   e) Gestão mista.

5. Este tipo de gestão de UAN envolve a prestação de serviços realizados por uma empresa especializada ou pessoa jurídica, por meio de contrato, responsabiliza-se pela produção e distribuição das refeições.
   a) Autogestão.
   b) Contrato.
   c) Refeições Transportadas.
   d) Refeições convênio.
   e) Terceirização.

Leituras recomendadas

ABREU, E. S.; SPINELLI, M. G. N.; PINTO, A. M. P. *Gestão de Unidades de Alimentação e Nutrição:* um modo de fazer. 4. ed. São Paulo: Metha, 2011.

BASILIO, M. C.; GANGNUSS, S.; VAZ, M. L. S. *Administração na alimentação coletiva*. São Paulo: SENAC, 2007.

BONELLI, I. C. *Gestão de contratos de fornecimento de alimentação em hospital municipal*. [201-?]. Disponível em: <http://www.prefeitura.sp.gov.br/cidade/secretarias/upload/saude/arquivos/nupes/Apresentacao_7.pdf>. Acesso em: 16 jan. 2017.

BRASIL. Conselho Federal de Nutricionistas (CFN). *Resolução CFN Nº 380/2005*. Brasília, DF, 2005. Disponível em: <http://www.cfn.org.br/novosite/pdf/res/2005/res380.pdf>. Acesso em: 16 jan. 2017.

MARTINS, B. T.; BASÍLIO, M. C.; SILVA, M. A. *Nutrição aplicada à alimentação saudável*. São Paulo: Ed. SENAC, 2014.

MEZZOMO, I. F. B. Administração e organização do serviço de nutrição. São Paulo: Manole, 2002.

NOBREGA, A. M. B. do N. *Competências gerenciais do Nutricionista em Unidades de Alimentação e Nutrição Terceirizadas*. 154 fls. 2009. Dissertação (Mestrado em Administração)- Universidade Potiguar, Natal, RN, 2009. Disponível em: <https://unp.br/wp-content/uploads/2013/12/dissertacoes-2009-annamaria-barbosa-do-nascimento-nobrega1.pdf>. Acesso em: 16 jan. 2017.

PAREDES, L. C. *Avaliação da alimentação terceirizada no sistema penitenciário do Paraná*. 42 fls. 2005. Monografia (Especialização em Administração em Saúde Pública)- Instituto Superior de Ensino, Pesquisa e Extensão, Curitiba, 2005.

PROENÇA, R. Novas tecnologias para a produção de refeições coletivas: recomendações de introdução para a realidade brasileira. *Revista Nutrição*, Campinas, v. 12, n. 1, p.43-53, abr. 1999.

SPINELLI, M. *Tipos de gestão e contrato*. [201-?]. Disponível em: <https://www.emaze.com/@ALQCRQLI/Tipos-de-gest%C3%A3o-e-contratos.pptx>. Acesso em: 14 jan. 2017.

UNIDADE 2

A importância da gestão de recursos humanos I

Objetivos de aprendizagem

Ao final deste texto, você deve apresentar os seguintes aprendizados:

- Identificar como a gestão de recursos humanos pode se tornar fonte de vantagem competitiva às organizações.
- Listar os principais métodos de recrutamento e seleção de novos colaboradores.
- Reconhecer a importância do investimento em treinamento e desenvolvimento de pessoas nas organizações.

Introdução

A gestão de recursos humanos (GRH) é responsável, na maioria das vezes, pela condução do primeiro até o último contato do profissional com a empresa. Isso porque é função da GRH coordenar desde os processos seletivos até o desligamento dos empregados. Além disso, é também responsabilidade dos profissionais de RH o gerenciamento da carreira dos empregados, treinamento e desenvolvimento de pessoas, avaliação do clima organizacional e demais processos que envolvem a vida dos colaboradores nas empresas.

Neste texto, será abordada a relevância da GRH para as empresas, sobretudo com relação aos processos de Recrutamento e Seleção (R&S) e Treinamento & Desenvolvimento (T&D) nas organizações.

Gestão estratégica de pessoas como fonte de vantagem competitiva nas organizações

A globalização provocou inúmeras mudanças no cenário das empresas, especialmente no que diz respeito à concorrência e à busca pela competitividade. Nesse contexto, atualmente se entende que investir em máquinas e equipamentos não é mais suficiente para uma vantagem absoluta das empresas. Existe uma tendência para que as empresas invistam mais em pessoas e nas suas capacidades, constituindo, assim, o capital intelectual das organizações.

Diante disso, o conceito de gestão de pessoas está atrelado à capacidade de inovação da empresa em ações que garantam a sua sustentabilidade diante da competitividade e das novas estratégias mercadológicas. Atualmente, o objetivo das empresas é criar um ambiente de recursos único, que a diferencie das demais concorrentes, para que tenha mais sucesso em relação às outras. Para tanto, é necessário que as empresas tenham uma visão do processo organizacional como um todo, especialmente das pessoas. Motivar as equipes de trabalho, tornando-as mais comprometidas e cooperativas com os resultados da empresa, é uma necessidade e um desafio que as empresas têm de suprir para alcançar o sucesso do seu negócio. O contexto atual exige pessoas cada vez mais preparadas e competentes para enfrentar o mercado, ao mesmo tempo em que exige que as empresas estejam mais dispostas a oferecer condições favoráveis ao desenvolvimento dos seus funcionários. Hoje em dia, o talento e o intelecto das pessoas são vistos como fatores que agregam valor para as organizações, constituindo-se em diferencial efetivo de competitividade entre elas.

Com isso, nasceu uma necessidade de as empresas repensarem seus modelos e suas estratégias de trabalho, refutando os modelos de gestão engessada praticados até então. Entre eles, muda-se o entendimento sobre a gestão e as pessoas: a agregação dos valores dos indivíduos é priorizada como o bem mais precioso da empresa e, a partir de então, cria-se a necessidade de preparar o ambiente para tal filosofia.

Os novos modelos de gestão têm o objetivo de tornar as pessoas mais produtivas, competitivas, envolvidas e motivadas com o trabalho. Essa perspectiva coloca as pessoas como um fator primordial para a empresa manter-se no mercado. Ainda, nas organizações que adotam o modelo participativo, as pessoas são responsáveis pelo seu próprio comportamento e desempenho, e a sua autonomia é proporcional ao seu senso de responsabilidade. É importante destacar que a maioria das empresas nem sempre adota um modelo de gestão predominantemente participativo. É comum ver empresas que adotam uma mistura dos modelos diretivo e participativo. De todo modo, empresas modernas estão cada vez mais adotando modelos mais humanizados e participativos, em detrimento dos modelos tradicionais e obsoletos.

Um exemplo inovador de gestão de pessoas é o da empresa Google, que pratica o bem-estar das pessoas dentro da organização e aposta na qualidade de vida dos funcionários. O objetivo é tornar o ambiente de trabalho mais agradável, descontraído e sem formalidades. Para ter uma ideia, eis alguns exemplos das propostas que a empresa adotou a fim de melhorar o ambiente de trabalho: colocação de um tobogã para ligar os escritórios do primeiro piso à cafeteria e a um ginásio; colocação de um espaço para os filhos dos funcionários, que podem se divertir em um ginásio; fornecimento de três refeições diárias no restaurante da empresa; colocação de locais para descanso em cada andar; os próprios funcionários decidem sobre o seu horário de trabalho; disponibilização de salas de massagem e muitos outros benefícios, em um ambiente que mais parece um hotel de férias. Tudo isso é feito com o intuito de poder contar com profissionais que irão dar o melhor de si em prol da organização, uma vez que esta é preocupada com o seu nível de satisfação.

A proposta da Google reforça a ideia que as novas empresas têm: "organizações inteligentes" são organizações preocupadas em desenvolver o potencial das pessoas. A palavra-chave dessas empresas é flexibilidade nos modelos de gestão, o que as torna organizações mais preparadas para atuar nos ambientes corporativos complexos em que se encontram.

O trabalho em equipe nos vários níveis hierárquicos de uma organização é outra linha de pensamento utilizada como uma resposta corporativa aos desafios atuais, com o objetivo de construir capacidades e competências estratégicas. Outra característica dos novos modelos de gestão é a interfuncionalidade, por meio da qual ocorre a fusão do trabalho gerencial e operacional, o que leva à horizontalização. Nesse modelo, os funcionários passam a ser orientados sobre os objetivos da empresa e capacitados para a tomada de decisões. Eles passam a planejar e controlar suas atividades, independentemente do seu nível hierárquico.

Futuramente, o talento humano, com seu intelecto e sua capacidade de inovar, será capaz de transformar pequenas ações em grandes feitos. As organizações devem estar sempre em busca de se renovarem a cada dia no novo cenário organizacional, e o seu desafio para o futuro é tornar-se mais humanas e, por essa razão, substancialmente mais competitivas.

> **Fique atento**
>
> O impacto das tecnologias nas organizações criou uma demanda pela capacitação contínua. Isso é muito importante para os funcionários, que precisam estar em sintonia com a dinâmica da empresa, sempre adquirindo novos conhecimentos. Essa nova demanda impactou no perfil de profissionais da gestão de recursos humanos, que devem manter-se abertos para as novas tecnologias administrativas. Enquanto é papel da empresa reconhecer as pessoas como suas parceiras, o funcionário, por sua vez, deve dispor de características como interdisciplinaridade, autodesenvolvimento, empreendedorismo e capacidade de atualizar-se, além de ser comprometido com o negócio da empresa.

Recrutamento e seleção de novos colaboradores

Como já vimos, a gestão de recursos humanos tem grande importância em qualquer organização. A administração de recursos humanos (ADR) é o conjunto harmônico de normas e procedimentos de trabalho que buscam suprir as empresas de mão de obra indispensável para o seu bom funcionamento. A ADR tem o objetivo de extrair do funcionário o seu melhor desempenho, observando as limitações individuais. Ela é responsável pelo recrutamento, pelo desenvolvimento e pelo monitoramento dos colaboradores.

A atividade de recrutamento e seleção é responsável pela entrada de todos os colaboradores na organização e é feita com base no planejamento da força de trabalho e da necessidade de mão de obra de uma empresa. A tarefa básica da seleção é escolher, entre os candidatos, aqueles mais adequados às vagas existentes. Uma seleção bem feita tem o objetivo de manter ou aumentar a eficiência do desempenho do pessoal, buscando um aumento da eficácia da organização.

As principais razões para acionar a área de recursos humanos estão relacionadas ao índice de rotatividade de funcionários da empresa, ao aumento de quadro de pessoal ou ao aumento de quadro circunstancial, que acontece por motivos não planejados. A solicitação de contratação de pessoas por uma área inicia o processo de recrutamento. A área requisitante é que deve estabelecer os critérios básicos e necessários sobre a vaga. Com isso, a área de recursos humanos poderá optar pelo tipo de recrutamento que julgar mais apropriado, assim como o canal de comunicação a ser utilizado. A escolha desses dois aspectos do recrutamento determinará quem ficará sabendo das oportunidades de emprego.

O recrutamento pode ser do tipo interno ou externo. O primeiro baseia-se no chamamento de candidatos que já estão trabalhando na empresa, a fim de promovê-los ou transferi-los para outras atividades da empresa, mais complexas ou mais motivadoras. Em teoria, é o deslocamento mais perfeito de todos os sistemas, mas, na realidade, nem sempre se tem a oportunidade de promoções múltiplas. Já o recrutamento externo atua sobre candidatos que estão no cadastro de empresas de recrutamento ou no cadastro do setor de recursos humanos e que estejam, portanto, fora da organização. A vantagem desse tipo de recrutamento é poder agregar novos conhecimentos e novas experiências à empresa.

Existem várias técnicas sobre como realizar o recrutamento externo. A técnica escolhida deverá ser a que for julgada mais conveniente para escolher novos talentos em uma determinada situação. A seguir, apresentamos exemplos das técnicas mais utilizadas:

- anúncios em jornais e revistas especializados. Dependendo da vaga, jornais locais também podem ser utilizados;
- consultorias de recolocação;
- agências de recrutamento;
- contato em escolas e universidades.

Após o recrutamento, inicia-se o processo de seleção dos candidatos. A seleção e o recrutamento são processos distintos, mas que devem andar alinhados, pois são dependentes um do outro. O recrutamento de pessoal subentende, sempre, o mercado de trabalho. Recrutar significa chamar ou atrair pessoal que possua as qualidades mínimas para atender às necessidades da empresa.

A seleção, por sua vez, também é uma responsabilidade do setor de recursos humanos, que tem por objetivo escolher, por meio de uma metodologia específica, os candidatos do recrutamento que melhor atendam às demandas da empresa. A escolha pelo método se dá em função das exigências e das características do cargo a ser preenchido. No processo de seleção de pessoal, o candidato deve ser orientado quanto aos objetivos da empresa, seus direitos e deveres, salário e benefícios oferecidos, horário e tipo de trabalho a ser realizado. Tudo isso deve ser informado para que o candidato possa fazer uma escolha consciente sobre querer ou não trabalhar na empresa, pois saberá todas as informações necessárias referentes ao trabalho que irá executar.

Para uma boa seleção, não basta selecionar os melhores talentos, é importante também avaliar os fatores técnicos e motivacionais dos candidatos à vaga. Deve-se evitar contratar, por exemplo, pessoas que estejam procurando qualquer tipo de emprego, simplesmente por estarem desempregadas, porque, mais tarde, a própria função pode gerar insatisfação no trabalho. Além disso, devem-se levar em consideração os tipos de experiências anteriores do candidato, a sua escolaridade, o seu temperamento, a facilidade de acesso ao serviço, o tipo físico (quando esta for uma característica importante para o cargo que será exercido) e a disponibilidade do candidato em relação aos horários e turnos de trabalho (conforme a necessidade da empresa). A análise do candidato é feita, portanto, sob uma multiplicidade de variáveis, até que se encontre o indivíduo certo para ocupar o cargo adequado.

Após a análise de todas as características do candidato, este é submetido às técnicas de seleção. As técnicas de seleção são inúmeras e podem variar para cada tipo de organização, cargo, etc. A seguir, descreveremos algumas técnicas de seleção utilizadas:

- Testes: são uma técnica muito utilizada e possibilitam resultados objetivos, com total de pontos ou gradações, em termos quantitativos, o que facilita a escolha do candidato. Os testes mais aplicados são os de capacidade, habilidade ou conhecimentos.
- Testes psicométricos e de personalidade: são, em geral, aplicados por profissionais da área de psicologia e têm o objetivo de analisar e interpretar o grau de inteligência, aptidões, tipo de personalidade, emoções, etc. Entre esses testes, também podem ser aplicados aqueles para detecções de algumas aptidões ou características, como relações sociais, resolução de problemas, liderança, testes de temperamento, grau de agressividade, interesse pelos outros, ansiedade e equilíbrio emocional.
- Entrevista: essa é uma técnica bastante adotada. Anteriormente à ocasião da entrevista, é necessário planejá-la, a partir do diagnóstico de cada cargo, para que sejam definidas todas as informações que devem ser colhidas dos candidatos. É importante dizer que a entrevista pressupõe uma relação de troca entre o candidato e a empresa, representada pelo entrevistador, pois este busca extrair informações do candidato ao mesmo tempo em que transmite as informações sobre o cargo. Pode ser utilizado um tipo de entrevista pré-elaborada, ou seja, as perguntas para os candidatos já estão elaboradas, embora essa situação não considere a individualidade de cada candidato.
- Análise de experiências anteriores: o candidato pode demonstrar as sua experiência por meio de testes práticos ou até mesmo pela descrição da vivência das atividades já realizadas.

Por último, após a escolha dos candidatos, estes deverão passar pelo exame médico para serem declarados aptos para o trabalho e, após, serem encaminhados pelo processo de admissão.

> **Saiba mais**
>
> Quando um funcionário novo chega à empresa, é importante dar conta de alguns fatores que vão contribuir para o seu acolhimento, para que este se sinta bem recebido e fique integrado à equipe o mais breve possível. Para tanto, é recomendável:
> - planejar um programa de orientação que facilite o ajustamento do funcionário ao novo ambiente e que o conscientize da importância da sua função no contexto da organização;
> - fornecer informações sobre o funcionamento da empresa, e não somente sobre o setor em que irá trabalhar, mas também sobre os setores com os quais ele terá contato;
> - mostrar que a empresa se importa com o serviço que será executado pelo funcionário e que dedicará esforços para o seu ensino e aperfeiçoamento.

Treinamento de pessoal e avaliação do desempenho

O sistema de treinamento e desenvolvimento dos recursos humanos faz parte do crescimento e do desenvolvimento da organização e, em vez de ser considerado uma despesa a mais, ele é, na verdade, um fator de racionalidade e economia para as empresas. Para assegurar a execução eficiente de um trabalho, é importante ensinar, capacitar e motivar os funcionários nas habilidades e nos conhecimentos que o cargo necessita. Por essa razão, a seleção e o treinamento de pessoal são etapas interligadas, pois devem ser selecionadas pessoas que possam ser aprimoradas.

Outro ponto que justifica o planejamento de treinamentos é o fato de que as empresas não são estáticas e, em função disso, os cargos e as funções, ao longo do tempo, podem sofrer ampliação ou redução de conteúdo ou qualquer outro tipo de mudança, o que gera a necessidade de capacitação constante, especialmente para os funcionários com longo tempo de serviço. A modernização é um dos fatores que têm contribuído para alterações no conjunto de tarefas específicas de determinados quadros.

Os programas de capacitação devem levar em consideração as qualidades individuais das pessoas. Em alguns casos, é necessário desenvolver vários programas, para que os diferentes níveis de capacidade, experiência e conhecimento dos indivíduos sejam contemplados. Um programa de capacitação deve ser planejado anteriormente à sua aplicação e deve ter como meta educar e capacitar o discernimento do funcionário, além de ser contínuo e sistemático. Além disso, o treinamento deve ser ministrado de forma agradável e dinâmica, para que não cause o desinteresse e provoque o cansaço durante a atividade. Não é incomum que, após a capacitação, o funcionário esteja apto para descrever toda a teoria, mas na prática a execução das atividades continuar inadequada. Por essa razão, o treinamento não será eficaz se não levar a mudanças de atitudes por parte dos funcionários e se não for acompanhado por supervisão sistemática e eficiente.

O treinamento é composto de quatro etapas:

- Diagnóstico: quando acontece o levantamento das necessidades a serem satisfeitas.
- Desenho: é a elaboração do treinamento propriamente dito.
- Implementação: é a aplicação e a condução do programa de treinamento.
- Avaliação: é a verificação dos resultados do treinamento.

O treinamento é composto de objetivos específicos e genéricos, que podem ser divididos em dois aspectos:

1. Aspecto técnico, cuja programação é submetida a cada setor específico da empresa, conforme o treinamento que será aplicado;
2. Aspecto comportamental, que corresponde aos treinamentos que passam informações e os valores da empresa, com o intuito de orientar sobre os comportamentos e as atitudes dos trabalhadores que são esperados pela organização.

Além disso, as capacitações podem ser um meio de fornecer ao funcionário: possibilidade de aumento de salário por mérito; maiores oportunidades de promoção; menor desgaste com o desempenho correto do trabalho; e satisfação pessoal de realização. Para a empresa, os treinamentos têm o papel de aumentar a produtividade e os lucros, possibilitar promoções, melhorar a moral do grupo e reduzir danos de movimentação de pessoal, faltas, acidentes de trabalho, danos e desperdícios. Do ponto de vista do funcionário, as capacitações podem proporcionar sentimentos de competência, confiança, realização, orgulho pessoal e sentimento de importância, o que contribui para a qualidade do trabalho executado e, por consequência, para o sucesso da organização.

São inúmeras as técnicas de treinamento e desenvolvimento e, a cada dia, novas técnicas estão sendo inseridas e modificadas pelo crescimento empresarial, especialmente por influência da tecnologia, que permite inclusive que o colaborador realize cursos nas modalidades *on-line*. A seguir, apresentaremos algumas das técnicas mais utilizadas:

- Método de rotação de cargos: consiste em designar as pessoas para vários cargos na empresa, com o objetivo de expandir suas habilidades, seus conhecimentos e suas capacidades.
- Atribuição de comissões: possibilita que o colaborador participe de comissões de trabalho, participando da tomada de decisões e de proposições estratégicas, além de aprender com os colegas a pesquisar e buscar soluções para problemas específicos da empresa.
- Estudo de caso: trata-se de expor uma situação que o colaborador terá de analisar e solucionar. Permite diagnosticar um problema real, desenvolvendo habilidades de análise, comunicação e persuasão.
- Jogos de empresa: consiste em equipes competindo umas com as outras, tomando decisões a respeito de situações reais ou simuladas. Essa técnica trabalha especialmente com situações de negócios, que podem gerar oportunidades, como disciplina para a melhoria dos processos.
- Centro de desenvolvimento interno: essa técnica tem crescido em função do crescimento da relação entre universidade e empresa. Denominada de educação corporativa ou universidade corporativa, busca, além de qualificar, apresentar possibilidades para que os colaboradores das organizações possam desempenhar papéis mais complexos no seu cargo.
- *Coaching*: é um processo definido do início ao fim em comum acordo entre o *coach* (profissional) e o *coachee* (cliente). Em função de uma meta desejada pelo cliente, o *coach* apoia a busca de metas de curto, médio e longo prazo, por meio da identificação e do uso das competências desenvolvidas.
- Programa de *trainees*: os membros desenvolvem um estágio planejado e recebem treinamento contínuo enquanto são monitorados e avaliados continuamente. Essa técnica busca planejar o capital humano em longo prazo.
- Programas de estágio: visa à formação de colaboradores com escolaridade de nível técnico ou superior e, assim, possibilita a preparação de profissionais com o perfil da organização.

- Programa de integração de novos colaboradores: prepara os colaboradores recém inseridos na organização. Pode ser um fator decisivo para a garantia de rápida produtividade, manutenção do nível motivacional e redução da rotatividade.
- Cursos regulares: têm ênfase na atualização profissional, além do desenvolvimento, buscando atender a todos os públicos.
- Palestras: é a técnica mais utilizada para atualização profissional, podendo ser utilizada tanto para eventos externos quanto internos.
- Dinâmica de grupo: trata-se de uma técnica que utiliza a energia e o envolvimento grupal na preparação de pessoas. As dinâmicas podem trazer, além do papel específico de crescimento profissional, momentos lúdicos e de diversão para os colaboradores.

Assim, como se pode perceber, treinamentos são um processo de desenvolver qualidades dos recursos humanos, habilitando os colaboradores a serem mais produtivos e modificarem seus comportamentos, contribuindo para os objetivos da organização.

Exemplo

O treinamento poderá apresentar alguns obstáculos que terão de ser ultrapassados para que se tenha sucesso e satisfação das partes engajadas na sua execução, seja por parte da empresa ou dos funcionários. A resistência individual à mudança pode ser um desses obstáculos, já que, às vezes, os programas se atêm aos aspectos técnicos, deixando outras questões de lado. Um exemplo disso pode ser uma modificação na forma de operar uma máquina, o que pressupõe mudanças no seu manuseio, no comportamento e na maneira de pensar. Isso não vai acontecer se o colaborador não for conscientizado sobre o motivo de tal circunstância.

Exercícios

1. Fazem parte dos processos e subsistemas da gestão de recursos humanos, com exceção de:
a) Recrutamento e seleção.
b) Análise e descrição de cargos.
c) Integração e ambientação de novos colaboradores.
d) Gerência de produto.
e) Avaliação de desempenho e feedback.

2. Correspondem a métodos de seleção de pessoas, exceto:
   a) Análise de currículo.
   b) Aplicação de entrevistas.
   c) Avaliação de desempenho.
   d) Consulta a referências.
   e) Aplicação de exames de capacidade cognitiva.

3. Assinale a alternativa correta com relação à definição correspondente:
   a) Treinamento é o processo de ensinar os funcionários a desempenhar suas funções atuais.
   b) Avaliação de desempenho é o resultado de uma análise dos cargos, pessoas e departamentos que necessitam de treinamento.
   c) Treinamento de equipe são programas de treinamento concebidos para apresentar novos funcionários à empresa e os familiarizar com políticas, procedimentos, cultura etc.
   d) O treinamento em diversidade ensina aos funcionários as habilidades das quais necessitam para trabalhar juntos e os ajudam a interagir.
   e) O treinamento de equipe refere-se ao desenvolvimento das habilidades necessárias para gerenciar uma força de trabalho diversificada.

4. Os programas de treinamento são compostos de quatro fases que são:
   a) Avaliação de desempenho; análise de cargos; decisões quanto aos métodos e locais de treinamento; avaliação de reação.
   b) Avaliação de necessidades; concepção de programas de treinamento; decisões quanto aos métodos e locais de treinamento; avaliação de reação.
   c) Avaliação de necessidades; análise de cargos; decisões quanto aos métodos e locais de treinamento; aplicação de provas.
   d) Avaliação de desempenho; concepção de programas de treinamento; aplicação de testes; avaliação de reação.
   e) Avaliação de necessidades; análise de currículos; decisões quanto aos métodos e locais de treinamento; avaliação de desempenho.

5. Assinale a alternativa que apresenta o tipo de treinamento em que o objetivo é familiarizar novos funcionários com seus cargos, unidades de trabalho e a empresa como um todo:
   a) Treinamento de equipe.
   b) Treinamento de orientação.
   c) Treinamento em diversidade.
   d) Treinamento de integração.
   e) Desenvolvimento.

Leituras recomendadas

ABREU, E. S.; SPINELLI, M. G. N.; PINTO, A. M. P. *Gestão de unidades de alimentação e nutrição*: um modo de fazer. 4. ed. São Paulo: Metha, 2011.

ÁVILA, L. V.; STECCA, J. P. *Gestão de pessoas*. Santa Maria, RS: Universidade Federal e Santa Maria, Colégio Politécnico; Rede e-Tec Brasil, 2015.

BATEMAN, T. S.; SNELL, S. *Administração*. 2. ed. Porto Alegre: AMGH, 2012. (Série A). cap. 7.

BITENCOURT, C. (Org.). *Gestão contemporânea de pessoas*: novas práticas, conceitos tradicionais. 2. ed. Porto Alegre: Bookman, 2010.

CHIAVENATO, I. *Gestão de pessoas:* o novo papel dos recursos humanos nas organizações. São Paulo: Manole, 2015.

FRAGOSO, S. de A. Gestão estratégica de pessoas como fonte de vantagens competitivas nas organizações. *REBRAE:* Revista Brasileira de Estratégia, v. 2, n. 3, p. 307-315, 2009.

FROTA, C. de M.; REBELO, L. M. B. A gestão estratégica de recursos humanos como fator competitivo nas organizações. In: ENCONTRO NACIONAL DE ENGENHARIA DE PRODUÇÃO, 31., 04 a 07 out. 2011, Belo Horizonte. *Anais eletrônicos...* Disponível em: <http://www.abepro.org.br/biblioteca/ enegep2011_tn_stp_141_891_19010.pdf>. Acesso em: 05 fev. 2017.

TEIXEIRA, S. et al. *Administração aplicada às unidades de alimentação e nutrição*. São Paulo: Atheneu, 2007.

A importância da gestão de recursos humanos II

Objetivos de aprendizagem

Ao final deste texto, você deve apresentar os seguintes aprendizados:

- Diferenciar os principais tipos de avaliação do desempenho nas organizações.
- Descrever os aspectos fundamentais dos programas de remuneração e benefícios.
- Reconhecer a atuação dos sindicatos e da legislação trabalhista e a sua influência na gestão de recursos humanos.

Introdução

Aqui será dada continuidade ao conteúdo relacionado à gestão de recursos humanos (GRH) e sua importância nas organizações. Neste texto, será dado destaque para os processos de avaliação de desempenho, programa de benefícios aos colaboradores e, ainda, a maneira como os sindicatos e a legislação trabalhista influenciam à gestão de recursos humanos.

Avaliação de desempenho: por que fazer?

O desenvolvimento dos funcionários deve ser uma preocupação constante do serviço de recursos humanos de uma empresa, que busca o melhor aproveitamento de suas habilidades. Para tanto, é necessário o treinamento dos funcionários, mas de nada adiantará essa etapa se não for acompanhada de uma avaliação periódica do trabalho e de sua comunicação com o funcionário. A avaliação de desempenho é, portanto, uma condição necessária para o crescimento do funcionário e, por isso, deve ocorrer periodicamente. Ela consiste no julgamento que o administrador deve fazer a respeito do desempenho de cada colaborador, seguida pela comunicação desse julgamento.

As avaliações de desempenho são realizadas nas empresas por várias razões, mas as principais são: melhorar o desempenho dos funcionários; desenvolver as pessoas; possibilitar o diagnóstico do fraco desempenho e estabelecer condições para melhora; identificar funcionários que não estão de acordo com as capacidades que as suas atribuições exigem (tanto para mais quanto para menos); avaliar o desempenho de um funcionário em contrato de experiência; melhorar as relações humanas no trabalho; fornecer as bases para a política salarial; fornecer critérios para o recrutamento, a seleção, o treinamento, a promoção, a transferência e a demissão de funcionários; estimar o potencial de cada pessoa; identificar as necessidades de treinamento para cada pessoa em determinadas áreas.

Alguns fatores são necessários para uma boa avaliação, tais como:

- A avaliação deve ser baseada no desempenho do funcionário, e não nas suas características pessoais, a não ser que essas características possam comprometer o bom desempenho do indivíduo e do serviço.
- Administradores de todos os níveis devem participar do programa de avaliação e estar familiarizados com os seus objetivos.
- As avaliações formais devem ser tão frequentes quanto necessárias, porém, devem ser espaçadas de modo a não sobrecarregar o avaliador e manter-se valorizada pelos avaliados.
- A avaliação deve ter como objetivo planejar o futuro da empresa.
- A necessidade de sucesso deve ser um ponto enfatizado na avaliação.
- Uma avaliação deve responder às seguintes perguntas:
  - Quais são os nossos objetivos?
  - Quais são os resultados de nosso serviço?
  - Como podemos melhorar os resultados?
  - Por que é importante melhorar?
  - A avaliação deve ser sistemática, objetiva e profunda, e não superficial, esporádica e subjetiva.

A avaliação deve consistir em uma liderança que ajuda as pessoas e não deve apenas focar no produto final. Um avaliador que somente se baseia no produto final se transforma, na realidade, em administrador de defeitos, pois não leva em consideração os problemas das pessoas. A ideia da avaliação de desempenho é motivar as pessoas a darem o seu melhor para o seu próprio bem. No entanto, o efeito pode ser contrário se, na tentativa de fazer isso, o funcionário fizer com que a equipe ou a empresa percam. Eis alguns problemas que podem ser ocasionados por uma avaliação mal dirigida:

- Aumentar as variações de desempenho entre as pessoas. Uma pessoa avaliada abaixo da média, por exemplo, pode tentar copiar uma que foi avaliada como acima da média, mas que, no entanto, apresenta pior desempenho.
- Alimentar o medo do funcionário, fazendo com que ele não ouse arriscar.
- O funcionário pode trabalhar somente pelo seu progresso individual, e não pela equipe ou empresa.

O desempenho é resultado da combinação de várias forças, como da própria pessoa, dos colegas de trabalho, do cargo, do material com que se trabalha, do seu equipamento, do seu cliente, da sua chefia e das condições ambientais (p. ex., barulho, confusão, calor). Assim, a influência de cada uma dessas forças pode variar imensamente de uma pessoa para outra. Por isso, uma avaliação não deve contemplar somente o trabalho do indivíduo, mas também a sua relação com o grupo.

Por parte da empresa, existe uma série de métodos que ela deve aplicar com o objetivo de melhorar os resultados das suas avaliações de desempenho, como:

1. Selecionar cuidadosamente as pessoas e capacitá-las adequadamente;
2. Dar condições satisfatórias de trabalho, compatíveis com as exigências que são cobradas dos funcionários;
3. Instituir a formação de liderança, ou seja, o líder deverá ser capaz de aconselhar e conduzir as pessoas nas tarefas diárias, além de ajudar individualmente aqueles que estiverem com dificuldades;
4. Remunerar os funcionários dentro de uma política comum para todos;
5. Fazer reuniões semanais ou periódicas com a equipe com o objetivo de ajustar o trabalho;
6. Fazer uma entrevista anual de avaliação criteriosa com cada funcionário, com o intuito de ajudar ambos a compreender o papel de cada um.

Para realizar uma avaliação, é essencial que o avaliador possua registros da vida funcional do funcionário, não somente no que diz respeito aos seus dados pessoais (como moradia, locomoção, etc.), mas também da sua vida funcional na empresa, como frequência, atrasos, licenças, férias, elogios, advertências, avaliações de desempenho anteriores, descrição do cargo, cursos de capacitação, promoções e relacionamento com a equipe e com os clientes. Esse registro será de grande valia no momento da avaliação, já que previne que erros de memória do avaliador comprometam a objetividade da avaliação, já que estará sendo baseada em fatos concretos.

Várias formas podem ser utilizadas para avaliar o desempenho do empregado, mas, em geral, os aspectos avaliados são estes:

- Assiduidade e pontualidade: consiste na presença do funcionário no local de trabalho, no horário de expediente estipulado.
- Disciplina: atenta para o cumprimento dos regulamentos e das normas da empresa.
- Iniciativa: consiste na adoção de providências tomadas em situações não definidas previamente.
- Produtividade: relação entre volume e qualidade do trabalho executado em um determinado período de tempo considerado satisfatório.
- Responsabilidade: refere-se ao comprometimento com as tarefas e os objetivos da empresa.
- Conhecimento do trabalho: consiste na habilidade e no conhecimento para o desempenho das suas funções.
- Trabalho em equipe: refere-se ao nível de cooperação com os colegas, o grupo e a chefia.
- Higiene: apresentação pessoal e do ambiente de trabalho.

É importante enfatizar que a avaliação deve ser feita sempre em conjunto com o funcionário, que deverá ter a chance de mostrar o seu ponto de vista. Se for necessário, esse é o momento para a revisão das metas de trabalho. Aliás, toda avaliação de desempenho deveria começar com a autoavaliação do funcionário, pois isso o obriga a pensar no seu trabalho, nos seus pontos fortes e nas suas dificuldades, a fim de que sejam criados planos para alcançar melhores resultados. Além disso, a pessoa encarregada por realizar as avaliações deve ser o chefe imediato, pois ele é quem tem melhor conhecimento sobre o avaliado e o seu trabalho desempenhado.

Por fim, a avaliação de desempenho classifica-se em três tipos, que serão descritos a seguir:

- Avaliação do pessoal do nível operacional: a avaliação do nível hierárquico operacional deve ser muito simples, baseada em quantificar a quantidade de trabalho produzido, sua qualidade e o relacionamento com a equipe. É feita pelo chefe imediato, devendo ser revista pelo chefe com maior hierarquia.
- Avaliação do nível intermediário: deve ser realizada sobre o cumprimento das metas periódicas. É feita pela chefia imediata em reuniões de acompanhamento do trabalho, cujos objetivos são verificar o andamento

do trabalho, o cumprimento dos prazos e a qualidade. Também são formuladas e programadas novas metas, e o retorno para os funcionários acontece como parte da reunião.

- Avaliação do pessoal de alto nível: tende a ser menos estruturada do que as anteriores e é feita geralmente com base nos resultados alcançados no final do exercício. As pessoas dessa categoria apresentam bom nível de conhecimento, contatos periódicos e boa qualidade de julgamento. O retorno aos funcionários é avaliado por meio dos resultados obtidos.

Fique atento

As atitudes posteriores à entrevista de avaliação refletirão o seu êxito sobre o desempenho do avaliado. Por essa razão, a entrevista é um ponto-chave para a provocação de mudança de comportamento e para incentivar o desejo de autoaperfeiçoamento. Se o avaliador agiu de maneira construtiva, o avaliado aceita a sua orientação e busca apoio para o seu desenvolvimento. Quando isso acontece, a avaliação de desempenho atinge plenamente seus objetivos, com vistas a melhoras para toda a equipe de trabalho e para a organização como um todo.

Remuneração e benefícios em uma organização

A relação entre o funcionário e a organização é uma relação de parceria, em que o primeiro está interessado em investir com trabalho, dedicação, esforço pessoal e seus conhecimentos, e a segunda parte, por sua vez, tem o papel de retribuí-lo adequadamente por isso. As organizações têm a obrigação de recompensar as pessoas por seu trabalho, e essa recompensa deve estar de acordo com a contribuição que recebem.

O salário é a contraprestação pelo trabalho de uma pessoa na organização. A pessoa empenha parte de si mesma, do seu esforço e da sua vida e se compromete com um padrão de desempenho na organização. Em troca, ela recebe dinheiro, que é um elemento simbólico e intercambiável, como recompensa pela sua dedicação.

Alguns componentes e indicadores são essenciais na remuneração do funcionário. São eles:

- O primeiro componente da remuneração total é a remuneração básica, que consiste no salário mensal ou que também pode ocorrer na forma de salário por hora.
- O segundo componente são os incentivos salariais, que se referem a programas desenhados para recompensar funcionários com bom desempenho.
- O terceiro componente são os benefícios, como férias, seguro de vida, vale-transporte, vale-refeição, etc.

O pagamento que cada funcionário recebe na forma de salário, bônus, prêmios e comissões é caracterizado como recompensa financeira direta. Já o salário decorrente de férias, gratificações, gorjetas e adicionais (de periculosidade, de insalubridade, adicional noturno, participação nos resultados, horas extraordinárias, etc.) é caracterizado como recompensa indireta.

Salário nominal e salário real

O salário nominal corresponde ao volume de dinheiro fixado em contrato individual pelo cargo ocupado. Já o salário real representa a quantidade de bens que o funcionário pode adquirir com o volume de dinheiro que recebe mensal ou semanalmente e corresponde ao seu poder aquisitivo.

Nesse contexto, podemos caracterizar a existência de três tipos de salários:

1. o salário por unidade de tempo, que é pago em proporção ao tempo que a pessoa fica à disposição da empresa;
2. o salário por resultado, que se refere à quantidade ou ao número de peças ou obras produzidas pela pessoa;
3. o salário por tarefa, que consiste na fusão dos dois tipos anteriores.

Além disso, a composição do salário também depende de vários fatores internos (organizacionais) e externos (ambientais). A construção de um plano de remuneração requer muito cuidado, porque causará um impacto muito grande nas pessoas e no seu desempenho na organização, uma vez que a remuneração é a principal forma de valorização do trabalho do funcionário. Para a construção desse plano, existem alguns critérios que serão apresentados a seguir:

- **Equilíbrio interno versus equilíbrio externo:** as pessoas ficarão satisfeitas quando puderem se dar conta de que são pagas equitativamente

em relação aos colegas em trabalho similar, em outras organizações, por exemplo.
- **Remuneração fixa ou remuneração variável:** a remuneração pode ser paga em uma base fixa, pelos salários mensais ou por hora, ou pode variar conforme critérios previamente definidos, como metas e lucros da empresa.
- **Desempenho ou tempo de casa:** uma organização pode enfatizar o desempenho do funcionário e remunerá-lo de acordo com as suas contribuições individuais ou grupais. Ou, também, o funcionário pode ser mais bem remunerado conforme o seu tempo trabalhando na empresa.
- **Remuneração do cargo ou remuneração da pessoa:** a compensação pode destacar como um cargo contribui para os valores da organização ou como os conhecimentos e as habilidades da pessoa contribuem para o seu cargo ou para a empresa.
- **Igualitarismo ou elitismo:** a recompensa pode incluir o maior número possível de funcionários sob o mesmo sistema de remuneração (igualitarismo) ou pode estabelecer diferentes planos de acordo com os níveis hierárquicos ou grupos de funcionários (elitismo).
- **Remuneração abaixo do mercado ou acima do mercado:** a remuneração pode estar em um nível percentual abaixo ou acima do mercado. Pagar abaixo do mercado é comum em organizações pequenas, jovens e não sindicalizadas. Pagar acima do mercado é comum em empresas que procuram reter e motivar seus funcionários, evitando custos com rotatividade.
- **Prêmios monetários ou prêmios não monetários:** o plano de remuneração pode motivar funcionários por meio de recompensas monetárias, como salários e prêmios salariais, ou pode aplicar recompensas não monetárias, como cargos mais interessantes ou segurança no emprego.
- **Remuneração aberta ou remuneração confidencial:** a primeira acontece quando os funcionários podem ter acesso à informação sobre a remuneração de outros funcionários e sobre como as decisões salariais são tomadas (remuneração aberta), e a segunda, quando esse conhecimento é evitado entre os funcionários (remuneração confidencial).
- **Centralização ou descentralização das decisões salariais:** no sistema centralizado, um órgão central é responsável pelo controle e pela tomada de decisões, sendo normalmente uma diretoria de relações humanas. No sistema descentralizado, as decisões são delegadas aos níveis intermediários da hierarquia.

Benefícios

O ambiente externo e interno tem provocado um processo de mudança constante nas organizações. Alinhado a isso, a remuneração e os benefícios dos funcionários estão cada vez mais alinhados às suas habilidades e ao seu desempenho, uma vez que receber uma remuneração justa é o objetivo de todo trabalhador. Em razão disso, muitos diretores e administradores estão adotando sistemas diferentes a respeito de como avaliar a remuneração mais justa para os seus funcionários. No sistema tradicional, o tempo de serviço é reconhecido, mas não as contribuições dos funcionários, o que desestimula o seu desenvolvimento de novas habilidades ou competências. Assim, a administração moderna aparece com novas medidas para serem consideradas na remuneração, como remuneração por conhecimentos e habilidades, ou por competências, remuneração baseada em desempenho, remuneração baseada em equipes, participação dos funcionários na formulação da política salarial, criação de carreiras técnicas e troca de salários por benefícios.

Os benefícios que fazem parte do programa de remuneração são uma forma de mostrar que a empresa se preocupa com seus colaboradores, garantindo-lhe o nível mínimo de qualidade de vida, com assistência médica e de alimentação, por exemplo. Os benefícios são, portanto, regalias e vantagens concedidas pelas empresas como um pagamento adicional aos salários, que pode ser estendido para uma parte ou para todos os funcionários. O pacote de benefícios e serviços constitui parte integrante da remuneração do pessoal.

Saiba mais

Para determinar a remuneração, é importante que seja feita uma pesquisa salarial, a fim de averiguar quanto outros empregadores estão pagando para cargos similares. Além disso, também é necessário fazer uma avaliação do cargo, em comparação a outros cargos, para determinar o valor de um cargo em relação a outro. Pode ser feito o agrupamento de cargos similares em faixas salariais e a atribuição de valores médios para cada uma das faixas. Por fim, pode-se desenvolver uma amplitude de valores, pois na mesma faixa salarial podem existir vários níveis de crescimento.

Gestão de recursos humanos e relações trabalhistas

A relação entre a empresa e seus funcionários é bastante complexa por envolver pessoas. Nesse cenário, o gerente da empresa atua como um mediador dessa relação e, na visão dos funcionários, ele representa a empresa. Por essa razão, é essencial que o gestor tenha conhecimento dos principais direitos e deveres previstos na Consolidação das Leis do Trabalho (CLT) e na Convenção Coletiva de Trabalho (CCT). A CCT é o acordo de caráter normativo pelo qual dois ou mais sindicatos representativos de categorias econômicas e profissionais estipulam condições de trabalho aplicáveis, no âmbito das respectivas representações, às relações individuais de trabalho. (BRASIL, 1943).

A parceria entre o funcionário e a empresa é de fundamental importância, e é papel do gestor resguardar essa parceria. Nas relações entre funcionário e empresa, o que um está oferecendo e o que o outro está recebendo estão sempre sendo avaliados. Quando essa relação fica desbalanceada, perde-se o sentimento de reciprocidade e dá-se início a uma relação conflituosa. Como consequência desse conflito, surge a insatisfação, a desmotivação, a falta de comprometimento com o trabalho, etc. Essa situação pode resultar em vários tipos de manifestação, que podem ir desde a falta proposital ao trabalho até os atos de indisciplina e insubordinação.

A relação trabalhista se dá em três momentos principais: admissão do funcionário, período trabalhado e desligamento do funcionário. A admissão do funcionário é o início de relação entre as partes, e a contratação é o momento em que tudo tende a ser cordial, pois de um lado está a empresa que precisa do funcionário e do outro está o funcionário que precisa do emprego. Nesse momento, é importante que o empregador não prometa nada que não possa cumprir, e o funcionário deve fornecer toda a documentação que o empregador solicitar.

Durante o período trabalhado, a legislação trabalhista impõe uma série de regras que tanto a empresa quanto o empregado devem cumprir. De modo geral, é papel da empresa providenciar as condições necessárias para que seus funcionários possam trabalhar de acordo com o que está estabelecido em lei, enquanto os funcionários, por sua vez, devem fazer a sua parte e trabalhar respeitando e seguindo as regras estabelecidas. São exemplos de aspectos da lei que devem estar adequados: controle de ponto do funcionário (para o controle da sua pontualidade e sua assiduidade), jornada de trabalho (atendendo às especificações da CLT), jornada diária de trabalho, jornada noturna (que diz respeito às regras para quem trabalha à noite), compensação de horas e banco de horas, intervalo entre jornadas, intervalo durante a jornada de trabalho, intervalo em trabalho noturno, horas extraordinárias, férias, faltas, descanso semanal remunerado, licenças de saúde, acidentes de trabalho, etc. Quando vai planejar a sua necessidade de recursos humanos, uma empresa deve estar ciente de todas as condições que regulam a forma como as pessoas devem trabalhar e, com base nisso, pode prever quantos funcionários serão necessários, considerando o horário de trabalho de cada um, seu direito a férias, entre outros.

Já o desligamento do funcionário ou a rescisão contratual é um momento bastante delicado para o empregador e para o funcionário. Quando essa situação gera um conflito, cada parte acha que tem razão e está em desvantagem, quebrando a relação de reciprocidade. Para essa situação, a legislação também prevê uma série de condições que estabelecem os direitos e deveres, tanto da empresa como do funcionário, relacionados a: aviso prévio, exame médico demissional, pagamento de verbas rescisórias, homologação da rescisão, demissão por justa causa, etc.

Por fim, é importante dizer que, muitas vezes, a vontade ou a necessidade de um trabalhador sozinho em uma empresa não tem força suficiente para que alguma condição da relação de trabalho seja modificada. Para isso, surgiram os sindicatos na esfera das relações trabalhistas, que são organizações destinadas a representar interesses de um grupo. É a união dos trabalhadores que confere a força necessária para negociar com as empresas. Um sindicato é, portanto, uma associação de trabalhadores que se constitui para defender os interesses sociais, econômicos e profissionais relacionados com a atividade laboral dos seus integrantes.

Um sindicato também tem direitos, deveres, responsabilidades, patrimônio, filiados, estatutos, tudo como uma pessoa jurídica. No Brasil, não existe uma definição legal para o sindicato, mas a lei estabelece as prerrogativas de um sindicato:

a) representar, perante as autoridades administrativas e judiciárias, os interesses gerais da respectiva categoria ou profissão liberal ou os interesses individuais dos associados relativos à atividade ou à profissão exercida;
b) celebrar contratos coletivos de trabalho;
c) eleger e designar os representantes da respectiva categoria ou profissão liberal;
d) colaborar com o Estado, como órgãos técnicos e consultivos, no estudo e na solução dos problemas que se relacionam com a respectiva categoria ou profissão liberal;

e) impor contribuições a todos aqueles que participam das categorias econômicas ou das profissões liberais representadas.

Logo, como se pode perceber, os sindicatos são os representantes dos seus sócios (chamados sindicalizados), e seu papel é desenvolver negociações coletivas com a empresa ou as associações de empresas. Os salários, o tempo de descanso, as férias, a capacitação e as licenças (maternidade, doença, etc.) são exemplos de algumas das condições que os sindicatos podem negociar com as empresas se assim for o desejo dos trabalhadores.

Exemplo

Quando a rescisão contratual é motivada pelo funcionário, por exemplo, este deve cumprir o aviso prévio trabalhando ou, então, indenizar o empregador. Nesse caso, o funcionário não tem direito a sacar o FGTS (Fundo de Garantia do Tempo de Serviço) e respectiva multa. Nesse caso, são direitos dos funcionários com mais de um ano de serviço: 13º salário, saldo de salário, salário-família proporcional aos dias trabalhados, férias vencidas e proporcionais e adicional de ⅓ sobre férias vencidas e proporcionais.

Exercícios

1. Segundo Bateman e Snell (2012), são potenciais benefícios da Avaliação de Desempenho (AD), exceto:
   a) Aumentar a remuneração dos funcionários.
   b) Fomentar a comunicação interna na empresa.
   c) Aumentar as chances de promoção dos funcionários.
   d) Aumentar a eficácia na organização.
   e) Melhorar os processos de recrutamento e seleção na empresa.
2. São características da avaliação 360 graus, com exceção de:
   a) É feita por todos aqueles que mantêm alguma interação com o avaliado.
   b) É feita sob um ponto de vista mais equilibrado, uma vez que conta com a opinião de diversas pessoas de diversas atuações.
   c) Tem maior credibilidade, se comparada a outros tipos de AD.
   d) Pode auxiliar na mudança de comportamento devido à observação dos demais colegas.
   e) Há uma maior subjetividade no processo de avaliação.

3. São fatores que influenciam o chamado mix de remuneração, exceto:
a) Política de remuneração da empresa.
b) Avaliação de desempenho do funcionário.
c) Tarefas de cada cargo.
d) Condições do mercado de trabalho.
e) Resultado de negociação coletiva.

4. Com relação à remuneração, assinale a alternativa correta:
a) Os planos individuais de incentivo comparam o desempenho do trabalhador com um padrão objetivo, sendo a remuneração determinada pelo desempenho do funcionário.
b) Os planos de participação nos lucros recompensam os funcionários por aumentos de produtividade ou pela economia de dinheiro nas áreas sob seu controle direto.
c) Os planos de participação nos ganhos costumam ser implantados na divisão ou empresa como um todo.
d) O plano de participação nos lucros recompensa o desempenho individual de cada colaborador, fazendo com que aumente a motivação de cada um e a competitividade saudável entre os funcionários.
e) A remuneração por ações e opções é sempre a melhor alternativa para a empresa, pois, com isso, os gestores ficarão ainda mais focados no sucesso dela, levando a um aumento do preço de sua ação.

5. São fatores que afetam na sindicalização das empresas, com exceção de:
a) Fatores econômicos: os sindicatos procuram aumentar o salário médio de seus membros.
b) Insatisfação com o trabalho.
c) Qualificação dos funcionários.
d) Crença no poder dos sindicatos.
e) Inserção de jovens no mercado de trabalho.

Referência

BRASIL. *Decreto-Lei nº 5.452, de 1º de maio de 1943*. Aprova a Consolidação das Leis do Trabalho. Brasília, DF, 1943. Disponível em: <http://www2.camara.leg.br/legin/fed/declei/1940-1949/ decreto-lei-5452-1-maio-1943-415500-normaatualizada-pe.pdf>. Acesso em: 05 fev. 2017.

Leituras recomendadas

ABREU, E. S.; SPINELLI, M. G. N.; PINTO, A. M. P. *Gestão de unidades de alimentação e nutrição*: um modo de fazer. 4. ed. São Paulo: Metha, 2011.

ÁVILA, L. V.; STECCA, J. P. *Gestão de pessoas*. Santa Maria, RS: Universidade Federal e Santa Maria, Colégio Politécnico; Rede e-Tec Brasil, 2015.

BATEMAN, T. S.; SNELL, S. *Administração*. 2. ed. Porto Alegre: AMGH, 2012. (Série A).

CAMPOS, A. G. Sindicatos no Brasil hoje: dilemas apresentados pela sindicalização. *Mercado de Trabalho*, Brasília, DF, v. 56, p.29-37, fev. 2004. Disponível em: <http://www.ipea.gov.br/agencia/images/stories/PDFs/mercadodetrabalho/bmt56_nt02_sindicatos_brasil_dilemas.pdf>. Acesso em: 05 fev. 2017.

JONES, G. R.; GEORGE, J. M. *Fundamentos da administração contemporânea*. 4. ed. Porto Alegre: AMGH, 2012. cap. 12.

MEZOMO, I. F. de B. *A administração de serviços de alimentação*. 6. ed. São Paulo: Manole, 2015.

NASCIMENTO, A. M.; NASCIMENTO, S. M.; NASCIMENTO, M. M. *Compêndio de direito sindical*. 8. ed. São Paulo: LTr, 2015.

TEIXEIRA, S. et al. *Administração aplicada às unidades de alimentação e nutrição*. São Paulo: Atheneu, 2007.

VAZ, C. S. *Alimentação de coletividade*: uma abordagem gerencial. 3. ed. Brasília, DF: Metha, 2011.

VIEIRA, M. N. C. M; JAPUR, C. C. *Gestão de qualidade na produção de refeições*. Rio de Janeiro: Guanabara Koogan, 2012.

Uniformes, EPIs e segurança no trabalho/ergonomia

Objetivos de aprendizagem

Ao final deste texto, você deve apresentar os seguintes aprendizados:

- Reconhecer a importância da segurança no trabalho em serviços de alimentação.
- Caracterizar acidentes de trabalho, equipamentos de proteção individuais e coletivos e uniformes em UANs.
- Explicar o conceito de ergonomia e sua relação com o desenvolvimento do trabalho em serviços de alimentação.

Introdução

Você sabia que a segurança no trabalho está focada na prevenção de acidentes e de doenças ocupacionais? Garantir e preservar a integridade do trabalhador é o principal objetivo. O uso de equipamentos de proteção, individuais ou coletivos, assim como uma condição ergonômica satisfatória da UAN (Unidades de Alimentação e Nutrição), contribui para prevenção de acidentes de trabalho e doenças.

Neste texto, você irá estudar os aspectos relacionados à segurança do trabalho em UANs, assim como o papel da ergonomia no desenvolvimento das atividades nestes serviços.

Segurança do Trabalho em UANs

O conceito legal de acidente do trabalho tem fundamento na Lei nº 8.213/1991, art. 19, cuja redação foi modificada pela Lei Complementar nº 150, de 2015:

"Acidente do trabalho é o que ocorre pelo exercício do trabalho a serviço de empresa ou de empregador doméstico ou pelo exercício do trabalho dos segurados referidos no inciso VII do art. 11 desta Lei, provocando lesão corporal ou perturbação funcional que cause a morte ou a perda ou redução, permanente ou temporária, da capacidade para o trabalho."

No conceito prevencionista, durante a análise das suas causas, é possível impedir a repetição, o agravamento ou até um acidente com lesão, pois surgirão medidas preventivas durante a análise dos fatos e dados. A maior preocupação com os acidentes pessoais e as perdas a eles associados gera compromisso e integração dos trabalhadores em relação aos riscos a que estão expostos, redução ou eliminação com medidas corretivas e preventivas. Reduzir acidentes pode eliminar os problemas que afetam o homem e a produção. A meta a ser alcançada por uma empresa é de acidente zero. Aplicando a prevenção em seu sentido amplo, devemos: evitar, preparar, precaver, antecipar, informar com antecedência, defender-se e traduzir para o dia a dia. Portanto, o objetivo é chegar antes do acidente com a prevenção para que não tenha a possibilidade de acontecer.

Nas **regras de segurança,** a prevenção da saúde, integridade física, mental e social do trabalhador passa pela empresa que, então, deve estabelecer treinamento e monitorar a execução das tarefas, tornando obrigatório o cumprimento dessas regras pelo funcionário. Quando o funcionário não cumprir com essas obrigações, poderá ser considerado ato faltoso, que possibilita penalização com medidas administrativas por parte do empregador.

O **incidente** é uma ação indesejada, não programada, que poderia ter se transformado em um acidente. Nesse caso, devemos adotar providências para controlar e proteger a integridade física do funcionário.

Os acidentes podem ocorrer no exercício do trabalho, no trajeto habitual para casa e para o trabalho ou ser uma doença adquirida ao longo do tempo. Os acidentes são classificados como:

- **Acidente com perda de tempo:** impossibilita a volta ao trabalho no dia imediatamente após. Um exemplo é um funcionário que escorrega na UAN cozinha e torce o pé. Ele irá ao serviço médico, que o imobiliza e impossibilita sua volta ao trabalho por algum tempo.
- **Acidente sem perda de tempo:** não impede que o funcionário acidentado retorne ao trabalho em seu horário e no dia imediato após o acidente. Podemos usar o mesmo exemplo descrito anteriormente, mas sem que o funcionário imobilize o pé.

- **Acidente de trajeto:** quando ocorre o acidente no período em que o trabalhador está vindo ou indo para o trabalho, no mesmo percurso de sempre, no horário adequado para a realização de suas atividades. No entanto, se esse trajeto é modificado ou interrompido, não mais se caracteriza por acidente de trajeto. Um exemplo é quando o ônibus de retorno para casa, em seu percurso habitual, sofre acidente em que o trabalhador fica ferido.
- **Doença ocupacional ou do trabalho:** conforme a Lei nº 8.213/1991, art. 20, é a doença adquirida ou desencadeada em função das condições especiais em que o trabalho é realizado e com o qual o funcionário se relaciona diretamente. Por exemplo, a perda auditiva por excesso de ruído no local de trabalho.

Como principais causas para acidentes estão a falta de habilidade para o desempenho da função, a falta de treinamento para executar as atividades, a falta de conhecimento das regras de segurança do trabalho e o excesso de confiança do trabalhador, achando ser imune aos acidentes.

Em relação aos conceitos de segurança do trabalho, as principais causas de acidentes estão relacionadas com:

- **Ato inseguro:** de modo consciente ou inconsciente, o empregado se desvia da maneira correta e segura de executar sua atividade. Um exemplo seria deixar de usar o equipamento de proteção individual (EPI) por achar que sabe executar a tarefa e não precisa do EPI e até deixar de usar corretamente o EPI por descuido.
- **Condição insegura:** quando o ambiente ou as instalações oferecem condições que podem causar acidentes como piso molhado, falta de proteção no equipamento ou pisos irregulares.
- **Riscos:** físico, químico e biológico.

As causas de acidente de trabalho estão relacionadas ao homem e a seu ambiente de trabalho. A Portaria nº 3.214/1978 do Ministério do Trabalho e Emprego (MTE) classifica riscos de acidente no ambiente de trabalho de acordo com a NR-9.

- O **risco físico** se refere a diversas formas de energia a que possam estar expostos os trabalhadores como ruídos, vibrações, pressões anormais, temperaturas extremas, radiações ionizantes ou não e umidade. Exemplos são calor intenso e em excesso devido à falta de ventilação, frio intenso sem proteção nas câmaras frias ou ruídos extremos, como coifas de exaustão.

- O **risco químico** está relacionado a substâncias compostas ou a produtos que possam penetrar no organismo por vias aéreas na forma de poeiras, fumaça, névoas, gases ou vapores ou por contato com a pele ou ingestão. Um exemplo seria o uso excessivo de cloro ou produtos para desincrustar equipamentos, detergente e secante para máquinas de lavar louças.
- O **risco biológico** está relacionado com bactérias, fungos, bacilos, protozoários, parasitas, vírus e, como exemplo, temos a manipulação de alimentos contaminados ou de utensílios utilizados por clientes com doenças infectocontagiosas, lixo orgânico, vísceras, insetos, água parada como foco de contaminação.

Na Relação de Classificação Nacional de Atividades Econômicas, o NR-4, está classificado o grau de risco dos acidentes. O mapa de risco objetiva demonstrar por metodologia própria como se faz importante seu uso para orientar as medidas de controle sobre riscos ambientais, tendo o trabalhador como identificador imediato desses riscos. A Portaria nº 25, de 29 dezembro de 1994, do Ministério do Trabalho, tem como objetivos do mapa: reunir informações necessárias para estabelecer o diagnóstico de segurança no trabalho e na empresa, possibilitar a troca e a divulgação de informações entre trabalhadores e estimular sua participação na prevenção. Resumindo as etapas de elaboração do mapa de risco teremos: conhecer as atividades exercidas nos locais analisados, identificar os riscos existentes no local analisado, identificar as medidas preventivas, identificar com os trabalhadores os riscos expostos e conhecer as queixas mais frequentes e comuns relativas à sua saúde.

Após todo esse trabalho realizado, organiza-se o *layout* do local (planta física e muito simples) utilizando círculos de tamanhos variados (pequenos, médios e grandes) conforme percepção dos trabalhadores, quanto à intensidade do risco com os círculos do menor para o maior. Logo após as cores serem padronizadas, elas serão usadas de acordo com os círculos e seus tamanhos como sendo:

- Verde: grupo 1, risco físico;
- Vermelho: grupo 2, risco químico;
- Marrom: grupo 3, risco biológico;
- Amarelo: grupo 4, risco ergonômico;
- Azul: grupo 5, risco de acidentes.

Haverá a aprovação pela CIPA. Depois da aprovação, colocar o *layout* em cada local analisado para acesso fácil e visível dos trabalhadores.

A Portaria nº 3.214/78 obriga todas as empresas a cumprirem a elaboração e execução do Programa de Prevenção dos Riscos Ambientais (PPRA), que faz parte da legislação federal, a partir da publicação da NR-9, do Ministério do Trabalho, desde 1994. A elaboração e a execução do PPRA são obrigatórias para todas as instituições que possuam funcionários, não importando seu tamanho, número de funcionários e grau de risco das atividades desenvolvidas.

Os profissionais habilitados a elaborar o PPRA são engenheiros de segurança do trabalho, técnicos de segurança e médicos do trabalho. Segundo a legislação, o programa deve conter uma estrutura mínima com planejamento anual de prioridades e metas, que, para cumpri-las, devem estabelecer um cronograma. Para as ações empregadas, devem ser criadas metodologias próprias e estabelecidas estratégias para executá-las. Os dados devem ser registrados, atualizados e divulgados. O programa é avaliado periodicamente para observar seu desenvolvimento, e o PPRA deve ser atualizado anualmente com ajustes quando necessário e o estabelecimento de novas metas e prioridades de acordo com os ajustes.

Para minimizar e eliminar os riscos ambientais, as medidas de controle podem mencionar a utilização de equipamentos de proteção individual (EPI), normas administrativas, organização das tarefas e do local de trabalho, estabelecimento e aplicação de programas de treinamentos sobre o uso dos EPIs para empregados e sua conservação, limpeza, higiene e armazenamento. O PPRA deve ser articulado com o Programa de Controle Médico de Saúde Ocupacional (PCMSO) para preservar a saúde do trabalhador, fazendo parte da legislação federal do Ministério do Trabalho e Emprego (MTE) de 1994, de acordo com a NR-7. Os empregadores são obrigados pela legislação a elaborar e implantar o PCMSO sem ônus ao trabalhador e independentemente do número de funcionários. Não depende também do grau de risco ou do tipo de atividade da empresa, para promoção e preservação da saúde dos trabalhadores.

O PCMSO é considerado a maior iniciativa da empresa para diagnosticar os problemas de saúde relacionados ao trabalho identificando se pode haver danos irreversíveis à saúde ou doenças ligadas à profissão.

Os exames médicos obrigatórios devem constar no PCMSO e são os seguintes:

1. Exame de admissão: realizado antes do início das atividades e do contrato de trabalho;

2. Exame periódico: de acordo com os intervalos de tempo como **anuais** – funcionários com idade inferior 18 anos ou superior a 45 anos, **a cada 2 anos** – funcionários entre 18 a 45 anos – nas UAN realizado a cada ano;
3. Exame de retorno ao trabalho: quando o trabalhador ausentar-se por 30 dias ou mais, o exame é realizado no primeiro dia de retorno ao trabalho por afastamento de acidente, parto, doença ocupacional ou não;
4. Exame de mudança de função: deve ser realizado antes da mudança de função e sempre que houver mudança no grau de risco exercido;
5. Exame demissional: deve ser realizado até o término do contrato ou da homologação tendo, nos riscos 1 e 2, sido realizados há mais de 135 dias e riscos grau 3 e 4, sido realizados há mais de 90 dias. São exames realizados por médico do trabalho designado pela empresa que emite o atestado de saúde ocupacional (ASO) sempre em duas vias, uma (primeira) da empresa e uma (segunda) do trabalhador. No ASO deve conter nome, número identidade, função do trabalhador, nome, endereço e CRM com assinatura do médico, data do exame, riscos ocupacionais ou ausência de riscos para atividade exercida pelo trabalhador, indicação de exames e procedimentos médicos que foram realizados pelo trabalhador e definição de apto ou não apto para a atividade do trabalhador. Tais registros do trabalhador devem ser guardados pelo empregador por 20 anos.

Fique atento

Um exame de saúde bem realizado, com seriedade profissional, é garantia e segurança de que o trabalhador está sendo avaliado corretamente, podendo ser indenizado ao longo do tempo se adquirir alguma doença em decorrência de suas atividades, com possibilidade de indenização. Do mesmo modo, o empregador evitará que a empresa contrate um trabalhador que não esteja apto a exercer suas atividades e possa apresentar problemas futuros de saúde ou alegar que adquiriu a doença no exercício de suas atividades na Justiça do Trabalho.

Prevenção de acidentes de trabalho em UAN: equipamentos de proteção e uniformes

A NR-6 da Portaria nº 3.214/78 do Ministério do Trabalho e Emprego (MTE), instrui que equipamento de proteção individual (EPI) se refere ao dispositivo ou produto destinado à proteção de riscos que possam ameaçar a segurança e a saúde no trabalho do empregado e seu uso é individual. Para que possa ser utilizado, o EPI deverá conter certificado de aprovação (CA), expedido após análises e testes, por órgão nacional competente em matéria de segurança do trabalho do MTE. A recomendação e o seu uso são competência dos Serviços Especializados em Engenharia de Segurança em Medicina do Trabalho (SESMT), da Comissão Interna de Prevenção de Acidentes (CIPA) e do trabalhador usuário.

As responsabilidades dizem respeito à empresa e ao funcionário. À empresa cabe fornecer gratuitamente os EPIs com certificado de aprovação de acordo com sua atividade e o risco. Ao empregador cabe oferecer treinamento sobre o uso e orientar quanto à conservação e guarda; exigir do empregado o uso do EPI; substituir o EPI quando necessário, ou seja, quando danificado ou por extravio; registrar quando entregar ao empregado seu EPI; fazer a manutenção e higienização periódicas do EPI; comunicar ao MTE se houver alguma irregularidade no EPI. Ao funcionário cabe utilizar o EPI somente para a finalidade a que se destina; respeitar e cumprir as determinações da empresa quanto ao uso do EPI; quando o EPI estiver impróprio para o uso, deverá comunicar ao empregador para sua substituição; a responsabilidade de conservar e guardar o equipamento é fundamental e sua.

Equipamentos de proteção coletiva (EPC) são destinados a proteger ao mesmo tempo mais de uma pessoa, funcionários ou terceiros. Faz parte de um sistema fixo ou móvel que preserva a integridade física e a saúde coletiva. Encontramos como exemplos o corrimão de uma escada, sinalizadores como cones, fitas, sinalizadores luminosos, correntes, barreiras ou grades de proteção ou placas com avisos de perigo, proibido, saída, entrada, escada, piso escorregadio. Tanto o empregador quanto os funcionários zelam por sua manutenção.

Os equipamentos de proteção individual mais utilizados e peculiares às atividades desenvolvidas em UAN são:

- **EPI para proteção auditiva:** protetor auricular, ou protetor de ouvido. Protege o sistema auditivo de ruídos, que deve ser de 85 decibéis para 8 horas de trabalho, segundo a legislação. Deve ser usado em áreas de

exaustão muito ruidosa, área grandes de lavagem de louças, áreas com utensílios de cocção grandes.
- **EPI para proteção respiratória:** máscara descartável respiratória. Utilizada para proteção contra gases e vapores, facial com filtros de proteção. Usadas na limpeza de sistemas de exaustão, retirada de gorduras dos fogões e chapas. Também é recomendado utilizar óculos de proteção, completando, assim, a proteção contra gases de produtos químicos mais fortes.
- **EPI para proteção dos olhos:** óculos de proteção, ou óculos de segurança. Proporciona proteção para os olhos ao higienizar exaustores, descascar alimentos que possam saltar, fazer frituras ou grelhados, situações em que pode ocorrer impacto de partículas volantes.
- **EPI para proteção do tronco:** 1 – Avental de vinil ou PVC: protege o corpo contra umidade em operações com água. Usados em áreas de pré-preparo de alimentos, áreas de lavagem de louça e bandejas, limpeza em geral da UAN. 2 – Avental térmico: protege o tronco contra riscos de calor, equipamentos que geram calor, de origem térmica. Usados na cozinha, fogão, grelhas, fritadeiras, frigideiras basculantes.
- **EPI para proteção dos membros superiores:** há vários tipos de luva, usadas de acordo com a atividade:
  - Para proteger as mãos de objetos cortantes e perfurantes, utilizar **luva de malha de aço.** São usadas para cortar carnes, descascar legumes, folhosos e frutas, fatiar e cortar carnes prontas e devem ser separadas por setor, já que cada preparação citada pode estar em distância uma da outra.
  - Para proteger contra agentes térmicos, **luva térmica.** São utilizadas com equipamentos que geram calor, como na higiene de fogões, fritadeiras, frigideiras basculantes.
  - Para proteção contra agentes biológicos: **luva de látex.** São usadas em casos de contaminação por agentes biológicos, como na retirada de lixo, limpeza de banheiros, limpeza em geral. Podem ser separadas por cores conforme os setores da UAN, administrando, assim, boas práticas.
  - Para proteção contra agentes químicos, **luva de látex cano longo.** São utilizadas para produtos químicos para limpeza em áreas de lavagem de bandejas, utensílios de cocção.
  - Para proteção contra umidade, em situações em que há uso de água: **luva de látex.** Como são semelhantes, utilizar a troca de cores, pois facilita a separação de setores de lavagem, para limpeza geral da

UAN cozinha, áreas de lavagem de outros utensílios e utensílios de cocção também.
- **EPI para proteção dos membros superiores:** manga proteção do braço e antebraço contra agentes térmicos: **mangote de lona**. Usadas para proteger contra calor, origem térmica, evitam respingos de gordura ou água quente, em área de calor como fogões, fornos, chapas de grelhar e frigideiras basculantes.
- **EPI para proteção dos membros inferiores: há dois tipos de calçados:** a) Contra queda e escorregões, usam-se sapatos de segurança, dentro da UAN, para atividades que não tenham contato com umidade e produtos químicos. Podem ser utilizados até no momento do atendimento; b) Calçados de pés e pernas contra umidade gerada no uso de água fria ou quente: botas de PVC, dentro da UAN para áreas molhadas como área de lavagem. Muitas vezes ocorre a troca do tipo descrito anteriormente para esse modelo e pode ser usado após o atendimento e na higienização da UAN como um todo.
- **EPI para proteção do corpo:** blusão de proteção de tronco e membros superiores contra agentes térmicos: **blusão térmico**. Utilizados em locais de baixa temperatura, evitando choques térmicos, como câmaras frias e açougues.
- **EPI para proteção de tronco e membros superiores: capa plástica**. Utilizadas na limpeza de tetos, coifas, sistema de exaustão e paredes.
- **EPI para proteção dos membros inferiores contra agentes térmicos: calça térmica**. Evita o choque térmico e protege contra baixas temperaturas. Utilizada em contêineres para armazenamento de gêneros alimentícios congelados e câmaras frias.

Para que todas essas proteções possam ser utilizadas, para benefício do funcionário e da empresa, é necessário registrar a entrega, a troca ou a reposição. Utilizamos assim uma ficha de EPI, em que serão listadas essas informações, uma planilha individual, com dados do funcionário, em que serão descritas as responsabilidades, mediante Lei e Portaria segundo MET, data, descrição do EPI, CA e data de devolução. O funcionário assinará após a descrição das responsabilidades e rubricará cada item descrito com os dados entregues a ele.

O uniforme da UAN tem por objetivo também a proteção individual e a higiene do trabalhador. Ao iniciar as atividades, o funcionário deve colocar o uniforme e, ao sair, deve retirá-lo, deixando em local apropriado, como armários individuais para cada trabalhador. Oriente para que os sapatos sejam separados das roupas no armazenamento, devendo também ser higienizados com frequência para evitar mau cheiro e contaminação. Calças devem ser compridas, na altura dos sapatos, com tecido leve e de fácil higienização e secagem. Deve-se evitar o uso de saia, pois funciona como um limitador dos movimentos. Jalecos ou túnicas na cor clara são preferência, ter mangas curtas ou até o cotovelo, não poderá ser de manga cavada. Touca de tecido ou rendada que cubra todo o cabelo. Sapatos de cor preta e as botas poderão seguir o padrão do fornecedor, preferencialmente de cor clara. O uniforme é a representação da empresa para os clientes, portanto, manutenção e higiene são primordiais. A reposição deve ser feita como um EPI, podendo ser registrado na mesma planilha, com reposições quando necessária troca ou por extravio. A orientação dessas rotinas é feita pelo gestor da UAN, quando o funcionário inicia o seu trabalho na empresa.

Saiba mais

Os objetivos da ficha de controle de distribuição de EPI contemplam o empregador e o empregado. Para o empregador, evita problemas trabalhistas, registra a obrigatoriedade do uso e evita fraudes em caso de acidentes. Para o empregado, garante o direito de receber ou trocar o EPI. Basta provar quando ocorreu a última entrega, ajudando na identificação do tempo de duração e podendo ser avaliado o tempo de demora na reposição, com o registro.

Aspectos ergonômicos em UAN

Segundo a Norma Regulamentadora nº 17 (NR 17), do Ministério do Trabalho e Emprego (MTE), [...] ergonomia é o estudo do relacionamento entre o homem e seu trabalho, equipamento e ambiente e, particularmente, a aplicação dos conhecimentos de anatomia, fisiologia e psicologia na solução dos problemas surgidos desse relacionamento.

A ergonomia preocupa-se com os aspectos humanos do trabalho em qualquer situação e, dessa forma, as suas finalidades básicas são o melhoramento e a conservação da saúde dos trabalhadores e o funcionamento satisfatório do sistema técnico do ponto de vista da produção e da segurança. Assim, percebe-se que o objetivo principal da ergonomia é a adaptação segura do ambiente de trabalho aos funcionários, com a busca do bem-estar do trabalhador e, como retorno, tem-se maior produtividade para a empresa. Destaca-se que a ergonomia atua sobre todos os fatores relacionados à ambiência do trabalho (temperatura, umidade, ventilação, iluminação, cores, sonorização [ruídos], postura e movimento), assim como às relações interpessoais.

Nesse sentido, a ciência da ergonomia em unidades de alimentação e nutrição busca contribuir para que as áreas físicas sejam projetadas, construídas e operacionalizadas com segurança, considerando as características individuais e certas variações do comportamento humano, de modo que não resultem em sérios acidentes ou comprometam a qualidade de vida dos colaboradores.

Os riscos ergonômicos são gerados pelo local de trabalho não seguro e pelo homem não adaptado, ocasionando lesões por movimentos repetitivos ou por esforço extremo. Para tais modificações e adaptações, algumas melhorias podem ser aplicadas nas rotinas diárias e nos postos de trabalho, conforme segue:

- Rodízios de atividades para evitar fadigas são benéficas e podem ser geradas por escalas de trabalho, no dia a dia ou por turnos, evitando excessos para movimentos repetitivos.
- Orientar a equipe para, quando houver necessidade de levantar cargas do chão, agachar sempre com flexão dos joelhos poupando a coluna, pois o peso será suspenso com a força das pernas.
- Adaptar uma extensão para as torneiras que são muito altas e distantes, nas diferentes áreas da UAN, pois assim evita o desconforto de esticar demais os braços ou dobrar o tronco durante a atividade.
- Baldes para limpeza de pisos apoiados em suportes próprios ou adaptados que evitem curvar demais o tronco durante a realização da tarefa, ficando mais alto e gerando mais conforto.
- Baldes com rodinhas para facilitar o deslocamento quando estiverem cheios.
- Mesas de transporte com rodas para levar cubas grandes com alimentos para reposição de balcão de servimento. Essas mesas ajudam a não sobrecarregar as articulações e a coluna.
- Cubas com alturas menores para evitar maior aporte de alimentos e facilidade de higienização. Muitas vezes uma reposição mais frequente facilita o desgaste.
- Balcões térmicos de resistência seca auxiliam na higienização e não necessitam transporte de água para seu enchimento caso esta não seja adaptada na sua proximidade.
- Bancos semissentados adaptados ao posto de trabalho para atividades que exijam muito tempo em pé e possam prejudicar a postura.

- Quantidade de bandejas suficiente para não sobrecarregar a coluna na hora de repor os balcões de distribuição. Verificar o peso máximo tolerável com a condição física do trabalhador, determinar por contagem ou marcar a altura na parede próxima à área de empilhamento.
- Adequar o tamanho e o peso das panelas favorece o desenvolvimento do trabalho, pois reduz o peso nas articulações das mãos e dos braços.
- Rodos e *mops* com peso adequado, compostos por material leve com durabilidade, diminuem o cansaço dos braços, nas articulações e na coluna.
- Equipamentos com altura adequada que evitem queimaduras, desníveis para o trabalhador e mantenham a segurança na retirada de formas ou utensílios.
- Implantação de ginástica laboral nos diferentes setores da UAN, com exercícios de fácil execução, para alongamento ou aquecimento, promove a integração entre funcionários e reduz o estresse, podendo ser intercalada para ser aplicada em horários diferentes, entre o início e o meio da jornada de trabalho.

Salienta-se que é fundamental ouvir os trabalhadores no sentido de buscar mais ações que possibilitem melhorias na ambiência, visto que são eles que vivenciam as situações de trabalho que podem contribuir negativamente nas condições ergonômicas.

Exemplo

O trabalho desenvolvido em UAN caracteriza-se por movimentos repetitivos, levantamento excessivo de peso, permanência na postura em pé por longos períodos e exigência de alta produtividade em curto espaço de tempo. Nesse contexto, muitos estudos relativos à análise do processo de trabalho e das relações de trabalho em serviços de alimentação mostram uma estreita relação entre a ocorrência de doenças ocupacionais e acidentes de trabalho com as condições ergonômicas existentes.

Exercícios

1. Ocorre pelo exercício do trabalho a serviço de empresa ou de empregador doméstico ou pelo exercício do trabalho dos segurados, provocando lesão corporal ou perturbação funcional que cause a morte ou a perda ou redução, permanente ou temporária, da capacidade para o trabalho". Este é o conceito de:
a) Incidente.
b) Acidente de trabalho.
c) Acidente de trajeto.
d) Doença ocupacional.
e) Condição insegura.

2. O Programa de Controle Médico de Saúde Ocupacional (PCMSO) é considerado a maior iniciativa da empresa em diagnosticar os problemas de saúde relacionados ao trabalho, diagnosticando se pode haver danos irreversíveis a saúde ou doenças profissionais. Conforme este Programa, os exames médicos obrigatórios, que os funcionários devem realizar são:
a) Admissional; demissional.
b) Admissional; periódico.
c) Somente admissional.
d) Demissional; troca de função.
e) Admissional; periódico; para troca de função; demissional.

3. EPI que deve ser usado para proteção dos membros inferiores contra agentes térmicos, evitando o choque térmico e contra baixas temperaturas. Utilizados em contêineres para armazenamento de gêneros alimentícios congelados e câmaras frias:
a) Avental térmico.
b) Protetor auricular.
c) Calça térmica.
d) Blusão térmico.
e) Capa plástica.

4. "Estão destinados a proteger ao mesmo tempo mais de uma pessoa, os empregados ou terceiros. Faz parte de um sistema fixo ou móvel que preserva a integridade física e a saúde coletiva". O conceito citado é relativo à:
a) EPC.
b) EPI.
c) CA.
d) CIPA
e) SESMT.

5. Refere-se ao principal propósito da Ergonomia em UANs:
a) Adequar as condições de iluminação e ventilação, tornando o ambiente de trabalho mais favorável à realização das atividades.
b) Estimular o uso de EPI e EPC, para evitar a ocorrência de acidentes de trabalho.
c) Colaborar para que os funcionários tenham relações interpessoais mais satisfatórias e, com isso, reduzam o nível de estresse.
d) Contribuir para que as áreas físicas sejam projetadas,

construídas e operacionalizadas com segurança, considerando as características individuais e certas variações do comportamento humano, de modo que não resultem em sérios acidentes ou comprometam a qualidade de vidas dos colaboradores.

e) Prevenir acidades de trabalho e doenças ocupacionais.

Referências

BRASIL. *Lei nº 8.213, de 24 de julho de 1991*. Dispõe sobre os Planos de Previdência Social e dá outras providências. Brasília, DF, 24 jul. 1991. Disponível em: <http://www.planalto.gov.br/ccivil_03/leis/L8213cons.htm>. Acesso em: 09 jan. 2017.

BRASIL. Ministério do Trabalho e do Emprego. *NR 6:* Equipamento de Proteção Individual – EPI. Brasília, DF, 06 jul. 1978. Disponível em: <http://trabalho.gov.br/images/Documentos/SST/NR/NR6.pdf>. Acesso em: 09 jan. 2017.

BRASIL. Ministério do Trabalho e do Emprego. *NR 17: Ergonomia*. Brasília, DF, 06 jul. 1978. Disponível em: <http://trabalho.gov.br/images/ Documentos/SST/NR/NR17.pdf>. Acesso em: 09 jan. 2017.

BRASIL. *Portaria nº 3.214 de 8 junho de 1978* – NR-4. Serviços Especializados em Segurança e Medicina Trabalho (SESMT). In: SEGURANÇA e Medicina do Trabalho. 71. ed. São Paulo: Atlas, 2013. p. 17-55.

BRASIL. *Portaria nº 3.214 de 8 junho de 1978* – NR-7. Programa de Controle Médico de Saúde Ocupacional (PCMSO). In: SEGURANÇA e Medicina do Trabalho. 71. ed. São Paulo: Atlas, 2013. p. 85-89.

BRASIL. *Portaria nº 3.214 de 8 junho de 1978* – NR-9. Programa de Prevenção de Riscos Ambientais (PPRA). In: SEGURANÇA e Medicina do Trabalho. 71 ed. São Paulo: Atlas, 2013. p. 101-104.

Leituras recomendadas

BARRETO, C. *Segurança do trabalho em Unidades de Alimentação e Nutrição*. Rio de Janeiro: Rubio, 2016.

BRASIL. Ministério da Previdência Social. *Comunicação de acidentes de trabalho* – CAT. 29 jun. 2016. Disponível em: <http://www.previdencia.gov.br/servicos-ao-cidadao/todos-os-servicos/ comunicacao-de-acidente-de-trabalho/>. Acesso em: 09 jan. 2017.

BRASIL. *Lei nº 8.213, de 24 de julho de 1991*. Dispõe sobre os Planos de Previdência Social e dá outras providências. Brasília, DF, 24 jul. 1991. Disponível em: <http://www.planalto.gov.br/ccivil_03/ leis/L8213cons.htm>. Acesso em: 09 jan. 2017.

BRASIL. Ministério da Previdência Social. *AEPS 2013- Seção IV-Acidentes de trabalho*. 05 fev. 2016. Disponível em: <http://www.previdencia.gov.br/dados-abertos/aeps-2013--anuario-estatistico-da-previdencia-social-2013/ aeps-2013-secao-iv-acidentes-do-trabalho/aeps-2013-secao-iv-acidentes-do-trabalho-tabelas/>. Acesso em: 09 jan. 2017.

ISOSAKI, M. et al. Prevalência de sintomas osteomusculares entre trabalhadores de um Serviço de Nutrição Hospitalar em São Paulo, SP. *Revista Brasileira de Saúde Ocupacional*, São Paulo, v. 36, n. 124, p. 238-246, 2011. Disponível em: <http://www.scielo.br/pdf/rbso/ v36n124/a07v36n124.pdf>. Acesso em: 09 jan. 2017.

MONTEIRO, M. A. M. Importância da ergonomia na saúde dos funcionários de Unidades de Alimentação e Nutrição. *Revista Baiana de Saúde Pública*, Salvador, v.33, n. 3, p. 416-427, 2009.

Cálculo de mão de obra

Objetivos de aprendizagem

Ao final deste texto, você deve apresentar os seguintes aprendizados:

- Descrever a importância da estrutura dos recursos humanos para a UAN.
- Identificar as fases do processo de recrutamento e seleção de mão de obra.
- Conhecer os cálculos de mão de obra e sua aplicabilidade em UANs.

Introdução

A descrição unidades de alimentação e nutrição, nada mais é que um conjunto de áreas com objetivo operacional de fornecer um alimento nutricional à coletividade. Sendo assim necessário qualificar seu capital humano, portanto, oferecer condições de segurança alimentar, enfatizando ações como recrutamento, seleção e avaliação de desempenho. O sucesso da empresa está amarrado com desempenho humano. As pessoas são a matéria-prima mais importante em uma UAN, nada será tão eficaz quanto o espírito de colaboração. Neste texto, será abordado o papel dos recursos humanos nas UANs, seus processos de recrutamento e seleção, bem como os cálculos específicos para definição de mão de obra.

Caracterização dos recursos humanos em UANs

A unidade de alimentação e nutrição (UAN) de uma determinada organização necessita contar com um quadro de pessoal adequado, quantitativo e qualitativo, para atender às diversas atividades desenvolvidas. O quadro deve ser definido considerando todos os aspectos funcionais para alcançar os objetivos da UAN e contribuir direta ou indiretamente com os objetivos da organização da qual faz parte. Esses objetivos devem estar de acordo com as políticas, as diretrizes e os objetivos da própria organização.

Para que os resultados aconteçam por meio das pessoas, devemos ter uma atenção profunda por parte dos administradores de recursos humanos (RH). Esses profissionais desenvolvem atividades de planejamento, organização, acompanhamento e controle, com o objetivo de formar um contingente de mão de obra eficiente, eficaz e efetivo. A UAN deve desenvolver ações proativas, para evitar desvios de comportamento e desempenho profissional que podem prejudicar a qualidade dos serviços e dos produtos. Como chefe de uma UAN, o nutricionista realiza as atividades de planejamento, organização, acompanhamento e controle de pessoal. Também tem a responsabilidade de desenvolver tarefas específicas a fim de obter informações essenciais que alimentam os subsistemas de recrutamento, seleção, treinamento e controle de pessoal assumindo a responsabilidade pela qualidade de desempenho de sua mão de obra. Dificuldades relacionadas com os recursos humanos se constituem em verdadeiros desafios no processo de mudança desejado. Fatores como qualificação e requisitos de pessoal e condições de trabalho oferecidas, decorrentes das dificuldades de políticas de RH que não valorizam a mão de obra disponível, interferem diretamente em aspectos como salário compatível, perspectivas de ascensão funcional, qualidade de desempenho, produtividade, higiene e segurança, tendo influência direta na motivação, na autoestima, nas atitudes e nos comportamentos dos indivíduos e dos grupos de trabalho da UAN, afetando a maneira como cada um desempenha o seu papel.

O processo de aquisição de RH para a UAN inicia com a atividade ligada ao recrutamento, à seleção e à admissão. É um processo administrativo com atividades de planejamento, organização e controle. Periodicamente a UAN deve realizar estudos sobre os fatores extrínsecos e intrínsecos que interferem na qualidade e na quantidade de mão de obra. Entre os fatores **extrínsecos** mais importantes podemos citar a relação entre a oferta e a procura de mão de obra, assim como a política de recursos humanos adotada por outras organizações. Entre os fatores **intrínsecos** mais importantes estão o resultado da avaliação dos funcionários, estudos de ampliação e modernização da organização e tipos de atividades desenvolvidas. Com a conclusão dos estudos, da análise e das avaliações, são decididas as normas, as técnicas e os instrumentos para o recrutamento. Nesse sentido, o nutricionista pode contribuir fornecendo informações sobre nomes de instituições formadores de profissionais da área de alimentação e nutrição, escolas de nutrição, desenvolvendo pesquisas sobre recursos humanos na área de alimentação e nutrição. A interação do nutricionista com a área de recrutamento permitirá encontrar novas formas de cooperação.

A análise e descrição dos cargos são informações importantes para estabelecer os critérios que irão definir os parâmetros relacionados à administração de recursos humanos. A partir do conhecimento dos cargos, poderemos estabelecer a remuneração referente ao trabalho executado, definir os critérios de recrutamento, seleção, treinamento, controle e avaliação.

Após essa análise do trabalho realizado na UAN, são definidos ou identificados os diferentes cargos existentes no setor. A chefia da UAN caracteriza o conteúdo do cargo, sua posição na estrutura organizacional, relações de autoridade e responsabilidade, especificando os requisitos mínimos indispensáveis aos seus ocupantes. Para desenvolver esse processo, o próximo passo é definir a metodologia a ser adotada, com análise e descrição dos cargos e coleta de dados sobre os cargos a partir do projeto de funcionamento da UAN, em que estarão definidas as rotinas, os roteiros, a quantidade de trabalho em função do padrão a ser oferecido e dos recursos físicos, materiais e financeiros disponíveis. Assim, a definição do cargo poderá ser descrita com seus requisitos e qualificações para a pessoa que exercerá as tarefas. Quando o serviço já está em funcionamento, os dados poderão ser levantados por meio de técnicas como observação direta, entrevista e questionário.

A análise de um cargo tem como base as informações relativas à sua natureza, ao seu desempenho e à sua interação organizacional e às qualificações pessoais necessárias. Podemos mencionar as seguintes informações:

- título do cargo e sua adequação para as atividades realizadas;
- relação direta de subordinação e de autoridade na estrutura;
- relações informais com outros órgãos ou pessoas de interesse para desempenhar o cargo;
- objetivos e metas a serem alcançados durante o trabalho;
- atribuições e tarefas desenvolvidas;
- atitudes, comportamentos e decisões necessárias ao desempenho das tarefas;
- características físicas exigidas, como altura, idade e sexo, para a realização das tarefas;
- responsabilidade por pessoas, áreas, equipamentos, utensílios e material;
- rotinas de trabalho;
- tempo despendido para realizar as tarefas;
- locais onde serão desenvolvidas as tarefas;
- condições de trabalho;
- fatores de segurança e higiene do trabalho;
- utensílios e equipamentos utilizados.

Esses dados são importantes para descrever um cargo, que é a base da etapa inicial do processo de recrutamento de pessoal para UAN.

Recrutamento de pessoal é o processo de procurar funcionários em perspectiva e estimular a solicitação de cargos em uma organização, assim poderemos atrair os candidatos. Contamos com dois tipos de recrutamento: o **recrutamento interno** e o **recrutamento externo**. O recrutamento interno busca os funcionários que se encontram alocados na própria instituição. A vantagem desse tipo de recrutamento é estabelecer um clima de valorização recíproca entre funcionários e organização, oportunizando a melhoria de salário, a realização profissional e individual, a elevação da autoestima e motivação para o trabalho. Por meio desse tipo de recrutamento, a organização consegue melhores resultados, custos mais racionalizados e economia de tempo. O **recrutamento externo** é a convocação de pessoas que compõem o mercado de mão de obra, estando estes desempregados ou não, que são atraídos para se candidatarem. A vantagem é possibilitar a renovação de ideias, com a admissão de novos funcionários, oferecendo a perspectiva de mudança organizacional. Sua desvantagem está na possibilidade de um aumento do custo operacional. No recrutamento interno, a divulgação pode ocorrer nos locais de grande circulação, em consulta de cadastros e fichas de avaliação. No recrutamento externo, ocorre a divulgação em veículos de grande circulação, como jornais, e em entidades de classe onde as informações referentes ao cargo são informadas.

Fique atento

Torna-se fundamental a existência de uma relação de parceria entre os funcionários e a empresa, cabendo ao gestor empenhar-se para mantê-la. Caso essa relação sofra desgastes ou fique desbalanceada, o sentimento de reciprocidade pode diminuir ou desaparecer, gerando uma relação conflituosa. Em virtude disso, surgem a insatisfação, a desmotivação e o descomprometimento com o trabalho. Isso pode resultar em diversas manifestações, como a falta proposital ao trabalho e até atos de indisciplina e insubordinação.

Recrutamento e seleção de pessoas para o trabalho em UAN

As fases do recrutamento compreendem:

- identificação da necessidade de pessoal;
- requisição de funcionários, momento em que ocorre a análise de cada cargo para definir o método de recrutamento mais apropriado;
- inscrição do candidato.

O processo de seleção define-se como a escolha entre os candidatos daquele que possui as qualificações e os requisitos adequados para o desempenho do cargo. Nessa etapa, motivação, necessidades, aspirações, objetivos pessoais e da organização precisam ser satisfeitos. A busca pelo candidato certo para ocupar o cargo adequado tem muitas variáveis, como sociais e econômicas e também os requisitos físicos, intelectuais, capacidade de assumir as responsabilidades do cargo, temperamentos e conhecimentos suficientes para aquela função.

Os testes são uma técnica de seleção muito utilizada, possibilitando resultados mais objetivos, com total de pontos ou graduações, e termos quantitativos que facilitam a escolha. Os testes mais aplicados são os de capacidade, habilidade ou conhecimentos. Os testes de conhecimento podem ser escritos ou orais, selecionados e organizados por meio do conteúdo geral ou específico, definido pelo nutricionista. Os testes de verificação de habilidade têm por objetivo submeter o candidato à realização de tarefas próprias do cargo sob observação. Nesse teste, serão avaliados destreza, técnicas, cuidados com segurança e higiene, e seus resultados serão decisivos na contratação. Os testes psicométricos e de personalidade são aplicados por profissionais da área de psicologia. Têm por objetivo detectar a inteligência e aptidões para áreas específicas de atuação.

A entrevista tem sido largamente adotada como uma técnica de seleção para o processo de escolha de candidatos. Precisa ser planejada e definir as informações que se deseja obter do candidato, selecionadas as informações a serem transmitidas e predeterminados os critérios. É uma relação ativa entre o candidato e a organização, representada pelo entrevistador. Torna--se importante abstrair de uma entrevista a aparência geral do candidato, a socialização, a vida comunitária, a experiência de empregos anteriores e o conhecimento técnico específico. Para cargos de chefia, uma proposta poderá ser a indicação de um problema e cada futura chefia dará sua resposta. Não podemos esquecer que, após cada entrevista, o entrevistador deverá registrar as colocações a respeito do candidato.

Os exames de saúde são realizados logo após o resultado das entrevistas e o candidato estar apto a realizar as funções para aquela área destinada. Os exames solicitados podem ser dermatológico, orofaríngeo, clínico geral, hematológico, odontológico, parasitológico e sumário de urina. Se os exames não forem satisfatórios, será dado ao candidato mais um tempo (prazo), em que poderá resolver essas dificuldades restabelecendo sua saúde e novamente participar do processo de admissão.

A admissão propriamente dita acontece mediante um contrato de trabalho entre a organização e o funcionário, com o vínculo empregatício a partir da assinatura da carteira de trabalho (CTPS). O setor de recursos humanos da empresa define os critérios de admissão, e a chefia deve sempre estar atenta para o seu papel na escolha da equipe da UAN.

O treinamento é uma etapa muito importante. Administrar pessoas constitui um processo dinâmico, pois as organizações mudam e as pessoas também. O sistema de treinamento e desenvolvimento de recursos humanos faz parte do crescimento e do desenvolvimento da própria organização. Todo investimento em treinamento não é considerado uma despesa, mas sim um fator de racionalidade e economia para as organizações, uma vez que treinar é capacitar as pessoas ao desempenho de suas tarefas nos seus cargos. O treinamento instrumentaliza a equipe para realizar o trabalho com menor esforço, menor tempo e menor custo e, quando devidamente administrado, o treinamento representa fator de motivação, dá condições à UAN de reduzir os custos operacionais, racionalizar o uso de tempo e máquinas, utensílios e procedimentos, além de racionalizar o tempo dedicado à supervisão. Na UAN, os treinamentos que estão mais relacionados com o recrutamento e a seleção de novos colaboradores são os seguintes:

- **Treinamento anterior à admissão:** utilizado por organizações que proporcionam treinamento com vistas ao aproveitamento posterior de candidatos a vagas com quantidade insuficiente para atender ao mercado de trabalho em determinadas atividades.
- **Treinamento após a admissão:** poderá ser de indução, ou integração, e funcional, ou para o trabalho.
- **Treinamento de indução:** chamado também de integração ou iniciação, é dirigido ao funcionário recém admitido, antes de iniciar suas atividades no cargo, recebendo da organização informações sobre seus direitos e deveres.

- **Treinamento funcional:** chamado também de treinamento para o trabalho, é o tipo de treinamento utilizado para desenvolver e aperfeiçoar o funcionário nas atividades inerentes ao cargo. Serve tanto para o colaborador novo como para o antigo.

Saiba mais

O principal objetivo do treinamento é desenvolver e capacitar os colaboradores para executar com habilidade as tarefas correspondentes ao cargo, junto com o estímulo ao espírito participativo e colaborativo, conscientizando-os da importância de seu papel na UAN. Justamente por isso o treinamento é considerado uma das melhores formas de investimento em recursos humanos e que traz muitos benefícios, tanto à empresa quanto ao colaborador.

Conceitos e métodos de cálculo de mão de obra em UANs

A definição de quantidade, qualificações e requisitos dos recursos humanos de uma UAN deve ser feita com muito critério e aprofundada de acordo com suas necessidades. Cada UAN encerra um conjunto de fatores condicionantes e intervenientes que distingue uma da outra. Essas variáveis são política de recursos humanos da organização, padrão de atendimento, recursos físicos e materiais, padrão de cardápios, tipos de refeições, sistema de higienização, dependência administrativa, horário das refeições, jornada de trabalho, nível de tecnologia, padrões e normas de procedimento.

Métodos para cálculo de pessoal para UAN

Em unidades hospitalares, o cálculo pode ser efetuado a partir do número de leitos ou de funcionários do hospital e ainda do número de refeições servidas. Independentemente do padrão de atendimento, ou de quaisquer outras variáveis, como constituição jurídica, sistema de distribuição e higienização, é considerado satisfatório, para uma UAN, um valor de 10 a 15% dos funcionários do hospital. O tempo médio para preparar, distribuir e higienizar uma refeição é de 15 minutos em hospitais.

- Um dos indicadores mais utilizados para o cálculo de RH em UAN hospitalar é o índice de pessoal total (IPT), que consiste na somatória do índice de pessoal fixo (IPF), índice de pessoal substituto (IPS) e índice de absenteísmo diário (IAD) do IPF. O IPT leva em consideração: jornada diária de trabalho, número de refeições servidas, produção das refeições a ser centralizada, distribuição das refeições e higienização de utensílios (incluir o nutricionista no cálculo).

Teremos então a seguinte fórmula:

$$IPT = IPF + IPS + (IAD\ de\ IPF), onde:$$

Cálculo de pessoal fixo na UAN de hospitais: IPF – índice pessoal fixo.

$$IPF = \frac{\text{Número de refeições} \times 15\ \text{minutos}}{\text{Jornada diária de trabalho em minutos}}$$

Nessa equação, o número de refeições servidas é considerado a somatória de todas as refeições principais, desjejum, refeições complementares e ceia. São computados 15 minutos como tempo médio despendido na produção e distribuição de uma refeição (uso universal), e a jornada diária de trabalho deve ser computada em minutos (horas de trabalho diário × 60 minutos). Ressalta-se que o IPF inclui nutricionistas (exceto a chefia) e que o pessoal de lactário não deve ser incluído nesse cálculo (deve ser calculado em separado).

Para o pessoal substituto de férias, folgas e feriados, tem-se o:

- **Indicador de período de descanso de pessoal fixo (IPD):** expressa o número de períodos de descanso que um funcionário substituto pode assumir, que dependerá da jornada diária de trabalho, incluídas as folgas semanais ou folgas em dias alternados, feriados e férias.

A fórmula do indicador de pessoal substituto é:

$$IPD = \frac{365\ \text{dias do ano} - (\text{período de descanso})}{\text{período de descanso}}$$

Cada tipo de jornada de trabalho corresponde a um ISD diferente. No Quadro 1, apresentamos um exemplo para jornada diária com uma folga por semana, necessitando um substituto:

Quadro 1. Dias de descanso computados.

Férias	30 dias
Domingos	48 dias
Feriados	12 dias
TOTAL	**90 dias**

Portanto, o IPD = $\dfrac{365 - 90}{90}$ = 3,06 períodos de descanso

Resultado = 3,06 períodos de descanso que um funcionário substituto pode assumir.

- **Indicador de pessoal substituto de períodos de descanso (ISD):** indica o número de funcionários substitutos que são necessários para cobrir os períodos de descanso do pessoal fixo.
  ISD = IPF/IPD

Exemplo: UAN com necessidade de 55 funcionários fixos e com um IPD de 11,3 (55/11,3 = 4,86). Ou seja, seriam necessários cinco funcionários substitutos para cobrir os dias de descanso do pessoal fixo.

- **Indicador de pessoal total (IPT):** expressa o número total de funcionários que a UAN necessita, tanto de pessoal fixo como de pessoal substituto.
  IPT = IPF + ISD

Exemplo: UAN com IPF de 55 funcionários e ISD de 5 teria necessidade de um quadro funcional total de 60 funcionários (IPT = 55 + 5 = 60 funcionários).

Alguns serviços apresentam uma média de ausência diária (folgas, licenças) elevada, podendo interferir no rendimento geral da UAN. Devemos acrescentar, ao pessoal calculado, um percentual sobre o pessoal fixo, com o objetivo de suprir a deficiência rotineira. Acrescentamos, assim, o que é chamado **taxa de absenteísmo** ao número de pessoal fixo calculado.

O número de refeições pode ser conhecido ou estimado, variando de acordo com o tipo de hospital. A taxa de ocupação dos leitos de hospital é um indicador ao qual se deve dar atenção, para não se subestimar ou superestimar o número de refeições ao dia.

Em **unidades não hospitalares**, o método de cálculo de pessoal para a UAN deve ser baseado no gasto, em minutos, para produzir, higienizar e distribuir uma refeição segundo a faixa relativa ao número de refeições servidas por dia.

A seguir relacionamos o número de minutos para produzir determinada quantidade de refeições:

- 300 a 500 refeições = 14 a 15 minutos
- 500 a 700 refeições = 13 a 14 minutos
- 1.300 a 2.500 refeições = 8 a 9 minutos
- 2.500 e mais = 7 minutos

Na análise do quantitativo dos recursos humanos necessários ao funcionamento de uma UAN de coletividade sadia, deve ser considerada a jornada média do trabalho realizado. O conhecimento dessa jornada permite calcular o número de refeições pertinentes. A jornada média a ser identificada no serviço deve ser ponderada, quando existem diferentes jornadas de trabalho distribuídas entre os funcionários da unidade em estudo.

O número de pessoal fixo encontrado traduz o número de minutos necessários para produzir o total de refeições da unidade. Em uma jornada com média de 650 minutos por dia, coletividade sadia (10 minutos por refeição), o número de pessoal necessário para produzir 1.000 refeições por dia será?

$$\text{IPF} = \frac{1.000 \times 10 \text{ min}}{650 \text{ min}} = 15 \text{ funcionários fixos}$$

As jornadas de trabalho dos funcionários, expressas em minutos, necessárias para produzir, higienizar e distribuir as refeições devem totalizar 10.000 minutos por dia. Ao contingente de pessoal fixo devem ser acrescentados, quando necessário, os substitutos de folgas e feriados e, para todos eles, os substitutos de férias (usar as mesmas equações de IPD, ISD e IPT para definir o cálculo de mão de obra total de UAN não hospitalar).

Sabemos que são inúmeras as dificuldades dos administradores hospitalares ou de UAN para dimensionar o pessoal adequado. A máxima racionalização do pessoal será possível por meio de estudos, definições corretas de cada função exercida e conhecimento do local. O nutricionista, ao estudar cada cargo, deverá equacionar o tipo e a quantidade de tarefas a serem executadas naquele cargo com o dimensionamento do número de cargos e o número de pessoas necessárias.

Taxa de absenteísmo (TA)

A taxa de absenteísmo é um indicador que determina a relação percentual entre a média de faltas diárias em determinado período e o número de funcionários fixos no período considerado.

Em uma UAN com 80 funcionários fixos, registrando uma média de ausências diárias de quatro funcionários, a TA será?

$$TA = \frac{(\text{número médio de funcionários ausentes})}{(\text{número de funcionários fixos})} \frac{4 \times 100}{80 \text{ aceitável}} = 5\%$$

Para obter uma taxa de absenteísmo média, em determinado período, considera-se o número médio de faltas no mesmo período. Cada organização tem suas próprias características, que vão determinar a sua taxa de absenteísmo aceitável.

Rotatividade de pessoal (RP)

A rotatividade de pessoal expressa a relação percentual entre os desligamentos e o número médio de funcionários que compõem o quadro de pessoal, considerando um determinado período de tempo, que pode ser mensal ou anual.

$$\text{Rotação de pessoal} = \frac{D \times 100}{\text{Número médio do quadro de pessoal}}$$

Onde D = número de demissões no período considerado.

Número médio do quadro de pessoal = soma do número de funcionários no início e no final do período considerado, dividido por dois.

O índice de rotatividade não deve ser zero nem muito elevado. É saudável ter um percentual que permita renovar ou manter os funcionários motivados e identificados com os objetivos da UAN e da organização.

Exemplo

Podemos considerar que a taxa de rotatividade está diretamente relacionada à cultura e ao clima da empresa, na medida em que novos funcionários injetam novos conhecimentos, ideias, metodologias, sem esquecer a motivação para interagir com o seu grupo de trabalho e os demais setores. A organização deve ter um equilíbrio pra não gerar constantes investimentos em recrutamento, seleção e treinamento de pessoal nem gerar acomodação, falta de motivação e criatividade e estagnação, durante longo tempo.

Exercícios

1. Representam informações importantes para estabelecer os critérios que irão definir os parâmetros relacionados à administração de recursos humanos em UANs.
   a) Recrutamento de pessoal.
   b) Processo de seleção.
   c) Análise e descrição dos cargos.
   d) Recrutamento interno.
   e) Recrutamento externo.

2. Define-se como a escolha entre os candidatos por aquele que possui as qualificações e requisitos adequados ao desempenho do cargo.
   a) Analise de cargos.
   b) Processo de seleção.
   c) Recrutamento.
   d) Entrevista.
   e) Admissão.

3. Tem por objetivo submeter o candidato à realização de tarefas próprias do cargo, sob observação, onde será avaliada sua destreza, técnicas, cuidados com segurança e higiene, sendo seus resultados decisivos para a contratação. Assim é definido:
   a) Entrevista.
   b) Teste psicométrico e de personalidade.
   c) Treinamento de indução.
   d) Treinamento funcional.
   e) Teste de verificação de habilidade.

4. Trata-se de um indicador que determina a relação percentual entre a média de faltas diárias em determinado período e o número de empregados fixos no período considerado.
   a) Taxa de recrutamento.
   b) Rotatividade de pessoal.
   c) Índice de pessoal fixo.
   d) Taxa de absenteísmo.
   e) Indicador de pessoal substituto.

5. Para uma UAN hospitalar, que serve 1.300 refeições ao dia e a jornada de trabalho diária dos colaboradores é de 6 horas, qual seria o IPF (índice de pessoal fixo)?

a) 54 funcionários.
b) 36 funcionários.
c) 55 funcionários.
d) 60 funcionários.
e) 50 funcionários.

Leituras recomendadas

ABREU, E. S.; SPINELLI, M. G. N.; PINTO, A. M. P. *Gestão de unidades de alimentação e nutrição*: um modo de fazer. 6. ed. São Paulo: Metha, 2016.

BRASIL, A. de S. et al. A importância do recrutamento e seleção nas empresas. *Revista Conexão Eletrônica*, Três Lagoas, MS, v. 9, n. 1/2, 2012. Disponível em: <http://www.aems.edu.br/conexao/edicaoanterior/Sumario/2012/downloads/2012/humanas/A%20IMPORT%C3%82NCIA%20DO%20RECRUTAMENTO%20E%20SELE%C3%87%C3%83O%20NAS%20EMPRESAS.pdf>. Acesso em: 05 fev. 2017.

COLARES, L. G. T.; FREITAS, C. M. Processo de trabalho e saúde de trabalhadores de uma unidade de alimentação e nutrição: entre a prescrição e o real do trabalho. *Cadernos de Saúde Pública*, Rio de Janeiro, v. 23, n. 12, p. 3011-3020, dez. 2007. Disponível em: <http://www.scielosp.org/pdf/ csp/v23n12/21.pdf>. Acesso em: 05 fev. 2017.

FUJII, T. M. de M. et al. Caracterização da mão de obra empregada em Unidades de Alimentação e Nutrição Hospitalares de Piracicaba e região. In: SIMPÓSIO DE ENSINO DE GRADUAÇÃO, 5., Piracicaba, 23 a 25 out. 2007. *Anais eletrônicos...* Disponível em: <http://www.unimep.br/phpg/mostraacademica/ anais/5mostra/4/524.pdf>. Acesso em: 05 fev. 2017.

MEZZOMO, I. F. B. *Os serviços de alimentação*. 6. ed. São Paulo: Manole, 2015.

OLIVEIRA, T. C.; SILVA, D. A. *Administração de unidades produtoras de refeições:* desafios e perspectivas. Rio de Janeiro: Rúbio, 2016.

PICCHIACI, D. *Parâmetros e indicadores de dimensionamento de pessoas em hospitais*. 267 fls. 2009. Trabalho de curso (Graduação)- Escola de Administração de Empresas de São Paulo, Fundação Getúlio Vargas, São Paulo, 2009. Disponível em: <http://gvpesquisa.fgv.br/sites/gvpesquisa.fgv.br/ files/publicacoes/RELATORIO1_05_11_2009%20_2_.pdf>. Acesso em: 05 fev. 2017.

ROSA, C. O. B.; MONTEIRO, M. R. P. *Unidades produtoras de refeições:* uma visão prática. Rio de Janeiro: Rúbio, 2014.

SANTOS, R de C. L. dos; DIEZ-GARCIA, R. W. Dimensionamento de recursos humanos em serviços de alimentação e nutrição de hospitais públicos e privados. *Revista de Administração Pública*, Rio de Janeiro, v. 45, n. 6, p. 1805-1819, nov./dez. 2011. Disponível em: <http://www.scielo.br/pdf/rap/ v45n6/a09v45n6.pdf>. Acesso em: 05 fev. 2017.

TEIXEIRA, S. et al. *Administração aplicada unidades de alimentação e nutrição*. São Paulo: Atheneu, 2015.

VIEIRA, M. N. C. M.; JAPUR, C. C. *Gestão de qualidade na produção de refeições*. Rio de Janeiro: Guanabara Koogan, 2012. (Série Nutrição e Metabolismo).

Obrigações trabalhistas e previdenciárias

Objetivos de aprendizagem

Ao final deste texto, você deve apresentar os seguintes aprendizados:

- Listar as obrigações do empregador.
- Definir qual a incidência sobre os proventos.
- Identificar quais são as exceções tributáveis e não tributáveis.

Introdução

Dentro da área trabalhista, há obrigações que devem ser observadas regularmente para *evitar falhas no processo exigido por lei*, eximindo a empresa de possíveis multas e reclamatórias trabalhistas.

Existem *obrigações* observadas a *cada mês*, como o pagamento dos funcionários e o recolhimento de INSS e FGTS, além das obrigações que ocorrem apenas quando existe *um novo movimento* dentro do quadro de empregados, como PIS, CAGED e também das que devem acontecer *anualmente*, como CIPA.

Neste texto, você vai estudar as principais obrigações dentro das rotinas de uma empresa conforme a regulamentação da legislação brasileira.

Obrigações do empregador

Conforme o artigo 2º da Consolidação das Leis do Trabalho (CLT), pode-se considerar empregador aquele que, assumindo a atividade econômica, admite, assalaria e dirige a prestação pessoal de serviço. A legislação atual prevê obrigações trabalhistas e previdenciárias que devem ser observadas pelo empregador a fim de evitar situações possíveis de reclamatórias trabalhistas e multas. Tais obrigações podem ser divididas em obrigações mensais e eventuais.

Para as obrigações mensais, podemos listar:

- **Salário:** o empregador deve efetuar o pagamento dos honorários trabalhistas a seus empregados todos os meses até o quinto dia útil subsequente ao vencido. Lembrando que o sábado deve ser considerado como dia útil conforme o artigo art. 465 da CLT.
- **Informar horas extras e faltas:** a legislação prevê que, exceto exceções, a jornada de trabalho deverá ser de 44 horas semanais, distribuídas em 8 horas diárias. Horas além do horário preestabelecido ou horas faltantes devem ser computadas mensalmente, pois irão refletir em descontos, valores a receber, banco de horas, entre outros benefícios ou descontos, dependendo principalmente do que foi preestabelecido nos acordos coletivos e nas convenções de trabalho.
- **Fornecer vale-transporte:** o vale-transporte deverá ser fornecido para os empregados que solicitarem. Será permitido o desconto de 6% sobre o valor da remuneração do empregado, para ajuda de custeio do transporte.
- **Salário-família:** empregados que possuem filhos menores de idade e que recebem o salário de acordo com os tetos estabelecidos pelo Ministério do Trabalho anualmente têm o direito ao salário-família. O empregador deverá efetuar o pagamento mensal do valor estabelecido, mas o valor será abatido no recolhimento mensal nas guias de GFIP.
- **Recolhimento de IR/fonte incidente sobre a remuneração paga aos empregados:** o empregador deverá recolher e repassar ao Ministério da Fazenda o valor referente ao imposto de renda do empregado. Os percentuais a serem descontados e repassados são reajustados anualmente pelo Ministério da Fazenda e devem sempre ser observados a cada ano, para garantir que os valores descontados estejam sempre de acordo com o que é estabelecido.
- **Depósito do Fundo de Garantia do empregado:** o Fundo de Garantia é um direito do trabalhador, que serve como uma poupança. O fundo é administrado por um conselho curador, composto por representantes do governo federal, entidades representativas dos trabalhadores e empregadores. Deverá ser depositado em uma conta específica de cada trabalhador e o valor do Fundo de Garantia será correspondente a 8% do salário do empregado. Para casos de demissão sem justa causa, será cobrada uma multa referente a 50% do valor dos depósitos totais feitos, sendo que, destes 50%, 40% serão depositados na conta do trabalhador.

Esse valor pode ser sacado junto com o restante dos valores e 10% irá para os cofres do governo.

- **Contribuição sindical:** o empregador deverá encaminhar até o último dia de cada mês a contribuição sindical de cada empregado ao sistema S, de acordo com o estabelecido por cada sindicato.
- **Recolhimento de INSS:** os valores referentes ao INSS patronal e do empregado serão repassados à Previdência Social, de acordo com percentuais estabelecidos pela previdência.
- **Recolhimento de SAT/RAT:** o recolhimento do SAT/RAT irá corresponder a alíquotas estabelecidas de acordo com riscos na atividade do empregado disponíveis mediante consulta no *site* da previdência, com CNPJ e senha, junto com o percentual de risco da atividade econômica, que corresponde a 1% para empresas com atividade de risco mínimo, 2% para atividade de risco médio e 3% para atividade de risco grave. O valor de fator acidentário, com quatro casas decimais, será multiplicado pelo valor de riscos ambientais obtido.

Para as obrigações eventuais, podemos listar:

- **Cadastramento do PIS:** para empregados que não possuem PIS/PASEP, o cadastramento do PIS deve ser feito pelo empregador imediatamente após a admissão.
- **Acidentes do trabalho:** para casos de acidente do trabalho a Previdência Social deverá ser comunicada imediatamente por meio do eSocial.
- **Informações de admissões, demissões e transferências:** mediante a implantação do eSocial, todas as movimentações de empregados deverão ser informadas por esse sistema sempre que ocorrerem.
- **Realização de exames de saúde do trabalhador:** exames de saúde do trabalhador deverão ser realizados a cada contratação e demissão obrigatoriamente. Além disso, exames eventuais deverão ser feitos de acordo com a atividade executada pelo empregado e estipulado pelos sindicatos. Esses exames deverão ser informados no eSocial.
- **Férias:** todo colaborador terá direito a 30 dias de férias após o exercício do trabalho pelo período de um ano de acordo com a CLT. As férias devem ser concedidas dentro do período dos doze meses subsequentes e serão remuneradas e acrescidas de um terço do valor referente à remuneração mensal. Conforme prevê o artigo 143, o empregado tem o direito de solicitar a conversão de um terço das férias. Essa conversão também é conhecida como "vender férias". A legislação prevê que o

empregador pode estabelecer o período em que o empregado irá gozar das férias, mas não pode obrigá-lo a vender seus dias de férias.
- **13º salário:** o 13º salário, ou gratificação natalina, consiste no pagamento de um salário extra ao final de cada ano. O valor do 13º é pago em duas parcelas, que pode ocorrer entre 1 de fevereiro e 30 de novembro, a primeira, e até 20 de dezembro, a segunda.
- **CIPA:** a CIPA é a comissão formada por empregados da empresa que busca evitar acidentes e doenças do trabalho. A CIPA é regulamentada através da norma NR5. Essa comissão é obrigatória para empresas que tenham mais de vinte empregados e deve ser constituída por representantes do empregador, que serão indicados por ele, e representantes dos empregados, que serão eleitos por meio de eleição feita na própria empresa. O mandado dos membros da CIPA é de um ano, e é de responsabilidade da empresa garantir que haja eleições anualmente, sendo permitida a reeleição, e que as reuniões ocorram de acordo com os prazos estabelecidos na NR5.

Incidência sobre os proventos

Todos os meses o salário pago aos empregados é diferente do salário que consta na carteira de trabalho. Mas por quê? Isso acontece porque existem as retenções, que nada mais são do que contribuições e impostos que são descontados diretamente no salário, antes que ele seja repassado ao empregado.

As contribuições que geralmente são aplicadas são referentes a INSS, que depende do valor do salário bruto, ou seja, o salário sem descontos. A alíquota de INSS é de 8%, 9% e 11%. As faixas de desconto variam anualmente e podem ser consultadas sempre no site da Previdência Social.

Além da contribuição ao INSS, temos as contribuições sindicais e ao clube social. A contribuição sindical anual é obrigatória. Ninguém é obrigado a se filiar a um sindicato, porém todos pertencem a uma categoria e, por usufruírem das melhorias conquistadas por ela, são obrigados a fazer essa contribuição anualmente. Já a contribuição ao clube social não é obrigatória, apenas quando solicitada pelo empregado. Geralmente essa contribuição é destinada a clubes recreativos em geral.

Para os impostos, temos o imposto de renda (IR), que deverá ser calculado a partir do salário bruto, já descontado do valor de contribuição do INSS. A alíquota de IR varia entre 7,5 até 27,5% e, como o INSS, as faixas de desconto variam anualmente e devem ser consultadas no *site* da Receita Federal.

Sabemos que, além dessas contribuições citadas, existem outras, como vale-transporte, vale-alimentação, despesas médicas, porém as que foram citadas são as mais utilizadas e mais mencionadas.

Encargos patronais

Além dos salários pagos mensalmente, existe para o empregador toda uma carga de encargos a ser considerada. Os principais e obrigatórios por leis que incidem sobre a folha de pagamento são a contribuição previdenciária, o FGTS e o SAT/RAT.

A contribuição previdenciária patronal é a contribuição feita pelo empregador para custear a Securidade Social. A alíquota da previdência patronal é calculada com base na folha de salários, mediante a aplicação de 20% sobre o total de remunerações pagas.

O Fundo de Garantia do Tempo de Serviço (FGTS), conforme mencionado anteriormente, será de 8% sobre o valor do salário e deverá ser depositado em conta nominal do empregado.

Incidência de INSS, FGTS e IRRF sobre as verbas trabalhistas exceções tributáveis e não tributáveis

Entre os vários tipos de remuneração ao empregado, de acordo com nossa legislação alguns receberão descontos de INSS, porém não receberão descontos de IRFF. Outros irão incidir no cálculo de FGTS, porém não terão descontos de IRRF, etc.

Como essas exceções são muitas, é disponibilizada pela receita em seu *site* uma tabela que sintetiza quais os recebíveis e quais incidências irão ocorrer em cada um deles.

Exercícios

1. Quais encargos incidirão sobre o adicional por periculosidade?
   a) Não há encargos sobre o adicional por periculosidade.
   b) INSS e FGTS.
   c) IRRF e FGTS.
   d) IRRF e INSS.
   e) INSS, FGTS e IRRF.

2. Observe as afirmativas abaixo, verifique qual é a correta e escolha a adequada:
   I. Os 15 primeiros dias de afastamento por acidente de trabalho terão encargos de INSS, IRRF e FGTS.
   II. O período de afastamento decorrente do afastamento previdenciário, por acidente de trabalho, terá encargos de INSS, IRRF e FGTS.
   III. A complementação até o valor do salário, do empregado afastado por acidente de trabalho, receberá apenas encargo de IRRF.
   a) I e III estão corretas.
   b) I e II estão corretas.
   c) Apenas a I está correta.
   d) Apenas a II está correta.
   e) I, II e III estão corretas.

3. O Cadastro Geral de Empregados e Desempregados (CAGED) foi um projeto criado pelo Governo Federal e instituído pela Lei nº 4.923/65. Sobre o CAGED, é correto fazer a seguinte informação:
   a) O CAGED é um cadastro opcional.
   b) O CAGED é realizado pelo empregado.
   c) As transferências não precisam ser informadas no CAGED.
   d) É possível encaminhar o seguro-desemprego através do CAGED.
   e) As empresas e instituições equiparadas a empresas, regidas pela CLT, ficarão obrigadas a informar no CAGED toda e qualquer movimentação no quadro de funcionários.

4. Não são obrigações do empregador:
   a) Recolher a contribuição sindical e repassar ao sindicato referente à categoria de seus empregados.
   b) Organizar e manter em funcionamento, por estabelecimento, uma Comissão Interna de Prevenção de Acidentes (CIPA).
   c) Fornecer vale-transporte para o deslocamento do empregado até o local de trabalho, descontando o valor máximo de 6% do salário bruto.
   d) Conceder reajuste salarial anual de acordo com a inflação do ano anterior.
   e) Depositar em conta vinculada ao empregado o valor de 8% do valor bruto da folha, referente ao FGTS.

5. O que é RAT?
   a) O percentual que mede o risco da atividade econômica.
   b) É o cadastro de movimentos de empregados que deve ser realizado sempre que houver contratações, demissões e transferências.

c) É o fator que define o desempenho da empresa, dentro da respectiva atividade, em relação aos acidentes de trabalho em um período.
d) Valor a ser calculado sobre as remunerações pagas no mês anterior aos empregados e diretores optantes, que o empregador fica obrigado a depositar em uma conta bancária no nome do empregado, a qual deve ser aberta na Caixa Econômica Federal.
e) O percentual que mede o risco da atividade que o profissional desempenha dentro da empresa.

Referência

BRASIL. *Decreto-lei n.º 5.452, de 1º de maio de 1943*. Aprova a Consolidação das Leis do Trabalho. Brasília, DF, 1943. Disponível em: <http://www.planalto.gov.br/ccivil_03/decreto-lei/Del5452.htm>. Acesso em: 05 fev. 2017.

Leituras recomendadas

BRASIL. *Decreto nº 3.048, de 6 de maio de 1999*. Aprova o Regulamento da Previdência Social, e dá outras providências. Anexo V. Brasília, DF, 1999. Disponível em: <http://www.planalto.gov.br/ccivil_03/decreto/D3048.htm#anexov?>. Acesso em: 05 fev. 2017.

SINDICATO DOS TRABALHADORES DA INDÚSTRIA GRÁFICA. *Obrigações previdenciárias e trabalhistas*: vencimentos de determinadas obrigações anual e mensal. [Blumenau, 201-?]. Disponível em: <http://www.sindgraf.com.br/arquivos/obrigacoes.pdf>. Acesso em: 05 fev. 2017.

SITE SA. *Obrigações mensais e periódicas das empresas*. [201-?]. Disponível em: <http://www.sitesa.com.br/contabil/conteudo_trabalhista/procedimentos/p_trabalhista/o01.html>. Acesso em: 05 fev. 2017.

UNIDADE 3

Importância da automação em UAN e economia na implementação da automação em UAN

Objetivos de aprendizagem

Ao final deste texto, você deve apresentar os seguintes aprendizados:

- Reconhecer os fatores que impulsionaram o mercado de refeições de fora do lar e as perspectivas de futuro.
- Descrever a importância e as vantagens do uso de novas tecnologias em UANs.
- Identificar como a implementação de novas tecnologias pode afetar a economia nos Serviços de Alimentação.

Introdução

O ramo dos serviços de alimentação vem crescendo significativamente ao longo dos anos. Neste contexto, cada vez mais o cliente apresenta-se mais exigente sobre a qualidade do serviço ofertado, e a concorrência entre as empresas também está cada vez maior. Com isso, as inovações tecnológicas surgiram como grandes auxiliares do processo de qualificação do setor de alimentação. Neste texto, você vai estudar como iniciou o mercado de refeições fora do lar e qual o papel que as tecnologias estão exercendo sobre os processos de trabalho nas Unidades de Alimentação e Nutrição.

Unidades de alimentação e nutrição: história e perspectivas para o futuro

A alimentação coletiva é representada pelas atividades de alimentação e nutrição realizadas nas unidades de alimentação e nutrição (UAN), que podem ser:

- Institucionais, quando estão situadas dentro de instituições como empresas ou escolas e, portanto, a clientela é fixa.
- Comerciais, que são os restaurantes abertos ao público.
- Hotéis.
- Comissarias ou *caterings*.
- Cozinhas dos estabelecimentos assistenciais de saúde.

A UAN é um conjunto de áreas que têm como objetivo operacionalizar o fornecimento nutricional de coletividades, por meio de um serviço organizado por uma sequência e sucessão de atos destinados a oferecer refeições balanceadas e seguras do ponto de vista higiênico-sanitário. Além disso, as UAN buscam atender às necessidades nutricionais dos seus clientes, considerando também os limites financeiros da instituição.

No entanto, serviços de alimentação podem representar muito mais do que somente um local onde se come. Restaurantes, especialmente, podem ter uma função muito maior, como a de proporcionar momentos de prazer aos seus clientes, não só pela satisfação gastronômica da experiência, mas também pela relação social e cultural inerente ao ato de alimentar-se.

É difícil afirmar como tudo isso começou. Locais para a venda de alimentos existem há mais de séculos. Os primeiros estabelecimentos que poderiam ser chamados de restaurantes surgiram antes da Revolução Francesa, em 1789. Considera-se como um dos primeiros estabelecimentos o de um comerciante que oferecia sopas restauradoras, de onde teria surgido a palavra "restaurante". Os bares foram adaptações dos restaurantes, e os mais típicos surgiram especialmente nos Estados Unidos, após a Segunda Guerra Mundial, como uma característica do estilo de vida da população.

O fato incontestável da história é que, após a Revolução Industrial, a população apresentou uma mudança nos seus hábitos alimentares, devido às novas organizações do modo de trabalho, aumentando a demanda para uma alimentação mais conveniente e prática, impulsionando o mercado de alimentação fora do lar. A inserção das mulheres no mercado de trabalho também deve ser citada como um grande fator que impactou no aumento das refeições fora de casa, já que elas não tinham mais tempo para preparar as refeições da família, função que até então era de sua responsabilidade.

No Brasil, tudo isso aliado à evolução da profissão de nutrição resultou no fato de que, a partir da segunda metade do século XX, as UAN começaram a se estabelecer e têm crescido cada vez mais em representatividade no mercado.

Qualidade total

As últimas duas décadas causaram mudanças radicais no mundo dos negócios. Palavras como qualidade, produtividade, custos e competitividade não só adentraram o vocabulário dos negócios, como se tornaram os itens essenciais para o sucesso empresarial. Basicamente, dois fatores foram responsáveis por essa nova realidade: cliente + concorrência.

Se, por um lado, os clientes ficaram cada vez mais exigentes e sofisticados, de outro, as empresas concorrentes também ficaram mais preparadas e agressivas. Assim, nasce uma necessidade, pelas empresas, de buscar o aperfeiçoamento contínuo dos seus produtos e serviços, como a única forma de sobreviverem no mundo empresarial.

Atualmente, o grande desafio é repensar os conceitos a respeito de qualidade dos produtos e serviços, de modo a satisfazer os clientes e os mercados. As empresas fornecedoras de refeições têm utilizados as mesmas ferramentas de qualidade que antes eram de posse exclusiva das grandes empresas e têm adotado um modelo administrativo com ênfase na qualidade, na produtividade e no envolvimento dos membros da organização com os objetivos propostos.

Em uma UAN, o cliente deve ser satisfeito por aspectos tangíveis e intangíveis da qualidade. Os aspectos tangíveis da qualidade dizem respeito às características físicas do produto e se manifestam no cardápio, na apresentação dos alimentos, na estética do restaurante, etc. Já os aspectos intangíveis estão relacionados às expectativas, às percepções do cliente sobre o atendimento, às características sensoriais dos alimentos, entre outros aspectos. No conceito de qualidade total, reconhece-se que a qualidade final é a combinação, aos olhos do cliente, dos aspectos tangíveis e intangíveis, sendo que nenhum quesito pode ser considerado 100% tangível ou intangível.

Assim, o estilo de vida urbano-industrial (caracterizado por longos deslocamentos, por jornadas de trabalho extensas, pela falta de tempo e colocação da mulher no mercado de trabalho) contribuiu para o crescimento das refeições fora do lar. Por sua vez, o mercado foi ficando mais globalizado e competitivo, com clientes cada vez mais exigentes. Consequentemente, por meio desse cenário, surgiram as necessidades de investimento em novas tecnologias de trabalho para empresas que trabalham com alimentação e nutrição, de modo que pudessem produzir mais, com mais segurança, mais qualidade e, preferencialmente, com menor custo.

> **Fique atento**
>
> Durante muito tempo se acreditou que oferecer produtos de qualidade encarecia o processo produtivo e, portanto, representaria um aspecto negativo para a empresa. Essa linha de pensamento atrapalhava o potencial de produção das empresas. Em uma UAN, toda vez que a redução de custos era necessária, pensava-se no rebaixamento da qualidade dos gêneros alimentícios e/ou da mão de obra e no não investimento em equipamentos de qualidade, sem levar em consideração o impacto dessas decisões para o cliente. Em longo prazo, essas decisões poderiam representar consequências bem mais caras para a empresa. Hoje em dia se sabe que satisfazer o cliente e fidelizá-lo é a principal meta de uma empresa de alimentação, mas essa meta só será alcançada se for oferecido um produto ou um serviço de qualidade.

As novas tecnologias em unidades de alimentação e nutrição

Com o cliente mais exigente, e a concorrência acirrada, há de se pensar em processos que qualifiquem cada vez mais o produto ou o serviço oferecido pelas empresas. O processo de inovação das empresas tem por objetivo tanto atender e satisfazer clientes atuais quanto atrair novos, adequando e melhorando os serviços prestados de acordo com as suas necessidades e proporcionando maior eficácia no gerenciamento dos custos.

Inovações tecnológicas podem ser exemplificadas pelos conhecimentos científicos e tecnológicos aplicados à transformação de ideias, com o objetivo de obter um novo produto ou serviço ou de melhorá-lo.

Em uma UAN, o conceito de inovação tecnológica pode ser aplicado no que diz respeito aos equipamentos, aos produtos alimentícios e, até mesmo, aos processos produtivos. O objetivo final é promover maior qualidade sensorial e redução das perdas de nutrientes durante o processamento de alimentos. É importante entender que a aplicação de inovações tecnológicas em UAN não está somente relacionada à promoção da qualidade e da segurança de novos processos, mas, principalmente, ao aperfeiçoamento da produção tradicional das refeições.

Por exemplo, em relação aos equipamentos, uma empresa sempre que possível deve utilizar equipamentos que agreguem tecnologia a fim de diminuir a quantidade de equipamentos instalados. A competição entre os fabricantes de equipamentos destinados ao ramo de refeições coletivas e comerciais contribuiu para o desenvolvimento de melhores produtos, unindo sofisticação e alta tecnologia. Assim, os equipamentos que vêm surgindo beneficiam o setor produtivo quanto à qualidade, à produtividade e ao custo do produto que é ofertado. A otimização dos espaços, permitida pela utilização de equipamentos tecnológicos menores, por exemplo, viabiliza uma UAN mais compacta. Além disso, as inovações relacionadas aos modelos de equipamentos melhoram a uniformidade do produto, contribuindo não somente para a qualidade sensorial do produto, mas também para a segurança alimentar em relação ao tempo e à temperatura adequada ao tipo de preparação.

Em resumo, muitas inovações tecnológicas permitem menor sobrecarga de trabalho em razão de, por exemplo, apresentarem maior mobilidade por meio do emprego de rodízios nos equipamentos, queimadores insonoros, que diminuem o ruído, sistemas de autolimpeza, que poupam o trabalho do higienizador, sistemas que não transmitem calor ao ambiente da cozinha, melhorando a sensação térmica para os trabalhadores. Além disso, os equipamentos são capazes de realizar diversas tarefas, reduzindo a sobrecarga dos trabalhadores, ao mesmo tempo em que lhes garante mais segurança e conforto.

Outro aspecto das inovações tecnológicas diz respeito aos processos produtivos. Uma das vantagens da tecnologia sobre os processos produtivos é a diminuição do risco de acidentes dos funcionários, uma vez que pensar e executar ações que melhoram o processo produtivo favorecem as condições e a racionalização do trabalho.

Outra vantagem sobre o processo produtivo pode ser exemplificada pela capacidade, por meio do uso da tecnologia, de produzir alimentos que apresentem maior estabilidade, tanto na questão sensorial quanto higiênico-sanitária. No Brasil, a maior parte de produção das refeições utiliza o conceito de cadeia quente, que se trata de um método convencional quem tem como principais vantagens a facilidade de operacionalização e uma exigência mínima de equipamentos para a sua produção e distribuição. Nesse conceito, as refeições são produzidas e consumidas em um intervalo de tempo determinado. Em geral, nesses casos, o intervalo entre produção, acondicionamento e distribuição das refeições é pequeno, já que não é possível manter as temperaturas de segurança e características organolépticas das preparações por muito tempo. Quando as refeições ainda necessitam ser transportadas, manter a segurança alimentar da preparação é um desafio ainda maior.

Com esse cenário em mente, há muito tempo se vinha buscando tecnologias capazes de manter a segurança do alimento por mais tempo, conservando as suas características sensoriais. Atualmente, por exemplo, existem dois processos que foram desenvolvidos para separar a produção de refeições no tempo/espaço: o *cook chill* (cadeia fria positiva) e *cook freeze* (cadeia fria negativa). Ambos apresentam vantagens significativas para o ramo de refeições coletivas, como: menor risco de contaminação microbiológicas dos alimentos, melhor gestão de tempo, potencial redução de mão de obra, maior controle das porções e desperdício, economia nas despesas gerais de produção e de pessoal e melhora das condições de trabalho.

Por último, além de inovações tecnológicas dos equipamentos e dos processos produtivos, uma empresa de alimentação e nutrição também deve considerar os aspectos relacionados ao meio ambiente. Está cada vez mais disseminado o entendimento das responsabilidades que as empresas têm sobre as questões ambientais, levando-as a racionalizar a utilização de seus recursos naturais e energéticos, procurando novas tecnologias de preservação do meio ambiente. As próximas gerações terão como um grande desafio a busca de um serviço de alimentação autossustentável, em prol da preservação do planeta. Questões como redução do consumo de água, por exemplo, podem ser trabalhadas a partir da conscientização dos funcionários e dos clientes de uma UAN, mas também podem fazer parte de um programa para a sua reutilização. Além disso, devem-se privilegiar os equipamentos que apresentam menor gasto de água e energia.

Saiba mais

Segundo um levantamento do Serviço de Apoio às Micro e Pequenas Empresas (Sebrae), em São Paulo, entre as micro e pequenas empresas que passaram por processos de inovação em seus negócios em 2006, 62% perceberam aumento no volume da produção, 46% perceberam aumento no faturamento e 39% acreditaram ter tido maior produtividade por funcionário.

Economia na implementação das novas tecnologias em UAN: contextualização e exemplos

Como já foi mencionado, as principais inovações tecnológicas no contexto dos serviços de alimentação e nutrição têm por função potencializar a segurança higiênico-sanitária e a qualidade sensorial do alimento, promover a segurança do trabalhador, apresentar rapidez no atendimento ao cliente, reduzir custos operacionais e diminuir o impacto ambiental.

Sobre o uso dos equipamentos em UAN, é preciso dizer que estes sofreram grandes transformações a partir da abertura do mercado brasileiro para as importações, na década de 1990. Os novos equipamentos apresentam maior rendimento, respondendo à necessidade de otimização do tempo gasto com a operação e a necessidade de economia de energia combustível. Também apresentaram menor tamanho, com o objetivo de criar espaços mais compactos e eficientes, maior durabilidade, facilidade e qualidade. Além disso, os equipamentos desenvolvidos para o ramo de alimentação coletiva têm o cuidado de preservar a segurança pessoal de quem está lidando com o maquinário.

O estudo detalhado dos equipamentos de um serviço de alimentação e nutrição, por exemplo, possibilita produzir refeições em grandes quantidades, reduzir o tempo de trabalho e promover a racionalização da mão de obra, além de manter a qualidade do produto produzido e aumentar a variedade de preparações. Os novos equipamentos disponíveis no mercado contêm diferenciais, sobretudo, em relação à transmissão de calor, como vapor de água com ou sem pressão. Atualmente, os novos equipamentos têm uma capacidade de distribuir melhor o calor e controlar a temperatura, possibilitando uma cocção dos alimentos mais rápida e, por consequência, aumentando a produtividade.

No entanto, além do investimento financeiro para a aquisição de novos equipamentos tecnológicos, outro investimento que deve ser feito é a capacitação dos trabalhadores que irão operacionalizar o equipamento, para garantir a sua utilização correta, buscando o seu aproveitamento máximo. Muitas vezes, os próprios fabricantes ou fornecedores dos equipamentos se disponibilizam a treinar as equipe de trabalho sobre a maneira adequada de utilizar o maquinário, evitando também que seja danificado por mau uso.

Por sua vez, as inovações tecnológicas relativas aos processos produtivos e produtos alimentícios podem acarretar mudanças na estrutura física da UAN, uma vez que racionalizam as operações e, por consequência, demandam adequações em termos de espaço. Por exemplo, muitas vezes é necessário que a empresa que opte pela utilização de produtos diferenciados, como os pré-elaborados ou os supercongelados, realize, primeiramente, o redimensionamento da sua área e a adaptação dos seus equipamentos, além de realizar adaptações nos espaços destinados ao armazenamento e pré-preparo, em decorrência das matérias-primas que serão utilizadas. Com isso, em algumas unidades, é necessário aumentar a área de armazenamento frio, com a instalação de câmaras frias específicas. Em contrapartida, as áreas destinadas ao pré-preparo de alimentos podem ser reduzidas se os gêneros adquiridos já forem pré-elaborados. No entanto, vale ressaltar que uso de produtos pré--elaborados apresentam um custo elevado e, por essa razão, é a realidade de poucas unidades. Nesses casos, as vantagens dessa utilização podem ser analisadas considerando-se aspectos referentes à redução de instalações, equipamentos e matéria-prima e à possibilidade de melhor organização do processo, na redução da mão de obra e na possibilidade de melhoria no atendimento ao cliente.

Sobre as inovações tecnológicas em relação à questão ambiental, já existem no mercado equipamentos mais econômicos em relação aos recursos de água e energia, além de terem seu processo de limpeza facilitado. Adequar os ambientes da UAN, para que fiquem mais amplos e integrados, melhorando a iluminação e permitindo maior aproveitamento da luz natural, é um exemplo de modificações que a empresa pode fazer de modo a contribuir para a preservação ambiental.

Podem-se optar, também, entre os equipamentos e utensílios para UAN, por torneiras de acionamento mecânico por pedais ou por acionamento por meio de raios infravermelhos, que ajudam a evitar o desperdício de água. Torneiras com bocais dotados de chuveiros dispersantes arejadores aumentam a área de contato com o alimento e, com isso, podem reduzir em até 50% o consumo de água em relação às torneiras tradicionais. As novas lavadoras de louças disponíveis no mercado também possuem um sistema de redução de 50 a 90% no consumo de água em relação à lavagem manual.

Para a economia de energia elétrica, os equipamentos a gás começaram a ganhar espaço nas unidades. Antes, eram considerados de menor eficiência do que os elétricos, mas a incorporação de novas tecnologias permitiu que passassem a ter dupla opção de combustível, representando uma redução significativa do consumo de energia. Nesses casos, deve-se dar preferência ao gás natural, por apresentar redução significativa de emissão de poluentes.

Assim, a aquisição de equipamentos que possibilitam o racionamento de água e de energia necessita de adequações na estrutura física da unidade, mas contribui para a preservação do meio ambiente e também reduz os custos referentes à utilização desses recursos naturais.

É importante ressaltar que, apesar do alto investimento, seja com equipamentos, matéria-prima ou qualificação da mão de obra operacional, o retorno financeiro da aquisição desses equipamentos pode ser percebido pela redução de gastos operacionais, insumo, desperdícios de alimentos e de mão de obra. Além disso, esses equipamentos, cada vez mais eficientes, resultam em diminuição dos gastos com outros equipamentos e promovem, assim, redução da área física da UAN, além de contribuir para a preservação do meio ambiente.

Exemplo

O mercado também apresenta uma grande variedade de alimentos pré-processados, que consistem em alimentos que são resultantes de tratamentos que foram empregados para torná-los mais estáveis (ou seja, com maior durabilidade) e seguros, como refrigeração, congelamento, desidratação, salga, adição de açúcar, acidificação, fermentação, pasteurização, esterilização, uso de embalagens a vácuo e aditivos alimentares. Exemplos desses produtos vão desde empanados, vegetais e frutas frescas cortadas e higienizadas, carnes e peixes frescos desidratados utilizados em temperos ou em preparos específicos como molhos e purê a flocos de batata desidratados.

Exercícios

1. Em uma UAN, o cliente deve ser satisfeito por aspectos tangíveis e intangíveis da qualidade. Os aspectos tangíveis da qualidade dizem respeito a que:
a) Concorrência agressiva.
b) Às características físicas do produto.
c) Às expectativas do cliente.
d) À colocação da mulher no mercado de trabalho.
e) Caterings.

2. Conhecimentos científicos e tecnológicos aplicados à transformação de ideias, com o objetivo de obtenção de um novo produto ou serviço, ou melhoramento deste pode ser um dos conceitos de:
a) Gerenciamento de custos.
b) Redução das perdas de nutrientes.
c) Inovação tecnológica.
d) Fidelização do cliente.
e) Qualidade total.

3. Assinale a alternativa que contém um exemplo de inovação tecnológica aplicada aos equipamentos:
a) Alimentos supercongelados.
b) Programa de reutilização da água.

c) Alimentos pré-elaborados.
d) Aproveitamento da luz natural.
e) Equipamentos de menor tamanho.

4. O princípio das inovações tecnológicas relacionadas ao meio ambiente baseia-se em: No entendimento das responsabilidades que uma empresa tem sobre as questões ambientais, fazendo com que estas racionalizem a utilização de seus recursos naturais e energéticos.
   a) Separar a produção de refeições no tempo/espaço.
   b) Reduzir mão de obra.
   c) Estilo de vida urbano-industrial.
   d) Palavras como qualidade, produtividade, custos e competitividade.

5. Refrigeração, congelamento, desidratação, salga, adição de açúcar, acidificação, fermentação, pasteurização, esterilização, uso de embalagens a vácuo, aditivos alimentares representam o quê:
   a) Cocção dos alimentos mais rápida.
   b) Rapidez no atendimento ao cliente.
   c) Cliente mais exigente e sofisticado.
   d) Tratamentos que foram empregados aos alimentos para torná-los mais estáveis e seguros.
   e) Recursos naturais.

Leituras recomendadas

ABREU, E. S.; SPINELLI, M. G. N.; PINTO, A. M. P. *Gestão de unidades de alimentação e nutrição*: um modo de fazer. 4. ed. São Paulo: Metha, 2011.

CINTRA, P. *Qualidade e redução de custos em alimentos*. Rio de Janeiro: Rubio, 2016.

GONÇALVES, J. E. L. Os impactos das novas tecnologias nas empresas prestadoras de serviços. *Revista de Administração de Empresas*, São Paulo, v. 34, n. 1, p. 63-81, jan./fev. 1994.

SANT'ANA, H. M. P. *Planejamento físico-funcional de unidades de alimentação e nutrição*. Rio de Janeiro: Rubio, 2012.

OLIVEIRA, T. C.; SILVA, D. A. *Administração de unidades produtoras de refeições:* desafios e perspectivas. Rio de Janeiro: Rubio, 2016.

POPOLIM, W. P. Unidade Produtora de Refeições (UPR) e Unidade de Alimentação e Nutrição (UAN): definições, diferenças e semelhanças. *Revista Nutrição Profissional*, São Paulo, p. 40-46, 2012. Disponível em: <http://www.gastronomiabh.com.br/arquivos/AV1-Unidade%20Produtora%20de% 20Refeicoes.pdf>. Acesso em: 04 fev. 2017.

PROENÇA, R. P. da C. Inovações tecnológicas na produção de refeições: considerações básicas. *Nutrição em Pauta,* São Paulo, nov./dez. 1998. Disponível em: <http://www.nutricaoempauta.com.br/ lista_artigo.php?cod=393>. Acesso em: 04 fev. 2017.

PROENÇA, R. P. da C. Novas tecnologias para a produção de refeições coletivas: recomendações de introdução para a realidade brasileira. *Revista Nutrição,* Campinas, v. 12, n. 1, p. 43-53, jan./abr. 1999. Disponível em: <http://www.scielo.br/pdf/rn/v12n1/v12n1a04.pdf>. Acesso em: 04 fev. 2017.

SANTOS, J. S.; OLIVEIRA, M. B. P. P. Alimentos frescos minimamente processados embalados em atmosfera modificada. *Brazilian Journal of Food Technology,* Campinas, v. 15, n. 1, p. 1-14, jan./mar. 2012. Disponível em: <http://www.scielo.br/ pdf/bjft/v15n1/01.pdf>. Acesso em: 04 fev. 2017.

Equipamentos automatizados e gerenciamento *versus* automação

Objetivos de aprendizagem

Ao final deste texto, você deve apresentar os seguintes aprendizados:

- Reconhecer a importância do dimensionamento correto de equipamentos em UANs.
- Identificar novas tecnologias existentes quanto aos equipamentos utilizados no segmento da alimentação.
- Descrever o funcionamento e propósito das tecnologias *cook chill*, *cook freeze* e *sous vide*.

Introdução

O crescimento do mercado de refeições fora do lar tem impulsionado o avanço tecnológico em relação aos equipamentos utilizados em Unidades de Alimentação e Nutrição (UAN), com o objetivo de auxiliarem as empresas a produzirem cada vez mais, com maior qualidade sensorial e higiênico-sanitária, e com menor custo. Neste texto, você vai estudar como o dimensionamento correto do espaço físico da UAN influencia as rotinas e fluxos de trabalho com as tecnologias disponíveis e de interesse da empresa, além de conhecer os tipos de equipamentos tecnológicos que estão disponíveis no mercado atual, como os métodos do *cook chill*, *cook freeze* e *sous vide*.

Dimensionamento de equipamentos, móveis e utensílios em serviços de alimentação

Espaço físico suficiente é a primeira necessidade de uma unidade de alimentação e nutrição (UAN), que tem o objetivo de oferecer um serviço de qualidade ao seu cliente, por meio da apresentação de um alimento seguro e atrativo. O dimensionamento adequado da UAN, com áreas que tenham espaço suficiente, estejam bem distribuídas e permitam a alocação de diferentes equipamentos, superfícies de trabalho e móveis necessários, contribui da forma muito importante para a execução do cardápio, que foi planejado para apresentar qualidade nutricional e sensorial, além de atender aos padrões higiênico-sanitários necessários.

O dimensionamento de uma UAN inclui o cálculo da área necessária para cada setor e a definição das dimensões dos diferentes setores. Esse é um processo bastante trabalhoso, e o nutricionista deve atuar junto à equipe nesse planejamento, para evitar que, futuramente, no dia a dia da execução das tarefas, identifique-se que algumas áreas foram sub ou superestimadas, prejudicando o serviço. Espaços adequados proporcionam mais conforto ao trabalhador na execução das suas rotinas e, consequentemente, maior produtividade. Em contrapartida, setores com espaço maior que o necessário podem provocar deslocamentos desnecessários, e setores com área subestimada podem aumentar o risco de acidentes e dificultar a preparação do cardápio, inclusive pela falta de espaço para a instalação de equipamentos, bancadas de trabalho e móveis que deveriam estar presentes em uma determinada quantidade.

Não é incomum encontrar uma UAN com áreas inadequadas. Isso ocorre, normalmente, por duas razões:

1. Inexistência de um profissional que conheça as necessidades de uma UAN durante o planejamento do dimensionamento dos setores;
2. Os locais de funcionamento simplesmente foram adaptados para receberem uma UAN, sem um planejamento inicial para esse fim.

Para que o dimensionamento do espaço e das instalações seja feito corretamente, alguns fatores devem ser levados em consideração:

- Tipo de estabelecimento. Se é comercial, industrial, hospitalar ou outro tipo. Uma unidade hospitalar, por exemplo, provavelmente vai precisar de uma área para o preparo de dietas especiais, além do espaço para cocção geral.

- Tipo de sistema de produção de refeições. Essas situações podem modificar o fluxo de produção, necessitando adaptação na estrutura física e na alocação dos equipamentos. Se a unidade utiliza uma gama muito grande de produtos pré-elaborados, por exemplo, não é necessária uma área de pré-preparo tão espaçosa.
- Número de refeições diárias. Assim como o número de refeições por turno e a capacidade máxima de atendimento, o número de refeições diárias influencia diretamente no dimensionamento da unidade.
- Tipos de refeição a serem elaboradas (desjejum, almoço, lanche, jantar, etc.).
- Estilo de cardápio. Preparações mais elaboradas provavelmente irão necessitar de mais espaço para a sua execução.
- Sistema e períodos disponíveis para a distribuição das refeições. Em geral, quanto menor o período disponível para realizar a distribuição, por exemplo, maior deverá ser o número de assentos no salão.
- Periodicidade de compras e uso de alimentos pré-elaborados. Vão influenciar nas áreas de armazenamento e manipulação de alimentos.
- Número de funcionários. Deve-se estimar, por exemplo, o número de funcionários que irão trabalhar ao mesmo tempo, a fim de adequar os equipamentos e as superfícies de trabalho em quantidade suficiente.
- Disponibilidade de espaço. Vai influenciar, por exemplo, a periodicidade de entregas de matéria-prima e, por consequência, o espaço destinado ao armazenamento e pré-preparo.
- Disponibilidade financeira. A relação custo-benefício precisa ser avaliada no momento da seleção dos setores a serem dimensionados.

Assim, como se pode perceber, o gerenciamento de espaços e de fluxos de trabalho de uma UAN, além de outras questões, está intimamente interligado com o nível de automação da unidade. Isto é, está relacionado com a quantidade de equipamentos que se pretende ter ou com o nível de tecnologia que se pretende desfrutar. Decisões como a utilização de alimentos pré-elaborados, o sistema que será utilizado para a elaboração das refeições, entre outras decisões, vão influenciar diretamente nos espaços que devem estar disponíveis.

A aquisição de equipamentos e outros materiais, quando adequados às necessidades da UAN, contribuem diretamente para:

- facilitar o armazenamento, o pré-preparo, a cocção e a distribuição dos alimentos;
- produzir refeições em quantidade suficiente para suprir a demanda;

- atender o cardápio proposto, incluindo toda a variedade de preparações estipulada;
- otimizar o tempo de preparação das refeições;
- reduzir o custo de produção e aumentar a produtividade dos trabalhadores;
- contribuir para a qualidade final do produto.

Segundo a Portaria MS nº 1.428, de 26 de novembro de 1993, "equipamento" é todo aquele em contato direto com alimentos utilizado durante a elaboração, o funcionamento, o armazenamento, a comercialização e o consumo de alimentos. Estão incluídos nessa denominação os recipientes, as máquinas, as correias transportadoras, as tubulações, as aparelhagens, os acessórios, as válvulas, os utensílios e similares. Então, por entrarem em contato direto com os alimentos, devem ser fabricados com material que não transmita substâncias tóxicas, odores ou gosto, que não sejam absorventes, resistam à corrosão e sejam apropriados para limpeza e desinfecção frequente. Suas superfícies devem ser lisas e livres de buracos, além de serem impermeáveis. Ainda, os equipamentos devem ser construídos sem gotejamento de graxa, parafuso, porca e arrebite que possam cair acidentalmente nos alimentos. O aço inoxidável, os materiais sintéticos e os derivados da borracha são os materiais mais apropriados para serem utilizados na fabricação de equipamentos.

Em uma UAN, é papel do nutricionista selecionar e especificar de forma completa os materiais necessários, atentando para todos os requisitos supracitados, tendo o cuidado, ainda, de não superdimensionar a quantidade.

Fique atento

Uma das principais informações que devem ser consideradas durante o dimensionamento é a capacidade de produção do equipamento. Esta se refere, normalmente, ao limite superior da quantidade produzida por unidade de tempo. As estratégias e os cálculos utilizados para o dimensionamento dos materiais para UAN podem variar de acordo com as condições e as necessidades da unidade, mas, em geral, o dimensionamento de equipamentos, especialmente aqueles que serão utilizados para o preparo das refeições, deve ser realizado com base no per capita ou na porção dos alimentos.

Novas tecnologias para equipamentos no mercado da alimentação

O estilo de vida urbano-industrial, caracterizado por longos deslocamentos, extensas jornadas de trabalho, escassez de tempo e a inserção da mulher no mercado de trabalho, impulsionou o mercado das refeições fora do lar. Somado a isso, os clientes têm se tornado cada vez mais exigentes na escolha de produtos que tenham qualidade nutricional e sensorial, além de serem seguros do ponto de vista higiênico-sanitário. Ao mesmo tempo, empresas de alimentação coletiva têm travado uma competição cada vez mais acirrada entre si, em que a busca pelo serviço de excelência é constante. Todo esse cenário contribuiu para que grandes avanços tecnológicos fossem realizados em relação aos equipamentos disponíveis para a produção de alimentos em uma UAN. Esses avanços têm por objetivo melhorar a qualidade dos processos já existentes ou criar novos, que ofereçam mais vantagens em relação ao que já era utilizado.

As novas tecnologias surgem para aumentar a segurança dos alimentos, de modo a preservar suas características nutricionais e evitar perdas de produto, além de apresentar maior rendimento, aumentando a produtividade, uniformizar a qualidade do produto final, reduzir gastos com a mão de obra e recursos como energia e água e promover melhor gerenciamento de gastos.

A seguir, apresentaremos alguns exemplos de equipamentos relacionados às inovações tecnológicas disponíveis:

- Área de cocção
    - Fornos combinados: os modelos atuais identificam o tipo de alimento, o tamanho e a quantidade de forma automática, regulando o processo de cozimento e controlando a temperatura. Alguns fornos combinam calor seco e/ou úmido, o que reduz o tempo de cocção. Além disso, a tecnologia atual permite melhor distribuição de calor e regulagem da umidade de forma precisa. A temperatura da câmara de cocção pode variar de 30 a 300 °C e permite selecionar o tipo de alimento e acabamento interno e externo. Além disso, possuem programa de limpeza com diferentes níveis de intensidade.
    - Fritadeiras: existem nas versões a gás e elétrica. Algumas têm painel digital, permitindo a programação do tempo e da temperatura de cocção. Há, ainda, versões que não usam óleo: combinações de temperatura, tempo e velocidade do ar e vapor reproduzem o efeito da fritura.

- Fogão de indução: proporciona rapidez na cocção e não transmite calor para o ambiente da cozinha. Não emite gases na atmosfera e apresenta consumo de energia elétrica reduzido. Desligam automaticamente com a retirada da panela do fogão.
- Seladoras a vácuo: apresentam painel digital e vacuômetro digital em LED. Além disso, dispõem de um programa de checagem de problemas e sensor de vácuo.
- Coifas de lavagem: promovem limpeza dos vapores e da gordura antes que sejam jogados na atmosfera. Realiza uma lavagem contínua. O sistema de acionamento faz com que ela só funcione nos momentos de cocção, diminuindo o consumo de energia e trazendo mais segurança.
- Área de refrigeração e congelamento
  - Minicâmaras, refrigeradores e *freezers*: alguns modelos apresentam abertura individual das portas, auxiliando na manutenção da temperatura e no rendimento do equipamento. Outros modelos, por exemplo, apresentam trilhos de apoio para acondicionamento dos recipientes *gastronorms* (GN) e o encaixe correto dos contentores mais utilizados em cozinhas profissionais.
  - Resfriadores de múltipla ação: possibilitam o resfriamento rápido, o descongelamento em temperatura e hora programados, a conservação dos alimentos na temperatura desejada, a pasteurização de produtos, a fermentação com ciclos para um processo natural e a cocção à baixa temperatura e posterior resfriamento ou congelamento rápido.
- Apoio à distribuição de alimentos
  - Carro térmico com áreas quente e fria: é um equipamento com dois compartimentos. Em um compartimento, a temperatura pode chegar a 85 °C, e o outro é refrigerado. Seu espaço interno comporta as GN.
- Área de higienização de utensílios
  - Máquina de lavar louça: modelos atuais lavam até 6.600 pratos por hora. Reduzem gastos com água, energia e detergente, além de apresentarem sistema de autolimpeza.
  - Processadora de resíduos: transforma resíduo orgânico em biomassa. Além disso, não utiliza água, enzimas e produtos químicos.
  - Compactadora de resíduos: reduz em até 80% o volume dos resíduos sólidos gerados na UAN, otimizando o espaço utilizado para armazenamento de resíduos.

> **Saiba mais**
>
> A preocupação com a saúde do trabalhador tem recebido maior atenção nos últimos tempos e, por isso, muitas inovações tecnológicas em equipamentos vêm com o objetivo de diminuir a sobrecarga de trabalho dos funcionários da empresa. Com isso, o trabalhador se sente mais satisfeito e produtivo, pois percebe que seu ambiente de trabalho é seguro e confiável, além de ele mesmo observar maior eficiência no trabalho que executa.

Métodos *cook chill*, *cook freeze* e *sous vide*: como funcionam?

De modo geral, o método convencional de produção de alimentos não permite que as preparações tenham um tempo para consumo muito longo. Nesses casos, deve-se ter um controle rigoroso da relação entre temperatura e tempo de distribuição para que seja oferecido um alimento dentro das suas características organolépticas e seguro para a saúde do cliente. Por essas razões, novas tecnologias foram pensadas com a função de aumentar a validade das preparações, preservando a qualidade do produto. As tecnologias *cook chill*, *cook freeze* e *sous vide* contribuem para a redução de custos e melhoram a qualidade higiênico-sanitária dos alimentos produzidos em UAN.

Cook chill ou cadeia fria positiva

A Administração Nacional do Espaço e da Aeronáutica (NASA) buscava uma solução para poder resfriar e congelar os alimentos de modo a impedir o crescimento bacteriano nesses alimentos. Foi assim que surgiu o primeiro resfriador ou congelador rápido. A partir daí, não demorou muito até que outras áreas se dessem conta da utilidade dessa tecnologia. A tecnologia surgiu na França, nos anos 1970, e a sua aplicação vem crescendo no Brasil, pois permite ganho de tempo e segurança na produção de alimentos. Na Europa e nos Estados Unidos, as cozinhas coletivas e os *caterings* para aviação já utilizam largamente a tecnologia *cook chill* desde 1990, mesma época em que os primeiros resfriadores chegaram no Brasil.

Por meio do resfriador, é possível fazer com que o alimento baixe a sua temperatura rapidamente e, por meio do forno combinado, ele é aquecido de acordo com o tempo e a temperatura determinados para cada alimento. Feito isso, só resta montar o prato conforme a ficha técnica.

Alimentos à temperatura ambiente deterioram-se rapidamente pela ação dos microrganismos. No frio, essa deterioração é inibida. Tendo conhecimento disso, determinou-se que a temperatura normal para a refrigeração da tecnologia *cook chill* é de 3 °C. Nessa temperatura, as reações do desenvolvimento de microrganismos praticamente deixam de existir.

Cook chill significa cozinhar e resfriar. O processo consiste em cozinhar o alimento a uma temperatura de 74 °C por um período superior a cinco minutos e após resfriá-lo rapidamente. Esse processo reduz ao mínimo o risco de contaminação, pois o alimento passa pela zona de perigo de temperatura em um tempo mínimo. Além disso, essa tecnologia permite que se mantenha a consistência e o valor nutritivo dos alimentos.

O principal objetivo desse sistema é permitir a produção dos alimentos com antecedência e garantir que tenham qualidade e segurança higiênico-sanitária. É importante ressaltar que as etapas prévias ao cozimento da preparação (como obtenção e armazenamento da matéria-prima e pré-preparo) devem seguir rigorosos controles de higiene, a fim de garantir que o produto final seja mesmo seguro para o consumo.

Cook freeze ou cadeia fria negativa

A tecnologia *cook freeze* (cozinhar e congelar) permite que os alimentos sejam cozidos de forma tradicional e imediatamente congelados, para serem armazenados em câmaras de congelamento (a uma temperatura igual ou inferior a -18 °C). Segundo a legislação brasileira, alimentos congelados a -18 °C podem ficar armazenados por até três meses. Posteriormente, é só regenerar o alimento e servir. Esse processo exige que o alimento seja embalado após a cocção.

O método *cook freeze*, em comparação ao *cook chill*, tem um gasto maior de energia elétrica e também apresenta limitações sensoriais quando os alimentos ficam congelados por muito tempo. Em contrapartida, os produtos advindos desse método possuem maior prazo de validade.

As vantagens dos métodos *cook chill* e *cook freeze* já foram apresentadas, mas é preciso citar que eles também possuem alguns aspectos negativos que devem ser levados em conta pela empresa antes da sua aquisição, como:

1. Alto investimento financeiro, pois é necessária a aquisição de equipamentos especializados;
2. Possível perda de nutrientes (especialmente as vitaminas);

3. A mão de obra para utilizar a tecnologia deve ser qualificada, para que os métodos culinários possam ser executados adequadamente, assim como os de regeneração da preparação.

Sous vide

Sous vide é o nome dado ao processo de cocção desenvolvido pelo *chef* francês George Pralus, em 1974. A tradução literal do termo seria "sob vácuo". O cozimento *sous vide* consiste em embalar a vácuo o produto, que pode ser desde carnes até massas, e depois submetê-lo a um cozimento lento em baixas temperaturas. Essa temperatura deverá ser adequada pela característica de cada produto. Esse processo evita a perda do produto.

Em 1980, os *chefs* de cozinha Joel Robuchon e Bruno Goussault passaram a interessar-se pelo método de cozinhar à temperatura certa para otimizar a qualidade e o sabor da preparação. Três anos depois essa tecnologia foi utilizada para a produção da primeira classe do trem-bala francês. A partir de então o uso dessa tecnologia expandiu para a industrialização dos produtos *food service*.

Na tecnologia *sous vide,* os produtos são embalados em bolsas plásticas e submetidos ao vácuo, o que prolonga o seu prazo de validade, uma vez que o oxigênio é retirado. A retirada do oxigênio minimiza o crescimento dos microrganismos aeróbios, que são aqueles que precisam de oxigênio para sobreviver.

Esse processo apresenta uma série de vantagens: melhor retenção de cor, textura e sabor e menor perda nutricional dos alimentos. Além disso, pode ser utilizado para uma grande variedade de preparações, auxilia o controle de custos, reduz desperdício e necessita um número menor de funcionários, além de possibilitar o planejamento da produção com maior flexibilidade. As desvantagens estão relacionadas ao custo dos equipamentos e das embalagens a vácuo e a necessidade da capacitação da mão de obra. Além disso, esse método exige um maior conhecimento sobre a técnica, pois, enquanto algumas ervas e especiarias agem da forma esperada, por exemplo, outras podem ter seu sabor amplificado e dominar a preparação.

Da mesma forma como no método *cook chill,* as etapas prévias ao cozimento do alimento devem seguir as boas práticas de fabricação.

Vale constar que, na legislação brasileira, não existe regulamentação específica dos critérios de produção para a utilização das tecnologias *cook chill, cook freeze* e *sous vide.* Para tanto, podemos nos basear em legislações como a RDC nº 216/2004 da ANVISA e a Portaria nº 1.428/1993 do Ministério da Saúde, além, é claro, das legislações municipais e estaduais competentes.

Exemplo

Um estudo realizado por Kawasaki et al. (2007) demonstrou que o controle de tempo e temperatura da UAN 1, que utilizou o sistema convencional, apresentou grau de cumprimento das legislações sanitárias de 27,9%; já a UAN 2, que utilizou a tecnologia *cook chill*, apresentou 68,2% de cumprimento das mesmas legislações.

Exercícios

1. Assinale a alternativa correta sobre dimensionamento do espaço e das instalações de uma UAN;
   a) O tipo do estabelecimento não interfere no dimensionamento da UAN.
   b) O dimensionamento não tem relação com o tempo de distribuição da alimentação.
   c) O planejamento do cardápio independe do espaço disponível.
   d) É importante saber o número de refeições diárias que serão servidas, independente do número de refeições por turno.
   e) Uso de alimentos pré-elaborados deve ser considerado no dimensionamento.

2. Versões que, através de combinações de temperatura, tempo e velocidade do ar e vapor, reproduzem o efeito da fritura são características de qual equipamento tecnológico existente para UANs?
   a) Fornos combinados.
   b) Resfriadores múltipla ação.
   c) Processadora de resíduos.
   d) Fritadeiras.
   e) Máquina de lavar louça.

3. São vantagens das novas tecnologias do fogão de indução:
   a) Proporcionar rapidez na cocção e não transmitir calor para o ambiente da cozinha.
   b) Promover limpeza dos vapores e da gordura antes que eles sejam jogados na atmosfera.
   c) Apresentar abertura individual das portas, auxiliando na manutenção da temperatura e no rendimento do equipamento.
   d) Reduzir em até 80% o volume dos resíduos sólidos gerados na UAN.
   e) Combinar calor seco e/ou úmido, o que reduz o tempo de cocção.

4. Pode ser considerada uma desvantagem dos sistemas *cook chill, cook freeze* e *sous vide*:
   a) Aumentar a validade das preparações.
   b) Reduzir o risco de contaminação.
   c) O alto investimento financeiro inicial que deve ser feito.
   d) Manter a consistência dos alimentos.

e) Permitir a produção dos alimentos com antecedência.

5. O processo de cocção caracterizado pelo cozimento à vácuo, lento e em baixas temperaturas é chamado de:
a) *Cook freeze.*
b) *Sous vide.*
c) Seladoras a vácuo.
d) *Cook chill.*
e) *Gastronorms* (GNs).

Referências

BRASIL. Portaria MS nº 1428, de 26 de novembro de 1993. Aprova o regulamento técnico para Inspeção Sanitária de Alimentos, Diretrizes para o Estabelecimento de Boas Práticas de Produção e de Prestação de Serviços na Área de Alimentos e o Regulamento Técnico para o Estabelecimento de Padrão de Identidade e Qualidade para Serviços e Produtos na Área de Alimentos. *Diário Oficial da União*, Brasília, DF, 2 dez. 1993.

BRASIL. Resolução RDC ANVISA nº 216, de 15 de setembro de 2004. Dispõe sobre Regulamento Técnico de Boas Práticas para Serviços de Alimentação. *Diário Oficial da União*, Brasília, DF, 16 set. 2004.

KAWASAKI, V. M.; CYRILLO, D. C.; MACHADO, F. M. S. Custo-efetividade da produção de refeições coletivas sob o aspecto higiênico-sanitário em sistemas *cook chill* e tradicional. *Revista Nutrição*, Campinas, v. 20, n. 2, p. 129-138, 2007. Disponível em: <http://www.scielo.br/pdf/ rn/v20n2/02.pdf>. Acesso em: 04 fev. 2017.

Leituras recomendadas

CAMPOS, J. R.; IKEDA, V.; SPINELLI, M. G. N. Otimização de espaço físico em Unidade de Alimentação e Nutrição (UAN) considerando avanços tecnológicos no segmento de equipamentos. *Revista Univap*, São José dos Campos, SP, v. 18, n. 32, p.31-41, dez. 2012. Disponível em: <http://revista.univap.br/index.php/ revistaunivap/article/view/101/103>. Acesso em: 11 fev. 2017.

CINTRA, P. *Qualidade e redução de custos em alimentos*. Rio de Janeiro: Rubio, 2016.

COSTA, R. P. *Inovação tecnológica na produção de alimentação coletiva*. 3. ed. Florianópolis: Insular, 2009.

MANTILLA, S. P. S. et al. Atmosfera modificada e irradiação: métodos combinados de conservação e inocuidade alimentar. *Revista Científica Eletrônica de Medicina Veterinária*, Garça, SP, ano 8, n. 15, jul. 2010. Disponível em: <http://www.faef.revista.inf.br/ imagens_arquivos/arquivos_destaque/ hCb82hkw1i2KOKI_2013-6-25-16-38-39.pdf>. Acesso em: 11 fev. 2017.

OLIVEIRA, T. C.; SILVA, D. A. *Administração de unidades produtoras de refeições:* desafios e perspectivas. Rio de Janeiro: Rubio, 2016.

PALÁCIO, J. P.; THEIS, M. *Gestão de negócios em alimentação*: princípios e práticas. 12. ed. São Paulo: Manole, 2015.

SANT'ANA, H. M. P. *Planejamento físico-funcional de unidades de alimentação e nutrição.* Rio de Janeiro: Rubio, 2012.

VALVASSORI, S. Cozinha da nova era: técnica e tecnologia. *Revista Nutrição Profissional*, São Paulo, n. 32, p. 30-37, jan./fev./mar. 2011. Disponível em: <https://issuu.com/racine/docs/edicao-1000>. Acesso em: 11 fev. 2017.

Leis da alimentação

Objetivos de aprendizagem

Ao final deste texto, você deve apresentar os seguintes aprendizados:

- Reconhecer as diferenças entre alimentação e nutrição, bem como a sua influência na condição de saúde e qualidade de vida dos indivíduos.
- Descrever as Leis da Alimentação e sua participação nas práticas alimentares saudáveis.
- Identificar como as Leis da Alimentação podem ser aplicadas às UANs.

Introdução

A alimentação representa, depois da respiração e da ingestão de água, a necessidade mais básica dos seres humanos, indo além da questão biológica e formando um complexo sistema simbólico com significados sociais, sexuais, políticos, religiosos, éticos e estéticos. A nutrição, por sua vez, é a ciência que estuda os alimentos, suas transformações e seus componentes, assim como sua influência na condição de saúde dos indivíduos. Para que a alimentação consiga colaborar com o estado de saúde e a melhor qualidade de vida, é preciso seguir algumas regras que têm o propósito de promover uma alimentação saudável sob o aspecto nutricional. Neste texto, você vai estudar a relação entre alimentação e nutrição, assim como as Leis da Alimentação e sua utilidade nas UANs.

Alimentação e nutrição: conceitos, semelhanças e diferenças

A alimentação é um fenômeno cujo estudo foi estabelecido nos últimos dois séculos a partir de quatro diferentes enfoques: o biológico, o econômico, o social e o cultural. Nesse contexto, então, a história da alimentação abrange pelo menos quatro grandes aspectos, que são: os aspectos fisiológicos e nutricionais, a história econômica, os conflitos na divisão social e a história cultural, que inclui, por sua vez, a história da culinária e do sabor.

Em virtude dessa complexidade, a alimentação é o objeto de estudo de diferentes áreas do conhecimento humano, tais como nutrição, antropologia, sociologia e psicologia. Verifica-se, de maneira geral, que a sociedade associa os alimentos aos mais variados aspectos culturais, sociais e econômicos e determina aquilo que é permitido ou não comer, quando, com quem e onde as refeições podem ser realizadas, sendo que até mesmo a posição social do indivíduos pode ser apontada mediante tais aspectos.

Conceitualmente, a alimentação é definida como um ato voluntário e consciente, por meio do qual o indivíduo obtém seus produtos para o consumo. Dessa maneira, percebe-se que a alimentação pode ser condicionada e modificada, conforme a vontade ou necessidade do indivíduo. Alimento, por sua vez, é toda substância ou mistura de substâncias, no estado sólido, líquido, pastoso ou qualquer outra forma adequada, destinada a fornecer ao organismo humano os elementos normais, essenciais à sua formação, manutenção e desenvolvimento, sendo em sua maioria de origem animal ou vegetal. Ressalta-se que os alimentos são classificados conforme suas propriedades físicas e químicas e sobre sua forma de atuação no organismo.

A **nutrição**, por outro lado, é a ciência que estuda todas as etapas às quais o alimento é submetido ao ser consumido, sendo tais etapas chamadas de processos metabólicos (digestão, absorção e excreção). É por meio da nutrição que o indivíduo garante o material necessário às suas atividades físicas, biológicas e mentais, para que com saúde possa normalmente nascer, viver e reproduzir-se. Portanto, a nutrição é considerada involuntária e inconsciente, pois no momento em que a alimentação acontece, a nutrição irá ocorrer (processos metabólicos). Tais características conferem à nutrição a peculiaridade de não ser um processo modificável ou condicionável, fazendo com que as pessoas possam estar "bem" alimentadas, porém malnutridas. Já os nutrientes são as substâncias químicas que constituem os alimentos e que são essenciais para o funcionamento do organismo, fornecendo energia e componentes que servem para manter e recuperar os compartimentos corporais, além de promover e sustentar o crescimento e o desenvolvimento. Os nutrientes são divididos em macronutrientes (carboidratos, proteínas e lipídeos) e micronutrientes (vitaminas e minerais).

O bom estado de saúde é um fator primordial para a garantia da qualidade de vida dos indivíduos. A alimentação, nesse contexto, representa um papel essencial, pois é por meio dela que o organismo deve receber, em quantidade e qualidade adequadas, todos os nutrientes necessários à manutenção das funções vitais e das atividades de trabalho, lazer e exercício físico. Diversos são os aspectos que influenciam a escolha dos alimentos e a formação dos hábitos alimentares, que podem ser adequados e contribuírem para a conservação do estado de saúde ou inadequados e favorecerem o surgimento de doenças, especialmente as doenças crônicas não transmissíveis (DCNT).

Na Figura 1, é possível identificar como a escolha dos alimentos pode ser influenciada por vários fatores.

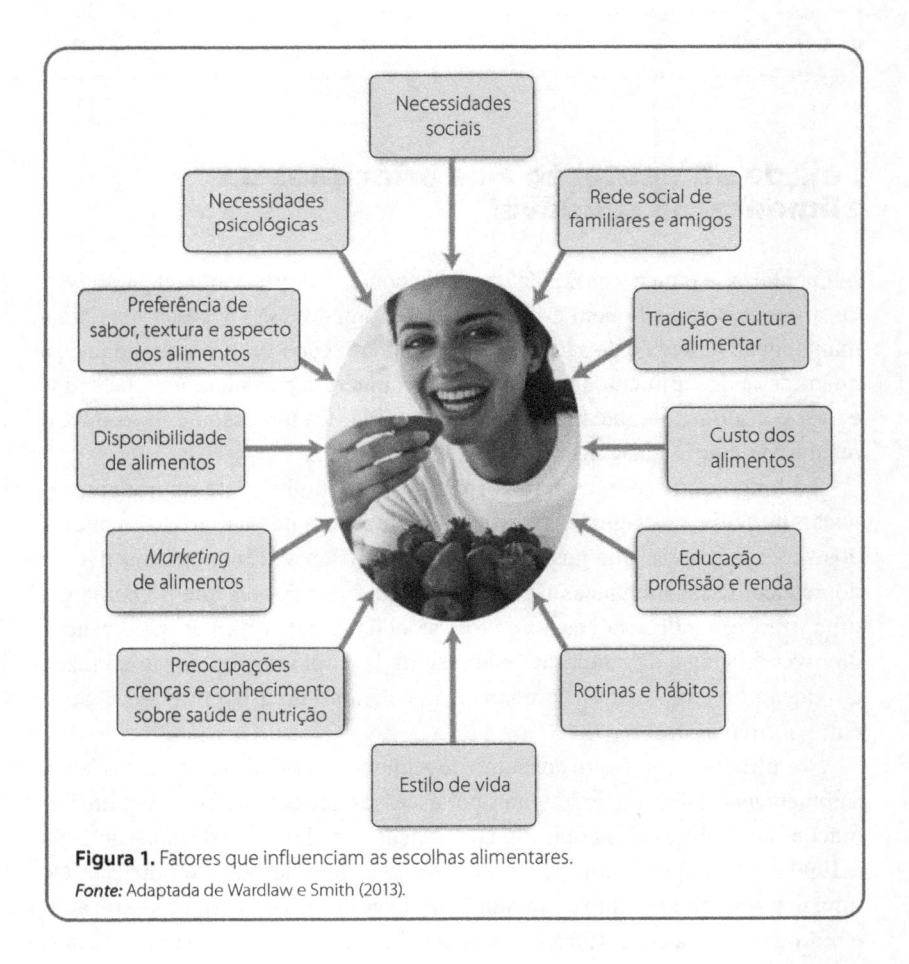

Figura 1. Fatores que influenciam as escolhas alimentares.
Fonte: Adaptada de Wardlaw e Smith (2013).

Fatores representados na figura: Necessidades sociais; Necessidades psicológicas; Rede social de familiares e amigos; Preferência de sabor, textura e aspecto dos alimentos; Tradição e cultura alimentar; Disponibilidade de alimentos; Custo dos alimentos; Marketing de alimentos; Educação profissão e renda; Preocupações crenças e conhecimento sobre saúde e nutrição; Rotinas e hábitos; Estilo de vida.

Desta forma, ressalta-se que a alimentação equilibrada e nutricionalmente saudável não consiste somente no consumo de alimentos que possuam os nutrientes necessários ao indivíduo, mas sim que essa combinação seja agradável e pertinente ao seu estilo de vida, atendendo às suas necessidades nutricionais, culturais, sociais, econômicas e emocionais.

> **Fique atento**
>
> Trata-se de um engano pensar que alimentação é somente uma questão de sobrevivência e manutenção da saúde. A alimentação não se restringe a tais fatos, mas representa também um fator importante de prazer e convivência social, tanto que certos hábitos e padrões alimentares passaram a representar *status* socioeconômico que só podem ser mantidos por camadas da população que possuem um elevado nível econômico.

Leis da alimentação e os princípios da alimentação saudável

Alimentar-se é uma necessidade básica do homem, imprescindível para viver. Os alimentos, quando bem escolhidos e combinados, são necessários para a manutenção da vida e da saúde. Dessa forma, percebe-se que a qualidade e a quantidade dos alimentos que cada pessoa ingere repercutem em sua saúde e, por consequência, na sua qualidade de vida. Cada pessoa é, portanto, o resultado daquilo que consome.

Ao longo do tempo, as transformações no mundo contemporâneo provocaram mudanças significativas na alimentação e nos hábitos alimentares dos seres humanos, que passaram a usufruir cada vez menos do universo doméstico. Essas mudanças foram ocasionadas por fatores que perpassam a urbanização, a industrialização, a profissionalização das mulheres, a elevação do nível de vida e de educação, o acesso mais amplo da população ao lazer, a redução do tempo para o preparo e/ou consumo do alimento, as viagens, entre outros fatores.

Nos últimos anos, o alto consumo de alimentos refinados e calóricos levou a alimentação a se caracterizar mais por excessos que deficiências. As transformações nos hábitos alimentares da população brasileira nas décadas de 1980 e 1990 nem sempre foram positivas sobre o estado de saúde e nutrição. De uma maneira geral, nota-se um aumento do consumo de gorduras saturadas e hidrogenadas, a substituição de consumo de alimentos ricos em nutrientes, como frutas, legumes e verduras (FLV), por alimentos energeticamente densos e ricos em açúcares e gorduras, o aumento de consumo de alimentos salgados e gordurosos e a redução dos níveis de atividade física.

Infelizmente, essas modificações negativas nos hábitos alimentares e de vida dos brasileiros e da população mundial seguem na contramão dos princípios de uma alimentação e estilo de vida saudáveis. Em 1937, Pedro Escudero, médico argentino, criou as leis da alimentação. Ainda hoje, 80 anos depois, essas regras seguem consideradas como a base de uma alimentação saudável e que devem ser aplicadas em todas as situações e para todos os indivíduos e populações. As leis de Escudero expressam, de forma simples, clara e objetiva, as orientações para uma alimentação que garante crescimento, manutenção e desenvolvimento saudáveis. São elas:

- **Lei da quantidade** – A quantidade dos alimentos deve ser suficiente para satisfazer as necessidades energéticas do organismo e manter em equilíbrio o seu balanço. As necessidades de energia dependem do gênero, da atividade física e da idade, e o bom senso é fundamental para não haver excessos nem restrições na alimentação, pois ambas as situações podem prejudicar o organismo. Cada indivíduo necessita de quantidades específicas para manter suas funções orgânicas e atividades diárias. Quando se consomem mais calorias do que se gastam, o corpo as armazena em forma de gordura, produzindo-se assim a obesidade e os problemas a ela associados.
- **Lei da qualidade** – Refere-se aos nutrientes necessários ao indivíduo. Uma alimentação completa inclui todos os nutrientes para formação e manutenção do organismo. As refeições devem ser variadas, contemplando todos os grupos de nutrientes para o bom funcionamento do corpo. Assim, a alimentação deve ser completa em sua composição, para oferecer ao organismo todos os nutrientes necessários ao seu bom funcionamento. Quanto mais coloridas forem as refeições, maior será a diversidade de nutrientes disponibilizados.
- **Lei da harmonia** – É a distribuição e proporcionalidade entre os nutrientes, resultando no equilíbrio. Para que o nosso organismo consiga aproveitar os nutrientes, estes devem se encontrar em proporções adequadas nas refeições, uma vez que as substâncias não agem sozinhas, e sim em conjunto. Os alimentos devem guardar entre si uma relação de proporção de modo a evitar o excesso ou deficiências de nutrientes. O equilíbrio na combinação dos nutrientes é de suma importância para evitar doenças, pois o organismo aproveita corretamente os nutrientes quando estes se encontram em proporções adequadas.
- **Lei da adequação** – A alimentação deve se adequar às necessidades do organismo de cada indivíduo, às especificidades de quem está consumindo. Os ciclos da vida (infância, adolescência, adulto e idoso), o estado fisiológico (gestação, lactação), o estado de saúde (doenças), os hábitos alimentares (deficiência de nutrientes) e as condições socioe-

conômicas e culturais (acesso aos alimentos) são fatores que devem ser considerados, pois resultam em diferentes necessidades nutricionais. Assim, a alimentação deve respeitar as características individuais para atingir a adequação exigida.

Portanto, segundo essas leis, a alimentação deve ser quantitativamente suficiente, qualitativamente completa, além de harmoniosa em seus componentes e adequada à sua finalidade e a quem se destina. Cada pessoa tem necessidades específicas e precisam de quantidades e proporção de nutrientes diferentes para manter suas funções vitais e desenvolver suas atividades diárias. Assim, os nutricionistas precisam compreender a importância e sempre embasar sua prática profissional nas leis da alimentação, seja no atendimento a indivíduos e coletividades saudáveis ou com alguma condição patológica.

Saiba mais

Os princípios de uma alimentação saudável, que são preconizados a partir das leis da alimentação, serviram de base para a concepção dos guias alimentares no Brasil e no mundo. Portanto, seguir as diretrizes contidas nesses instrumentos é uma das melhores maneiras de alcançar uma alimentação nutricionalmente adequada, que contribuirá de modo positivo na condição de saúde e da qualidade de vida de indivíduos e coletividades.

Aplicabilidade das leis da alimentação na UAN

Um dos objetivos da produção de refeições para coletividades é o estímulo à alimentação saudável. Em unidades de alimentação e nutrição (UAN), uma das formas de se conseguir tal propósito é por meio de cardápios nutricionalmente adequados que tenham como base as leis da alimentação e oportunizem escolhas alimentares saudáveis.

Planejar cardápios requer conhecimento técnico e muita criatividade, pois, além de ser atrativo, o cardápio também precisa estimular nas pessoas práticas saudáveis de alimentação. Para coletividades sadias, a produção de refeições deve ter como objetivos principais:

- Ser equilibrada em energia e nutrientes para contemplar as necessidades dos comensais.
- Observar os hábitos alimentares regionais.
- Oferecer segurança sob o aspecto higiênico-sanitário.
- Ajustar-se às condições financeiras (da empresa e do comensal).
- Estimular práticas alimentares saudáveis.

Nesse sentido, as leis da alimentação e os guias alimentares representam instrumentos que auxiliam no planejamento de cardápios saudáveis. As clássicas recomendações de Pedro Escudero, que objetivam a alimentação adequada, devem sempre ser consideradas no planejamento de refeições. A quantidade de alimentos ingeridos (lei da quantidade) deve fornecer todos os nutrientes (lei da qualidade), que devem guardar uma proporção entre si (lei da harmonia) e, além disso, devem adequar-se aos hábitos individuais, à situação socioeconômica e aos aspectos de necessidades individuais (lei da adequação). Os guias alimentares, por sua vez, estabelecem o número de porções diárias que devem ser consumidas, de cada grupo alimentar, objetivando o alcance de uma alimentação saudável. No guia, também são disponibilizadas listas dos alimentos que compõem cada grupo alimentar e suas respectivas porções, assim como o valor calórico de cada porção dos grupos.

Atentando para os princípios de uma alimentação saudável, alguns fatores devem ser considerados no planejamento de refeições para coletividades:

- **Adequação ao público-alvo:** a definição das necessidades de energia, de macro e micronutrientes precisa ser respeitada, visto que uma das finalidades do cardápio é a alimentação saudável.
- **Número de refeições:** deverá ser adequado à coletividade atendida, podendo ser de apenas uma refeição (p. ex., almoço) ou contemplar diversas refeições ao dia (p. ex., desjejum, lanches intermediários, almoço, jantar e ceia). Independentemente do número de refeições, é importante observar a distruibuição coerente das calorias em relação ao VET (valor energético total) de referência. Geralmente, as distribuições percentuais das calorias em relação ao VET são as seguintes:
    - Café da manhã: 10 a 20%
    - Colação: 5 a 10%
    - Almoço: 20 a 30%
    - Lanche da tarde: 10 a 15%
    - Jantar: 20 a 30%
    - Ceia: 5 a 10%

Salienta-se que para UAN de estabelecimentos cadastrados no PAT, as refeições consideradas principais (almoço, jantar e ceia) devem contemplar entre 30 e 40% do VET diário, enquanto as refeições menores precisam oferecer de 15 a 20% do VET diário.

- **Definição dos per capitas:** é feita a partir da definição dos *per capitas* alimentares (quantidade de cada alimento, em gramas ou mililitros). Essas quantidades não são "engessadas" e devem variar conforme o VET a ser atingido e as quantidades de nutrientes recomendados. Após a definição dos valores per capita, devem-se consultar as tabelas de composição química dos alimentos para verificar a composição em nutrientes de cada alimento (conforme a quantidade definida).
- **Atratividade:** os cardápios devem, primeiramente, agradar "aos olhos", serem atrativos, agradáveis de se olhar e degustar. Devem-se variar as técnicas de preparo dos alimentos, além de atentar para uma combinação de cores e texturas, evitando a monotonia e estimulando os sentidos (características organolépticas). Vale salientar que, além de ser atrativo, o cardápio precisa atender aos quesitos de uma alimentação equilibrada e saudável.
- **Variabilidade de alimentos:** quanto mais variada for a diversidade de alimentos que compõem o cardápio, maior será a oferta de nutrientes. É importante que as pessoas sejam estimuladas a consumir diversos tipos de alimentos ao longo do dia, justamente para oferecer a maior quantidade possível de nutrientes que o organismo necessita. A variabilidade de alimentos também é um critério qualitativo na concepção de cardápios.
- **Respeito aos hábitos alimentares regionais:** esse critério deve ser considerado principalmente pelo fato de a alimentação fazer parte do patrimônio cultural dos povos. A culinária regional precisa ser respeitada e estimulada no planejamento de cardápios. Esse é outro critério qualitativo.
- **Oferta de fibras:** quanto maior a oferta e a variedade de alimentos e preparações cruas, maior será a quantidade de fibras alimentares do cardápio. Sempre que tiver mais de um tipo de salada no cardápio, uma delas deverá ser crua. Também deve se dar preferência à oferta de frutas

na sobremesa. Além disso, podem-se incluir alimentos integrais no cardápio e estimular o seu consumo (2 a 3 vezes na semana, inicialmente).
- **Oferta de gorduras:** as frituras devem ser evitadas ou restringidas a uma vez na semana (no máximo duas). A quantidade de óleo utilizada nas preparações também deve ser controlada. Também é recomendado que a pele das aves seja retirada antes do preparo. O reaproveitamento do óleo das preparações é desaconselhado.
- **Oferta de carboidratos simples:** a principal maneira de controlar a quantidade de carboidratos simples (sacarose, especificamente) é reduzindo a oferta de sobremesas "doces" no cardápio. A melhor escolha para esse item do cardápio sempre é a fruta.
- **Oferta de sódio:** deve ser controlada, tanto na adição de sal às preparações quanto no uso de produtos processados e ultraprocessados na composição do cardápio. Além disso, os comensais devem ser orientados a reduzir o uso de sal "extra" nas preparações, por meio de campanhas educativas e da disponibilização de alternativas de ervas aromáticas e especiarias (complementos ao cardápio). Da mesma forma, esses temperos devem ser utilizados no preparo das refeições com o intuito de melhorar o sabor dos alimentos e reduzir o uso do sal.

Exemplo

Além do planejamento adequado de cardápios, a UAN também pode valer-se dos princípios das leis da alimentação para realizar campanhas educativas que busquem o esclarecimento quanto às formas de praticar uma alimentação equilibrada. Nesse contexto, a pirâmide alimentar é um instrumento educativo que adapta os conhecimentos científicos de nutrição em mensagens práticas que facilitam às diferentes pessoas a seleção e o consumo de alimentos saudáveis, possibilitando a educação alimentar e nutricional. Portanto, o uso desse instrumento nas UAN pode ser uma alternativa para abordar temáticas nutricionais e de saúde, realizando a socialização do conhecimento científico e a valorização dos alimentos para uma melhor qualidade de vida.

Exercícios

1. Diversos são os aspectos que influenciam a escolha dos alimentos e a formação dos hábitos alimentares. Desta forma, ressalta-se que o equilíbrio nutricional não consiste somente no consumo de alimentos que possuam os nutrientes necessários ao indivíduo, mas sim que essa combinação seja agradável e pertinente ao seu estilo de vida, atendendo suas necessidades nutricionais, culturais, sociais, econômicas. Esta abordagem relaciona-se ao conceito de:
a) Nutrição adequada.
b) Condição de saúde.
c) Qualidade de vida.
d) Desequilíbrio nutricional.
e) Alimentação saudável.

2. A alimentação deve ser completa em sua composição, para oferecer ao organismo todos os nutrientes necessários ao seu bom funcionamento. Quanto mais coloridas forem as refeições, maior será a diversidade de nutrientes disponibilizados. Este princípio é relativo à qual Lei da Alimentação?
a) Lei da adequação.
b) Lei da quantidade.
c) Lei da harmonia.
d) Lei da qualidade.
e) Lei do equilíbrio.

3. Os alimentos devem guardar entre si uma relação de proporção de modo a evitar o excesso ou deficiências de nutrientes. O equilíbrio na combinação dos nutrientes é de suma importância para evitar a doença, pois o organismo aproveita corretamente os nutrientes quando estes se encontram em proporções adequadas. Este é o princípio da:
a) Lei da quantidade.
b) Lei da qualidade.
c) Lei da harmonia.
d) Lei da adequação.
e) Lei da variedade.

4. Conforme os princípios de uma alimentação saudável, no planejamento de cardápios nutricionalmente adequados para coletividades, estes itens devem ser controlados/restringidos:
a) Oferta de fibras e oferta de frituras.
b) Oferta de sódio e oferta de carboidratos simples.
c) Oferta de sódio e oferta de carnes.
d) Oferta de gorduras e oferta de carnes.
e) Oferta de sódio e oferta de fibras.

5. Segundo as Leis da Alimentação, representa um fator fundamental na qualidade nutricional do cardápio oferecido e que deve ser observado para contemplar uma maior oferta de nutrientes:
a) Variabilidade de alimentos.
b) Definição de per capitas.
c) Atratividade das preparações.
d) Respeito aos hábitos alimentares regionais.
e) Oferta de fibras.

Referência

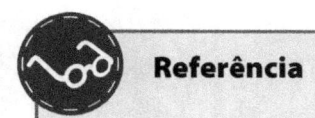

WARDLAW, G. M.; SMITH, A. M. *Nutrição contemporânea*. 8. ed. Porto Alegre: AMGH, 2013.

Leituras recomendadas

BARRETO, R. L. P. *Passaporte para o sabor*: tecnologias para a elaboração de cardápios. 8. ed. São Paulo: Senac, 2010.

BRASIL. Ministério da Saúde. *Alimentação e saúde*. Brasília, DF: Ministério da Saúde, [199-?]. Material de apoio ao vídeo Alimentação e Cultura, da série "TV Escola". Disponível em: <http://bvsms.saude.gov.br/bvs/publicacoes/alimentacao_cultura.pdf>. Acesso em: 05 fev. 2017.

BRASIL. Ministério da Saúde. *Desmistificando dúvidas sobre alimentação e nutrição*: material de apoio para profissionais de saúde. Brasília, DF: Ministério da Saúde, 2016.

BRASIL. Ministério da Saúde. *Política Nacional de Alimentação e Nutrição*. Secretaria de Atenção à Saúde. Departamento de Atenção Básica. Brasília, DF: Ministério da Saúde, 2013. Disponível em: <http://bvsms.saude.gov.br/bvs/publicacoes/politica_nacional_alimentacao_nutricao.pdf>. Acesso em: 24 jan. 2017.

BRASIL. Ministério da Saúde. Secretaria de Atenção à Saúde. Coordenação-Geral da Política de Alimentação e Nutrição. *Guia alimentar para a população brasileira*: promovendo a alimentação saudável. Brasília, DF: Ministério da Saúde, 2005.

BRASIL. Ministério da Saúde. Secretaria de Atenção à Saúde. Coordenação-Geral da Política de Alimentação e Nutrição. *Guia alimentar para a população brasileira*: promovendo a alimentação saudável. Brasília, DF: Ministério da Saúde, 2014.

CARNEIRO, H. *Comida e sociedade*: uma história da alimentação. Rio de Janeiro: Elsevier, 2003.

DIEZ-GARCIA, R. W.; CASTRO, I. R. R. de. A culinária como objeto de estudo e de intervenção no campo da Alimentação e Nutrição. *Ciência & Saúde Coletiva*, Rio de Janeiro, v. 16, n. 1, p. 91-98, 2011. Disponível em: <http://www.scielo.br/pdf/csc/v16n1/v16n1a13>. Acesso em: 05 fev. 2017.

GARCIA, R. W. D. Reflexos da globalização na cultura alimentar: considerações sobre as mudanças na alimentação urbana. *Revista Nutrição*, Campinas, v. 16, n. 4, p. 483-492, out./dez. 2003. Disponível em: <http://www.scielo.br/pdf/rn/v16n4/a11v16n4.pdf>. Acesso em: 05 fev. 2017.

LIMA, E. da S. Quantidade, qualidade, harmonia e adequação: princípios-guia da sociedade sem fome em Josué de Castro. *História, Ciências, Saúde*, Rio de Janeiro, v.

16, n. 1, p.171-194, jan./mar. 2009. Disponível em: <http://www.scielo.br/pdf/hcsm/v16n1/11.pdf>. Acesso em: 05 fev. 2017.

MENDONÇA, R. T. *Cardápios*: técnicas e planejamento. Rio de Janeiro: Rúbio, 2014.

PACHECO, M. *Tabela de equivalentes, medidas caseiras e composição química dos alimentos*. 2. ed. Rio de Janeiro: Rúbio, 2011.

PHILIPPI, S. T. *Pirâmide dos alimentos:* fundamentos básicos da nutrição. 2. ed. São Paulo: Manole, 2014.

SICHIERI, R. et al. Recomendações de alimentação e nutrição saudável para a população brasileira. *Arquivos Brasileiros de Endocrinologia & Metabologia*, São Paulo, v. 44, n. 3, p. 227-232, jun. 2000. Disponível em: <http://www.scielo.br/pdf/abem/v44n3/10929.pdf>. Acesso em: 24 jan. 2017.

SILVA, S. M. C. S.; MARTINEZ, S. *Cardápio:* guia prática para a elaboração. 3. ed. São Paulo: Roca, 201.

TIRAPEGUI, J. *Nutrição:* fundamentos aspectos atuais. 3. ed. São Paulo: Atheneu, 2013.

Per capitas e o padrão de cardápios

Objetivos de aprendizagem

Ao final deste texto, você deve apresentar os seguintes aprendizados:

- Descrever o conceito de per capita alimentar e sua influência na concepção de cardápios.
- Reconhecer os diferentes aspectos envolvidos no planejamento de cardápios.
- Identificar as particularidades dos cardápios institucionais, assim como seus padrões.

Introdução

O fornecimento de alimentação saudável em uma Unidade de Alimentação e Nutrição (UAN) é essencial para a promoção da saúde dos usuários, independente do público alvo atingido. O planejamento de cardápios é o ponto chave para o atingimento deste objetivo, pois oportuniza a oferta de refeições nutricionalmente adequadas além de estimular práticas alimentares saudáveis. Associado à concepção do cardápio, o valor de per capita do alimento é fundamental para que o equilíbrio entre os nutrientes aconteça, assim como a oferta calórica adequada. Neste texto, você vai estudar os diferentes padrões de cardápios em UANs, assim como a representatividade dos per capitas alimentares na elaboração de cardápios adequados nutricionalmente.

Per capita alimentar e sua importância na UAN

A expressão "per capita" tem origem latina e significa, literalmente, "por cabeça", ou seja, para cada pessoa. Assim, per capita alimentar é a quantidade do alimento em gramas ou mililitros suficiente para alimentar uma pessoa. O per capita bruto refere-se à quantidade do alimento cru com caroços, aparas, casca, osso, etc. Já o per capita líquido corresponde à quantidade do alimento pronto para o consumo (apenas a parte comestível). Depois da definição dos valores de per capita, é recomendado acrescentar uma margem de segurança de 10%, para caso de perdas em relação ao preparo dos alimentos, por exemplo, as carnes e os hortifrútis. Dessa forma, não haverá prejuízos em relação às quantidades previstas, e as quantidades servidas serão condizentes com o per capita calculado.

Nas unidades de alimentação e nutrição, o conceito de "per capita" é de fundamental importância e relaciona-se diretamente com critérios qualitativos e quantitativos das refeições. O equilíbrio de nutrientes nos cardápios está na dependência da quantidade de alimentos oferecidos e na inclusão de um alimento de cada grupo básico na refeição planejada. Por isso, para assegurar esse equilíbrio, assim como a adequação às necessidades, é importante que se defina o per capita de cada alimento e seus prováveis substitutos, para que se consiga um adequado planejamento de cardápios. A partir da definição dos valores de per capita, consegue-se elaborar/estabelecer:

- os pedidos de compras;
- a liberação dos produtos do estoque para a área de produção (cozinha);
- a orientação para a equipe de produção;
- os cálculos dos nutrientes das refeições;
- os custos referentes ao cardápio.

Para definir o per capita dos alimentos que serão consumidos, é necessário dispor de informações e atentar para diversos fatores que influenciam o consumo das quantidades individuais de alimentos. Os principais fatores são os seguintes:

- **Hábito alimentar:** o consumo per capita de um alimento pode variar de acordo com o hábito alimentar do indivíduo ou da população. Por exemplo: os gaúchos consomem quantidades elevadas de carne e, certamente, o per capita desse alimento precisa ser adaptado para essa população.
- **Tipo de atividade dos usuários (clientes ou comensais):** a preferência por refeição mais ou menos calórica relaciona-se com a atividade laboral. Por um lado, os usuários de áreas administrativas geralmente preferem refeições mais leves, com preparações grelhadas, menos frituras, mais hortaliças e legumes e frutas. Por outro lado, os trabalhadores cujas atividades exigem maior esforço físico têm preferência por pratos proteicos com molho, macarrão, polenta, frituras, etc.

- **Gênero:** as mulheres geralmente consomem quantidades menores quando comparadas aos homens. Também preferem carnes brancas, grelhados, pouca gordura, muita salada e frutas na sobremesa.
- **Clima:** nos meses frios, as pessoas comem mais, consomem menos frutas e saladas, menos suco e refrigerante.
- **Qualidade e apresentação das refeições:** quando as condições higiênico-sanitárias e a aparência das preparações não são adequadas, o consumo será baixo.
- **Frequência dos pratos:** cardápios monótonos, com muita repetição de preparações ou técnicas culinárias, levam à redução do consumo.
- **Padronização das receitas:** a ausência de fichas técnicas (padrão) leva os profissionais da UAN a utilizarem diferentes quantidades e ingredientes nas receitas, influenciando o sabor e a aceitação (por excesso ou falta de algum ingrediente).
- **Condição de saúde da clientela:** quando os usuários estão doentes ou hospitalizados consomem quantidades diferentes quando comparados a indivíduos saudáveis.
- **Idade dos usuários:** em UAN de creches, asilos e escolas, os per capitas são diferentes entre si e também quando são comparados aos das UAN frequentadas por adultos.
- **Tipo de serviço:** restaurantes de autosserviço possuem consumo maior quando comparados àqueles onde ocorre o porcionamento pelos funcionários da UAN. Da mesma forma, em refeições transportadas.
- **Qualidade da matéria-prima:** quanto melhor for a qualidade de um alimento adquirido *in natura*, menor será a perda e a quantidade per capita utilizada.
- **Condições de armazenamento:** as compras e a periodicidade das entregas devem ser compatíveis com as condições de armazenamento. Caso isso não ocorra, poderá haver perda de alimentos/produtos.
- **Mão de obra:** a qualificação profissional e o comprometimento da equipe influenciam diretamente as quantidades de per capita, desde o recebimento até a distribuição.
- **Pré-preparo:** nessa fase da produção é que pode acontecer o maior desperdício, aumentando a quantidade necessária de per capita. Funcionários mal treinados, ou descomprometidos, podem realizar o pré-preparo de maneira inadequada e gerar muitas perdas.
- **Cocção:** técnicas inadequadas de cozimento podem ocasionar grandes perdas nas quantidades alimentares iniciais. Assim, técnicas corretas de cocção auxiliam na manutenção da quantidade per capita planejada.

- **Porcionamento:** é fundamental definir como será o corte das preparações, seja antes ou depois da cocção.

> ### Exemplo
>
> Assim como os per capitas influenciam a qualidade e o planejamento dos cardápios, também são imprescindíveis para realizar a previsão de compras da UAN. Acompanhe o exemplo:
> Considere um restaurante que sirva 800 refeições/dia, com um consumo per capita previsto de 200 g de peito de frango *in natura* (peso bruto):
>
> Previsão de compra: 200 g × 800 pessoas =
> 160 kg de peito de frango *in natura*.
>
> É importante salientar que esse é o per capita bruto do alimento, e não o per capita que será servido ao usuário. Para obtermos o per capita do alimento pronto, deve-se utilizar o fator de cocção (ou de cozimento) e multiplicá-lo pelo per capita líquido do alimento. Ressalta-se, ainda, que os valores per capita não são fixos e devem ser adaptados conforme os fatores citados anteriormente. Em algumas bibliografias, encontram-se os valores per capita "base" da maioria dos alimentos, a partir dos quais as devidas adaptações precisam ser efetuadas.

> ### Fique atento
>
> As fichas técnicas de preparação constituem importantes fontes de informações sobre o valor nutritivo das preparações, assim como dos valores per capita de cada ingrediente da receita, além do modo de preparo e do rendimento. A observação dessas informações garante o padrão de qualidade das refeições, além de permitir o controle de calorias e dos nutrientes oferecidos, dando um cunho científico para as atividades desenvolvidas pelo nutricionista.

Cardápios e seu planejamento em UAN

A unidade de alimentação de nutrição (UAN) é considerada um local que desempenha atividades relativas à produção de refeições cujo objetivo principal é o fornecimento de uma refeição equilibrada nutricionalmente e que apresente bom nível de sanidade e seja adequada ao comensal. O cardápio é a ferramenta que inicia todo o processo produtivo e, por isso, deve ser planejado desde o início da abertura do restaurante. A partir dele, é que se determinará o que será produzido, quando, em que quantidade, com que matérias-primas, com que equipamentos, quais procedimentos e por quem. O cardápio deve atingir às expectativas dos clientes e comensais, bem como da empresa que oferece o serviço, portanto, a sua elaboração exige muitos cuidados e o profissional deve estar preparado e munido de instrumentos que o auxiliem nessa tarefa.

O cardápio é considerado como a lista de preparações que compõem uma refeição ou várias refeições e também representa a tradução culinária de tais preparações. Os cardápios podem ser individuais (chamados de planos alimentares) ou para coletividades (cardápios institucionais, ou cardápios comerciais). O cardápio também pode ser definido como a sequência (lista) de preparações a serem oferecidas em uma refeição ou que compõem todas as refeições de um dia ou por um período determinado (p. ex., quinze dias). Em serviços comerciais, o cardápio pode ser chamado de menu, lista ou carta e representa um veículo de informações, venda e publicidade. Sua principal finalidade é ajudar os clientes na escolha de alimentos e/ou bebidas. Além disso, o termo "cardápio" em geral é utilizado para atender a coletividades, e o termo "plano alimentar" é utilizado para atender ao indivíduo.

Para a concepção do cardápio, utilizam-se padrões nutricionais e o reconhecimento das técnicas dietéticas dos alimentos, a fim de atender às leis da alimentação. Os cardápios devem ser balanceados, de modo a satisfazer as necessidades energéticas e os nutrientes, garantindo, ao mesmo tempo, saúde, capacitação para o trabalho e *performance* física desejável ao indivíduo. Sabe-se também que cardápios bem elaborados despertam conceitos básicos de nutrição e estimulam práticas alimentares saudáveis nos usuários, embora isso ocorra em longo prazo.

Planejamento de cardápios

É preciso que o profissional nutricionista desenvolva a habilidade de planejar e, por meio da criatividade, procurar resolver os problemas que porventura possam existir em seu trabalho e que impeçam de alcançar os seus objetivos.

O ponto de partida para planejar um cardápio é o estudo da população à qual se destina. Quando se trata de coletividade sadia, primeiramente deve-se estabelecer o indivíduo padrão a partir da média das características da população estudada. O planejamento do cardápio busca estabelecer os parâmetros que irão contribuir para a montagem do cardápio propriamente dito, com o objetivo de atender às expectativas e aos desejos dos clientes em potencial. Ao planejar o cardápio, os seguintes aspectos precisam ser observados:

- **Definição de objetivos:** como qualquer outra tarefa, a concepção do cardápio precisa ter objetivos definidos. Podem ser a manutenção do estado de saúde e do peso corporal saudável, a redução/restrição de algum componente alimentar (sódio, gorduras, etc), a redução/o ganho de peso, reeducação alimentar, entre outros objetivos.
- **Adequação ao público-alvo:** a definição das necessidades de energia e de macro e micronutrientes precisa ser respeitada, visto que uma das finalidades do cardápio é a alimentação saudável.
- **Criatividade:** é necessário colocar em prática algumas mudanças naquilo que fazemos rotineiramente. Muitas vezes, a simples indicação do uso de uma especiaria ou de uma erva aromática em uma preparação já estimula o consumo de alimentos até então rejeitados. As receitas também podem ser adaptadas e alguns ingredientes substituídos, proporcionando um toque diferente àquilo que era comum.
- **Atratividade:** os cardápios devem, primeiramente, agradar "aos olhos", serem atrativos, agradáveis de se olhar e degustar. Devem-se variar as técnicas de preparo dos alimentos, além de atentar para uma combinação de cores e texturas, evitando a monotonia e estimulando os sentidos (características organolépticas). Vale salientar que, além de ser atrativo, o cardápio precisa atender aos quesitos de uma alimentação equilibrada e saudável.
- **Variabilidade de alimentos:** quanto mais variada for a diversidade de alimentos que compõem o cardápio, maior será a oferta de nutrientes. É importante que as pessoas sejam estimuladas a consumir diversos tipos de alimentos ao longo do dia, justamente para oferecer a maior quantidade possível de nutrientes que o organismo necessita.
- **Custo:** a parte financeira deve ser observada e adequada às condições socioeconômicas da empresa. Não adianta planejar um cardápio com alimentos/preparações muito onerosos se o cliente não tiver condições de colocá-lo em prática (executar o cardápio). O custo do cardápio sempre deverá ser pertinente à condição financeira do cliente.

- **Padrão do cardápio:** é fundamental observar esse fator, para evitar de incluir preparações que não correspondam ao padrão de cardápio da UAN.
- **Respeito aos hábitos alimentares regionais:** esse critério deve ser considerado principalmente pelo fato de a alimentação fazer parte do patrimônio cultural dos povos. A culinária regional precisa ser respeitada e estimulada no planejamento de cardápios.
- **Porcionamento:** refere-se à definição do porcionamento dos alimentos (per capitas) que irão compor o cardápio. Ao definirmos a quantidade que será ofertada de cada alimento, há uma relação entre o valor nutricional de tais alimentos e os guias alimentares. Nesses guias, há a definição do número de porções de cada grupo alimentar que devem ser consumidas, ao longo do dia, para a obtenção de uma alimentação saudável. Os grupos alimentares são formados com base no valor nutricional dos alimentos e, assim, na oferta de nutrientes ou na principal fonte de nutriente de cada alimento.
- **Disponibilidade de equipamentos:** sempre é preciso considerar quais equipamentos a UAN possui (e em funcionamento) antes de planejar o cardápio. De nada adianta colocar uma preparação assada, por exemplo, se o forno não está funcionando.
- **Tipos de refeições:** conforme as caracterísiticas da empresa onde está localizada a UAN, pode-se ter a oferta de diferentes refeições ao longo do dia. As refeições principais são: desjejum, almoço e jantar. As refeições intermediárias são: colação, lanche da tarde e ceia. Ainda pertinente às refeições que compõe o cardápio, é importante observar uma distruibuição coerente das calorias em relação ao VET (valor energético total) proposto, a fim de oportunizar uma melhor adequação das calorias e dos nutrientes ofertados ao longo do dia. Em geral, as distribuições percentuais das calorias em relação ao VET são as seguintes:
  - Café da manhã: 10 a 20%
  - Colação: 5 a 10%
  - Almoço: 20 a 30%
  - Lanche da tarde: 10 a 15%
  - Jantar: 20 a 30%
  - Ceia: 5 a 10%

Ressalta-se que para as UAN de estabelecimentos cadastrados no Programa de Alimentação do Trabalhador (PAT), as refeições consideradas principais (almoço, jantar e ceia) devem contemplar entre 30 e 40% do VET diário, enquanto as refeições menores precisam oferecer de 15 a 20% do VET diário.

Vale mencionar a fundamental importância de que o profissional responsável pelo planejamento dos cardápios tenha conhecimentos sobre nutrição e dietética, incluindo aspectos específicos da alimentação (nutricionais, sensoriais, afetivos, sociais, econômicos e ambientais). Dessa forma, pode-se alcançar sucesso ao planejar cardápios e estimular os indivíduos a terem práticas alimentares mais saudáveis que preservem um bom estado de saúde e previnam o sugimento de doenças.

> **Saiba mais**
>
> Ao planejar cardápios, as cores, as consistências e os tipos de alimentos nem sempre são observados e isso representa um erro de planejamento. Variar as cores e as texturas, além de ser nutricionalmente adequado, funciona como um estímulo à aceitação e ao desejo de consumir as preparações. Quanto mais colorido estiver o cardápio, maior será a oferta de nutrientes! A consistência das preparações, por sua vez, estimula a mastigação e faz a pessoa demorar mais tempo na refeição, facilitando a regulação da saciedade. Além disso, quanto maior a variedade de preparações cruas, maior será a oferta de fibras alimentares. Também é oportuno restringir a oferta de frituras e produtos processados/ultraprocessados nos cardápios, em função de sua composição nutricional inadequada, com excesso de calorias, gorduras, sódio, açúcares e pouca fibra alimentar, além de aditivos alimentares.

Padrões de cardápio para coletividades sadias

Planejar cardápios requer conhecimento técnico e muita criatividade, pois, além de ser atrativo, o cardápio também precisa estimular nas pessoas práticas saudáveis de alimentação. Para coletividades sadias, a produção de refeições deve ter como objetivos principais:

- Ser equilibrada em energia e nutrientes para contemplar as necessidades dos comensais.
- Observar os hábitos alimentares regionais.
- Oferecer segurança sob o aspecto higiênico-sanitário.
- Ajustar-se às condições financeiras (da empresa e do comensal).
- Estimular práticas alimentares saudáveis.

Quando se trata de coletividade sadia, primeiramente deve-se estabelecer o indivíduo padrão a partir da média das características da população estudada. Para o desenvolvimento do cardápio institucional, devem-se observar as atividades que o cliente exerce e no que ele trabalha. Também devem ser observados idade, gênero, condição sociocultural, número de comensais, situação geral nutricional e fisiológica, preferências de preparações e expectativa de consumo até conseguir dimensionar o número diário de comensais. Além disso, verificar o índice de satisfação dos clientes é recomendado, para que participem com suas opiniões sobre a qualidade dos cardápios.

Quanto à escolha dos alimentos que irão compor o cardápio, devem-se considerar:

- verba disponível para o serviço de alimentação;
- situação dos produtos disponíveis no mercado fornecedor;
- disponibilidade de alimentos regionais e sazonalidade, equilíbrio nutricional e calórico;
- contrato para os cardápios definidos pelos hábitos alimentares dos clientes;
- condições econômicas da empresa.

Devemos ter em mente que a quantidade e a qualidade das refeições são o ponto principal e devem proporcionar valor nutricional e saciedade de acordo com o PAT, com as técnicas de preparo e com receitas padrões, atendendo às determinações do contrato. Além disso, é preciso observar:

- o número de turnos da empresa e a determinação do horário de distribuição das refeições;
- a qualificação da mão de obra que irá desempenhar as diferentes funções no setor, que deverá ter algum conhecimento e receber treinamento para realizar suas funções;
- as características climáticas do ambiente de trabalho e da localização da empresa;
- os custos e as metas de produção das refeições, respeitando a determinação do PAT. Contrabalançar os custos das guarnições e das sobremesas para manter o custo per capita;
- os estoques, o inventário físico e a frequência dos cardápios, para considerar possíveis mudanças;
- testar novas receitas e novos produtos para evitar a monotonia dos cardápios;

- variar os temperos de acordo com as características das preparações;

Em geral, a composição dos cardápios institucionais obedece à seguinte estrutura:

- Entrada: preparações que iniciam as refeições e podem ser quentes ou frias, como saladas, sopas, antepastos, frios ou salgadinhos, pãezinhos, queijos ou canapés. No inverno, podemos aproveitar para introduzir mais vezes caldos, sopas e consomes.
- Prato básico: sempre presente no cardápio e consiste em arroz, feijão, combinação tradicional, podendo ocorrer as variações com feijão de cor, vermelho, lentilha.
- Prato principal ou proteico: a base do prato principal é uma fonte de proteína, geralmente de origem animal. Pode ser preparado com carnes suínas, bovinas, aves, peixes e frutos do mar, vísceras, embutidos e ovos. Deve ser elaborado por diversos métodos culinários, podendo ou não vir acompanhado de diferentes tipos de molho. A opção proteica deve ter modo de preparo e seu tipo diferentes daqueles da preparação proteica principal. As preparações com ovos são consideradas alternativa de fonte proteica. Utilizamos em geral ovos fritos, cozidos, omeletes que podem ser incrementados com legumes frios e grãos.
- Guarnição: são preparações que combinam com o prato principal ou proteico, alguns pratos tradicionais têm sua guarnição preestabelecida. Geralmente são elaboradas com vegetais – hortaliças, legumes, grãos e frutas, com diferentes modos de cocção, gratinados, assados, refogados, cozidos, ensopados, purês, mousses, fritos e salteados. São servidas também massas secas ou caseiras, lasanhas, panquecas e farofas quentes ou frias.
- Sobremesa: deve apresentar uma relação de harmonia com o cardápio. Doces ou frutas estão na sua composição sendo as frutas da época mais rentáveis. Elas podem ser servidas *in natura* ou em doces, tortas, bolos, saladas, compotas. Não podemos esquecer alguma opção *light* ou *diet*, para quem tem restrição.
- Bebida: sucos naturais ou industrializados, concentrados que podem ser *post mix* (servidos em máquina), servidos em lata e também água e café.
- Complementos: consistem em pães, farinha de mandioca, molhos para saladas e carnes. Vinagrete, maionese, vinagrete branco e tinto, azeite e vários temperos. Os complementos ficam dispostos nas mesas ou no balcão do serviço.

- Lanches: no intervalo dos turnos ou sempre que forem solicitados e devem apresentar o valor calórico determinado pelo PAT. Consistem em sanduíches, salgados e são acompanhados de sucos ou café e leite e frutas.

A seguir, apresentamos alguns pontos importantes na composição dos cardápios institucionais:

- Não sirva com frequência preparações fritas ou muito gordurosas.
- Não repita preparações que tenham a mesma consistência ou os mesmos ingredientes na mesma refeição.
- Não repita os métodos culinários de assados e grelhados na mesma refeição.
- Não coloque junto receitas ricas em carboidratos nas guarnições e sobremesas.
- Evite combinações de pratos que tenham os mesmos ingredientes ou consistência igual.
- Não ofereça mais do que uma preparação "nova" por semana.
- Evite preparações muito elaboradas nas segundas-feiras (pré-preparo na véspera ou falta de pessoal)
- Não ofereça preparações com baixa aceitação no mesmo dia.

Padrões do cardápio institucional

Os **cardápios básicos (ou simples)** são cardápios com composição mais simples e de custo mais baixo, mas que atendem às necessidades nutricionais e calóricas dos clientes. Devemos observar que o **prato proteico** deve ser elaborado com diferentes tipos de carnes e seus cortes devem ser variados, com preparos diferenciados. As **saladas e guarnições** devem manter equilíbrio nutricional do cardápio como um todo. Arroz e feijão não podem deixar de compor o cardápio, assim como as frutas na sobremesa. É importante lembrar que as necessidades energéticas do trabalhador devem ser satisfeitas, por mais simples que seja o cardápio. Os cardápios básicos têm baixo custo, mas harmonia em suas preparações. São mais calóricos com destino a trabalhadores que necessitam de maior quantidade de alimentos energéticos.

O **cardápio padrão intermediário** tem sua composição mais variada e mais elaborada, servido com maior frequência a trabalhadores que desempenham atividades intelectuais. Tem o mesmo planejamento e os mesmos cuidados nutricionais e higiênicos dos demais cardápios, porém oferece cortes de carne mais variados e mais do que uma opção proteica. As entradas consistem em diversas opções de saladas com harmonia de cores, sabores e texturas. Maior complexidade de escolha das receitas e preparações, produzidas em menor quantidade.

O **cardápio padrão superior (ou refinado, ou rico)** tem preparações mais elaboradas quanto a preparo e composição. Tem semelhança com o intermediário em termos de equilíbrio nutricional e higiênico, mas suas preparações são mais variadas e com maior número de opções. São direcionados às direções, aos executivos, aos cargos de chefia em geral, com menos calorias, e fornecem saciedade e valor nutricional equilibrado. Apresenta superioridade em custo, variedade maior e pessoal mais capacitado para execução das receitas e utiliza diferentes modos de preparo e de alimentos como os congelados e preprocessados. As entradas possuem mais elaboração e maior número de guarnições também variando as preparações.

Exemplo

Variar as técnicas de preparo e os tipos de alimentos favorece o planejamento de cardápios nutricionalmente adequados e estimula as escolhas alimentares e a aceitação do próprio cardápio. Vamos ver alguns exemplos?
- Técnicas de preparo/técnica culinária: evite oferecer o alimento sempre da mesma forma: o bife grelhado pode ser acebolado, ao sugo, a **pizzaiolo,** ao molho madeira, ao molho mostarda, na panela, a role, a **parmegiana**, a milanesa, a cavalo, etc.
- Repetição de alimentos: evite, por exemplo, ter cenoura refogada como guarnição e cenoura ralada na salada. Essa repetição de tipos de alimentos deve ser evitada, pois causa monotonia de cores e sabores.
- Repetição de cores: evite cardápios monocromáticos e sua monotonia. O cardápio da refeição deverá ser analisado como um todo, e a composição de cores precisa ser a mais variada possível.

Exercícios

1. Refere-se à quantidade do alimento em gramas ou mililitros suficientes para alimentar uma pessoa:
   a) Per capita bruto.
   b) Per capita líquido.
   c) Porcionamento.
   d) Fator de cocção.
   e) Per capita alimentar.

2. Os cardápios devem, primeiramente, agradar "aos olhos", serem atrativos, agradáveis de se olhar e degustar. Deve-se variar técnicas de preparo dos alimentos, além de atentar para uma combinação de cores e texturas, evitando a monotonia e estimulando os sentidos. No planejamento de cardápios, este fator é referente à:
   a) Criatividade.
   b) Porcionamento.
   c) Variabilidade de alimentos.
   d) Atratividade.
   e) Padrão do cardápio.

3. Nos cardápios de padrão básico (ou simples), estes alimentos devem ser incluídos diariamente.
   a) Arroz; macarrão; carnes porcionadas.
   b) Macarrão; feijão; tomate.
   c) Arroz; feijão; frutas.
   d) Arroz; lentilha; carnes inteiras.
   e) Polenta; alface; frutas.

4. Padrão de cardápio que tem sua composição mais variada e mais elaborada, servido com maior frequência a trabalhadores que desempenham atividades intelectuais, sendo caracterizado por maior complexidade de escolha das receitas e preparações, produzidas em menor quantidades.
   a) Cardápio de padrão básico.
   b) Cardápio de padrão intermediário.
   c) Cardápio de padrão superior.
   d) Cardápio de padrão simples.
   e) Cardápio de padrão refinado.

5. Apresenta superioridade em custo, variedade maior, pessoal mais capacitado para execução das receitas, utilizam diferentes modos de preparo e de alimentos como os congelados e pré-processados. As entradas possuem mais elaboração e maior número de guarnições também variando as preparações. Estas características são peculiares a qual padrão de cardápio?
   a) Cardápio de padrão superior.
   b) Cardápio de padrão simples.
   c) Cardápio institucional.
   d) Cardápio de padrão intermediário.
   e) Cardápio de padrão básico.

Leituras recomendadas

ABREU, E. S.; SPINELLI, M. G. N.; PINTO, A. M. P. *Gestão de unidades de alimentação e nutrição:* um modo de fazer. 4. ed. São Paulo: Metha, 2011.

BARRETO, R. L. P. *Passaporte para o sabor*: tecnologias para a elaboração de cardápios. São Paulo: Senac, 2000.

DELL AGLIO, C. S.; FUJITA, D. M.; ANDRADE JÚNIOR, H. F. Cardápios sazonais como estratégia de portfólio para variabilidade e aumento de qualidade no mercado competitivo de restaurantes de hotéis: novas perspectivas de consumo no setor brasileiro. *Contextos da Alimentação,* São Paulo, v. 3, n. 2, p. 50-66, maio 2015.

GABRIEL, C. G. et al. Planejamento de cardápios para escolas públicas municipais: reflexão e ilustração desse processo em duas capitais brasileiras. *Revista Nutrição*, Campinas, v. 25, n. 3, p. 363-372, maio/jun. 2012. Disponível em: <http://www.scielo.br/pdf/rn/v25n3/06.pdf>. Acesso em: 01 fev. 2017.

MENDONÇA, R. T. *Cardápios*: técnicas e planejamento. Rio de Janeiro: Rubio, 2014.

PACHECO, M. Tabela de equivalentes, medidas caseiras e composição química dos alimentos. 2. ed. Rio de Janeiro: Rubio, 2011.

REGGIOLLI, M. R. Planejamento estratégico de cardápios para gestão de negócios em alimentação. 2. ed. São Paulo: Atheneu, 2010.

SASAKI, M. H.; CHAMAA, A. R. L. Análise qualitativa das preparações do cardápio de uma unidade de alimentação e nutrição no município de Dourados, Mato Grosso do Sul. In: ENCONTRO DE ENSINO, PESQUISA E EXTENSÃO, 8., 2014, Recife. *Anais eletrônicos...* Disponível em: <http://eventos.ufgd.edu.br/enepex/anais/arquivos/373.pdf>. Acesso em: 01 fev. 2017.

SICHIERI, R. et al. Recomendações de alimentação e nutrição saudável para a população brasileira. *Arquivos Brasileiros de Endocrinologia & Metabologia,* São Paulo, v. 44, n. 3 p. 227-232, jun. 2000. Disponível em: <http://www.scielo.br/pdf/abem/v44n3/10929.pdf>. Acesso em: 01 fev. 2017.

SILVA, S. M. C. S.; MARTINEZ, S. *Cardápio*: guia prática para a elaboração. 3. ed. São Paulo: Roca, 2014.

STRASBURG, V. J.; REDIN, C. O contexto da alimentação institucional na saúde do trabalhador brasileiro. *Revista Eletrônica em Gestão, Educação e Tecnologia Ambiental*, Santa Maria, v. 18, n. especial, p. 127-136, maio 2014. Disponível em: <https://periodicos.ufsm.br/reget/article/download/13028/pdf>. Acesso em: 01 fev. 2017.

VAZ, C. S. *Alimentação de coletividade*: uma abordagem gerencial. 3. ed. Brasília, DF: Metha 2011.

UNIDADE 4

Compras e abastecimento de gêneros alimentícios e outras matérias-primas

Objetivos de aprendizagem

Ao final deste texto, você deve apresentar os seguintes aprendizados:

- Identificar o mercado de produtos e compras relacionados aos serviços de alimentação.
- Descrever os critérios para selecionar fornecedores e métodos de compras.
- Reconhecer a importância dos níveis de estoques no abastecimento de gêneros em UANs.

Introdução

O processo de compras e abastecimento para operações de negócios em alimentação é bastante abrangente e envolve gêneros alimentícios e não alimentícios, além de utensílios e equipamentos. O controle deste processo é fundamental em UANs e objetiva o suprimento de materiais na quantidade necessária, com a qualidade requerida, no tempo oportuno e com o menor custo.

Neste texto, você vai estudar o mercado de produtos e compras relacionados aos serviços e alimentação, a importância de selecionar corretamente os fornecedores e os métodos de compras, bem como os níveis de estoque e sua relação com o abastecimento de materiais em UANs.

O mercado dos produtos, habilidade de comprar e estruturas de compras

O mercado de hoje oferece uma grande variedade de produtos a partir da qual é preciso fazer escolhas inteligentes para atender às necessidades de uma operação de negócios de alimentação específica. Independentemente de quem decide as compras, elas devem se basear em padrões de qualidade, na estrutura econômica da organização e em um entendimento minucioso dos mercados que envolvem o ambiente de compras.

Compras ou **aquisições** é o processo de assegurar o produto certo para uma instalação, no momento certo e de uma forma que atenda aos padrões de qualidade, quantidade e preço. No contexto das unidades de alimentação e nutrição (UAN), é um processo complexo e dinâmico, uma sequência de ações consecutivas com o objetivo de assegurar alimentos, suprimentos e equipamentos a fim de atender às necessidades da operação de negócios de alimentação. Existe uma troca de propriedade entre o comprador e o vendedor que é a troca de dinheiro por mercadorias. Temos um fluxo básico das atividades de compras e devemos reconhecer que esse fluxo varia na sequência e no conteúdo dependendo das necessidades e da estrutura de um serviço de alimentação específico. Em geral, o fluxo obedece à seguinte sequência:

- Identificar as necessidades planejando novos cardápios ou revisando os existentes para cada unidade de negócios da organização de alimentação.
- Determinar padrões de qualidade para cada item alimentício e redigir as especificações.
- Estimar as quantidades necessárias.
- Calcular o estoque necessário ou os níveis de estoque para cada item.
- Identificar as quantidades a serem compradas subtraindo os níveis de estoque das quantidades desejadas.
- Desenvolver pedidos de compra.
- Conduzir pesquisas de mercado sobre a disponibilidade de produto em potenciais vendedores.
- Selecionar e negociar com os vendedores.

Os alimentos e os suprimentos para a organização de negócios de alimentação podem ser comprados por um indivíduo, por um departamento de compras ou por um arranjo cooperativo com outras instituições, dependendo do tamanho e da propriedade da organização e de suas políticas de compras. As compras podem ser feitas pelo gerente como parte de suas responsabilidades quando a operação for de pequeno porte. Independentemente do arranjo, comunicar as necessidades ao comprador para assegurar a entrega da quantidade necessária de alimentos e suprimentos no momento adequado e com a qualidade desejada é de responsabilidade do departamento de alimentação ou das unidades funcionais individuais de um serviço de alimentação. Isso exige cooperação entre o comprador e o pessoal do negócio de alimentação e uma disposição para honrar os padrões de qualidade estabelecidos pelo serviço de alimentação.

Fatores internos e externos são levados em consideração para comprar a quantidade de alimentos pedida pelo serviço de alimentação, com a qualidade exigida e dentro das limitações impostas pelas políticas orçamentárias e financeiras da organização. Os fatores internos incluem clientes, cardápio, receitas, disponibilidade e habilidade da mão de obra, equipamentos, instalações de armazenamento e a quantidade de alimentos necessária. Os fatores externos incluem sistema de **marketing**, padrões e qualidade dos alimentos, disponibilidade dos produtos e os métodos de compra. Deve acontecer um entendimento claro da autoridade de tomada de decisão do comprador e das políticas institucionais dentro das quais o comprador deve operar.

A estrutura de compras varia dependendo do tamanho e do tipo de organização:

1. **Compras centralizadas:** é uma estrutura em que um departamento dentro da organização assume a maior responsabilidade pela função de compras. São usadas em muitas organizações de grande porte, incluindo universidades, restaurantes multiunidades, escolas e hospitais. Esse sistema tem se provado eficaz em termos de custo e economia de tempo para o serviço de alimentação. Uma desvantagem potencial das compras centralizadas é que pode se desenvolver um atrito entre o departamento de compras e a unidade de serviço de alimentação se não houver entendimento claro da autoridade para tomar decisões, especialmente quanto aos padrões de qualidade. A possibilidade de atrito existe em todas as compras de grande porte, a menos que os limites de autoridade sejam bem definidos e as linhas de comunicação sejam mantidas claras e abertas.
2. **Compras coletivas e cooperativas:** quando uma organização representa as organizações-membro e supervisiona sua função de compra. A vantagem desse tipo de estrutura é a de que os compradores aumentam o volume e diminuem as exigências de serviço para melhorar a alavancagem com os fornecedores e comprar os produtos por preços mais baixos. As compras coletivas diferem das centralizadas porque os

membros do grupo são de organizações independentes e não estão sob a mesma administração ou dentro de uma organização. Nas compras cooperativas, os membros normalmente são unidades de um sistema maior. A principal vantagem das compras cooperativas são os preços obtidos pelo aumento de volume, que pode atrair vendedores mais interessantes. Para os gerentes de negócios de alimentação, outra vantagem é a liberdade para se encontrar com representantes de venda e economia de tempo com menos burocracia e administração da função de compras. O comprador é selecionado pelos membros e mantém um local independente das organizações participantes. O serviço de compras é apoiado por uma comissão paga por cada instituição com base em um percentual de pedidos. Todos os membros da cooperativa devem abrir mão de seu tempo e comprometer a maioria de seus pedidos de compra aos esforços do grupo.

O mercado é o meio pelo qual ocorre a transferência de propriedade, que são processos envolvidos em mover da fonte original de suprimentos para o ponto de serviço. O termo também é usado em referência às *commodities* que são produtos agrícolas crus usados para produzir alimentos. No Brasil, temos áreas de concentração de produção de alimentos que abastecem os mercados nacionais e internacionais. Essas *commodities* e as regiões em que são cultivadas são coletivamente chamadas de "mercado primário". Um mercado também pode se referir a um conjunto de atividades que resultam na transferência de propriedade de alimentos do produtor ao consumidor, que chamamos de "distribuição de mercado". Na distribuição de mercado, os alimentos são distribuídos das fontes para os consumidores por meio de uma série de canais de mercado.

Para entendermos o mercado, devemos saber que ele é dinâmico e está sempre mudando, e o comprador de alimentos deve estar alerta para tendências e condições que o afetam. O comprador deve ter uma maior atenção para as tendências econômicas, políticas governamentais e condições climáticas adversas. Nesse mercado, a troca de informações entre vendedor e comprador torna-se uma função importante e é possível por vários meios, como internet, boletins de associações comerciais, relatórios de mercado locais e federais, imprensa, reuniões de associações técnicas e comerciais e revistas, relatórios de pesquisa, comunicação com representantes de vendas e visitas aos mercados e distribuidores atacadistas.

Condições de cultivo adversas podem afetar os preços dos alimentos, assim como demandas incomuns de consumidores e variações sazonais. Alguns alimentos são relativamente estáveis e seguem as condições econômicas gerais, outros são mais perecíveis e possuem maiores flutuações de preço ao longo do ano. Frutas e vegetais frescos são considerados melhores no pico da estação de produção, no entanto, o processamento de produtos agrícolas frescos e as alterações em transporte, refrigeração e instalações de armazenamento têm ampliado a disponibilidade desses produtos o ano todo. Os estoques altos ou baixos também afetam o preço e a disponibilidade dos alimentos. Além disso, a tecnologia facilitou muito o trabalho do comprador, levando os mercados globais e domésticos para dentro do seu escritório. Internet e e-mail permitem acesso rápido e fácil e comunicação com todos os segmentos de mercado sem ter a necessidade de sair da empresa.

Fique atento

Um serviço de alimentação pode adquirir alimentos e produtos de vários fornecedores, assim o setor de compras não fica restrito apenas a um fornecedor correndo o risco de desabastecimento. A concorrência acontece nos bastidores do serviço de alimentação, gerando a união dos profissionais que administram a unidade.

Seleção de fornecedores e métodos de compras em UAN

A seleção de fornecedores ou revendedores é uma das decisões mais importantes tomadas em um programa de compras. Quem tem autoridade para comprar, como os gerentes, precisa trabalhar em conjunto com outros profissionais estabelecendo padrões de qualidade para os alimentos e suprimentos. Isso é possível por meio da busca de vendedores confiáveis com capacidade de fornecimento. Existem várias categorias de vendedores ou distribuidores de alimentos. As duas mais comuns utilizadas em serviço de alimentação são os **vendedores especializados**, que têm uma linha de produtos limitada, e os **vendedores genéricos**, que têm grandes estoques e normalmente representam vários vendedores especializados, com a tentativa de atender a quase todas as necessidades de um serviço de alimentação. Eles provavelmente terão produtos químicos, produtos de papel e equipamentos.

Em uma operação de negócios de alimentação, os vendedores podem ser localizados por meio de inúmeros recursos, como internet, outros operadores de serviços de alimentação, periódicos e publicações comerciais e feiras comerciais.

A responsabilidade do comprador é avaliar cuidadosamente o escopo de produtos e serviços do vendedor. O comprador deve fazer pesquisas para analisar a disponibilidade dos produtos necessários e garantir que os produtos atendam à qualidade da organização. Saber detalhes quanto ao cronograma de entrega, à política de pagamento e aos planos de abastecimento prepara o comprador para quando ocorrer alguma eventualidade que esteja impedindo a entrega. Também é importante analisar a política de descontos sobre pagamentos adiantados, reembolsos e descontos sobre grandes volumes. Muitos vendedores oferecem equipamentos de apoio na aquisição de determinados produtos que são chamados de serviços com valor agregado. Quando isso ocorrer, o comprador deve obter informações sobre assistência técnica, trocas e manutenção.

A localização e o tamanho do serviço de alimentação são importantes na seleção de fornecedores. Em uma área mais central, o maior número de fornecedores pode facilitar as negociações e a rapidez de entrega. Em locais mais afastados, o comprador deve assegurar-se de que o vendedor possui estoques para abastecimento.

Os métodos de compras podem ser formais e informais e são usados pelas operações de negócios de alimentação. Os principais métodos são compras informais, ou no mercado aberto, e compra por licitação formal e competitiva. Ambos podem ser usados em diferentes épocas.

- **Compras informais, ou no mercado aberto:** uma forma de compra bastante utilizada, especialmente em operações de negócios de alimentação menores. O sistema envolve pedir os alimentos e os suprimentos necessários para uma lista selecionada de vendedores com base em uma cotação (é o valor declarado como preço atual de um produto ou serviço declarado) diária, semanal ou mensal. Os preços se baseiam em um conjunto de especificações fornecidas aos vendedores interessados. O comprador pode solicitar preços diários, mas pode usar uma lista de cotação mensal para outros itens alimentícios. O pedido é feito depois de serem feitas as considerações sobre o preço em relação à qualidade, à entrega e a outros serviços oferecidos. Considerar novos vendedores e visitar o mercado permitem que o comprador examine o que está sendo disponibilizado por outros vendedores e conheça os preços atuais. Utilizando a compra informal, comprador e vendedor devem concordar sobre as quantidades e os preços antes da entrega.

Nesse tipo de compra, somente vendedores que oferecem serviços confiáveis e preços competitivos devem ser considerados.

- **Compras por licitação formal competitiva:** as especificações escritas e as quantidades estimadas necessárias são submetidas aos vendedores com um convite para cotarem os preços dos itens listados dentro de um período especificado. A licitação poderá ser mais formal, anunciada em jornais, com cópias impressas que devem ser amplamente distribuídas, ou menos formal, com poucas cópias enviadas aos vendedores interessados. As licitações serão abertas em data designada, com contrato concedido ao vendedor que oferecer melhor preço e atender às especificações de produto e serviço. Na área pública, todos os vendedores qualificados poderão participar. Os compradores podem selecionar as empresas que desejam convidar a participar. As compras por licitação são consideradas vantajosas por serviços de alimentação de grande porte ou organizações multiunidades. A licitação formal minimiza a possibilidade de mal-entendido, com relação à qualidade, ao preço e à entrega, quando for redigida com clareza. O sistema de licitação é satisfatório para alimentos não perecíveis. Os alimentos comprados por pedidos permanentes também são apropriados para esse tipo de compra, mas pode não ser prático para itens perecíveis por causa da flutuação diária dos preços de mercado. Um maior consumo de tempo é a desvantagem desse tipo de compra, e o planejamento e as solicitações de licitação devem ser feitos com muita antecedência.

Variações nos métodos de compra

Em **compras por custo mais lucro**, um comprador concorda em adquirir determinados itens de um fornecedor por um período de tempo ajustados com base em um lucro fixo sobre o custo do vendedor. O período de tempo pode variar e ser aberto à licitação entre diferentes vendedores. Esse plano é mais eficaz em compras de grande volume. Ao negociar um acordo de compras por custo mais lucro, deve-se chegar a um entendimento claro do que está incluído nos custos e do que é considerado parte do lucro do vendedor. Um jeito de verificar os custos do vendedor também deve fazer parte do acordo.

Revenda especial é um método de compra que tem se tornado popular e bem aceito entre compradores de restaurantes e não comerciais nos últimos anos. O método envolve um acordo formal (assegurado por meio de uma licitação) ou informal com um único vendedor para suprir a necessidade da maioria dos produtos. As necessidades geralmente são especificadas em termos de porcentual do uso total por categoria. As principais vantagens deste método são preços reduzidos, que são alcançados pelo alto volume e pela economia de tempo. As vantagens adicionais são o desenvolvimento de uma parceria profissional forte com o vendedor e o potencial de serviços com valor agregado. O comprador deve estar atento a possíveis problemas com contratos de revenda especial, portanto, procedimentos para auditar periodicamente os preços devem ser definidos com clareza como parte do acordo.

O **contrato abrangente de compra** é usado às vezes, quando uma ampla variedade de itens é comprada de fornecedores locais, mas os itens, as quantidades e as exigências de entrega não são conhecidos antecipadamente de modo exato e podem variar. O uso de mais de um vendedor também permite que o comprador identifique um preço que foi reajustado, o que pode ocorrer quando apenas um vendedor está envolvido.

As **compras *just-in-time*** são mais uma variação de compras. Na verdade, é uma estratégia de planejamento de estoque e produção por meio da qual o produto é comprado nas quantidades exatas necessárias para um turno de produção e entregues ***just-in-time*** (no momento certo) para atender à demanda de produção. O objetivo é ter o mínimo de produtos em estoque pelo mínimo de tempo possível, em um esforço para maximizar o fluxo de caixa. Outros benefícios incluem uma melhor administração do espaço e produtos mais frescos. Esse método tem impacto sobre todas as unidades funcionais, sendo que a mais evidente é a produção. Esse arranjo deve ser cuidadosamente planejado e orquestrado para assegurar que não ocorra escassez de produtos.

Saiba mais

Na decisão de comprar o produto preparado, o gerente e o comprador devem estabelecer os padrões de qualidade para esses alimentos. Quando o serviço de alimentação preferir preparar os produtos em suas próprias cozinhas, há alternativas de compras que economizam o tempo de preparação. O mercado oferece uma variedade de ingredientes processados. A escolha de alimentos frescos, congelados ou enlatados depende da quantidade de mão de obra e também da organização de pré-preparo desses alimentos para o seu uso, dos custos comparativos, das porções e da aceitabilidade por parte do cliente, por meio dos cardápios elaborados. Há épocas em que as alterações de cardápios serão necessárias em virtude de custo, mão de obra e sazonalidade. Após todas essas observações, o gerente do serviço de alimentação, considerando o padrão de qualidade, deverá encontrar a melhor combinação de alimentos disponíveis em uma forma que mantenha o mínimo de preparação, mas ainda assim gere um produto de qualidade e cardápios atrativos.

Os níveis de estoque e sua influência no abastecimento de gêneros em UAN

Por definição, os estoques são os materiais que não são utilizados em determinado momento, mas que existem em função de futuras necessidades. Logo, estocar é reservar os produtos/mercadorias para utilização futura. Algumas vezes o estoque também é usado para descrever qualquer recurso armazenado. Os estoques constituem um vínculo entre as etapas do processo de compra e venda – no processo de comercialização em empresas comerciais – e entre as etapas de compra, transformação e venda – no processo de produção em empresas industriais. Em qualquer ponto do processo formado por essas etapas, os estoques desempenham um papel importante na flexibilidade operacional da empresa. Funcionam como amortecedores das entradas e saídas entre as duas etapas dos processos de comercialização e de produção, pois minimizam os efeitos de erros de planejamento e as oscilações inesperadas de oferta e procura ao mesmo tempo em que isolam ou diminuem as interdependências das diversas partes da organização empresarial.

O equilíbrio entre a demanda e a obtenção de material é o principal objetivo do controle do estoque, para garantir uma gestão eficiente e eficaz. Para organizar um setor de controle de estoques, inicialmente devemos descrever suas funções principais:

- determinar "o que" deve permanecer em estoque – número de itens;
- determinar "quando" se devem reabastecer os estoques – periodicidade;
- determinar "quanto" de estoque será necessário para um período predeterminado – quantidade de compra;
- acionar o departamento de compras para executar aquisição de estoque;
- receber, armazenar e atender os materiais estocados de acordo com as necessidades;
- controlar os estoques em termos de quantidade e valor e fornecer informações sobre a posição do estoque;
- manter inventários periódicos para avaliação das quantidades e estados dos materiais estocados;
- identificar e retirar do estoque os itens obsoletos e danificados.

Ter um sistema para comunicar as necessidades das áreas de produção e do depósito para o comprador é necessário, assim podemos estabelecer um **nível de estoque** mínimo e máximo, que oferece uma forma de alertar o comprador para a aquisição de mercadorias. O nível mínimo é o ponto abaixo do qual o estoque não deve cair estabelecido para cada item. Essa quantidade depende do uso e do tempo necessário para o pedido e a entrega.

a) Estoque mínimo: também conhecido como "ponto de pedido", é a quantidade de itens estocados a partir da qual são efetuados os pedidos de reposição. São fundamentais: o estoque de segurança e os tempos de entrega e consumo diário. Os pedidos de compra de materiais devem ser emitidos quando as quantidades estocadas atingirem níveis suficientes apenas para cobrir os estoques de segurança (reserva) fixados e o consumo (ou vendas) previsto para os períodos correspondentes aos prazos de entrega dos fornecedores. O nível mínimo inclui um fator de segurança para reabastecer o estoque. Para calcular o estoque mínimo, usamos a seguinte fórmula:

Estoque mínimo = dias de disponibilidade no estoque × consumo médio

Vamos supor que determinada padaria consuma 36 litros diários de leite UHT e que esse leite fique até 4 dias em estoque. Assim, o estoque mínimo necessário seria de 4 × 36 = 144 litros.

b) Estoque de segurança: também conhecido como "reserva", o estoque de segurança é um amortecedor para diminuir os efeitos de variações do consumo médio mensal e do tempo de reposição. O consumo médio mensal dos itens de estoque e o tempo de reposição variam muito, de item para item, de uma época para outra, levando as empresas a manter os estoques de segurança. A determinação de seu nível deve receber planejamento criterioso, pois é responsável pela imobilização de capital em estoque. Essa ação concentra-se em determinar uma reserva de estoque que equilibre tanto os custos de oportunidade das possíveis faltas de estoque como os custos de estocagens de maiores quantidades de materiais no almoxarifado. Tem como objetivo compensar as incertezas inerentes ao fornecimento e à demanda e permite manter um fluxo regular de produção.

c) Estoque máximo: é a soma do estoque de segurança mais o lote de suprimento, seja o econômico ou não. Sofre limitações de ordem física, manuseio, custos, inventários e riscos. Como os seus componentes são o estoque de segurança e o suprimento, o estoque máximo vai variar todas as vezes que um ou outro variar. O nível máximo é igual ao estoque de segurança mais o uso estimado, que é determinado pelo uso passado e por previsões. Para calcular o estoque máximo, usamos a seguinte fórmula:

Estoque máximo = consumo médio + estoque mínimo

Digamos que a mesma padaria mencionada acima tenha um consumo médio mensal de 1.080 litros e um estoque mínimo de 144 litros. Seu estoque máximo será, então, de 1.080 × 144 = 1.224 litros.

A partir dessas informações, é estabelecido um ponto de reposição. Devemos considerar que a quantidade mais viável economicamente deve ser bem analisada e estar à frente de outras propostas. Alimentos armazenados prendem o dinheiro, e alimentos não utilizados e que estragam significam dinheiro jogado fora.

A quantidade de produtos comprados ao mesmo tempo e a frequência dos pedidos dependem de procedimentos financeiros e contábeis, do método de compras, da frequência dos pedidos, das entregas e do espaço de armazenamento. Para alimentos perecíveis, devemos ter entregas todos os dias ou de 2 a 3 vezes por semana, conforme o cronograma de entrega. Os alimentos não perecíveis podem ser comprados para abastecimento de 2 a 6 meses. Alimentos enlatados geralmente são comprados com menos frequência do que os perecíveis, e a sua frequência depende do espaço de armazenamento e do dinheiro disponível. Em alguns casos, poderá ser feito um arranjo com o fornecedor e armazenar os alimentos enlatados e entregar somente o necessário. Projetamos a quantidade que será necessária para o período designado com base em compras anteriores. Essa quantidade menos o estoque é a quantidade a comprar.

Exemplo

Ao requisitarmos a compra de determinado alimento ou produto, a maior quantidade de informações possível sobre o produto permitirá que o fornecedor tenha todas as condições de buscar aquele que atenda a todas as necessidades para o serviço de alimentação. As especificações devem ser breves, concisas, mas conter informações suficientes para que não haja mal-entendidos. Há informações que são incluídas em todas as especificações, como nome do produto, unidade de cotação (quilo, lata, galão, etc.), nome e tamanho do recipiente (balde c/ x kg, caixa c/ x latas, etc.), quantidade por recipiente ou número aproximado por quilo (16 salsichas por kg), data de fabricação e validade.

Leituras recomendadas

ABREU, E. S.; SPINELLI, M. G. N.; PINTO, A. M. P. *Gestão de unidades de alimentação e nutrição:* um modo de fazer. 4. ed. São Paulo: Metha, 2011.

BERNDT, A. et al. *Previsão de demanda e gestão de materiais em serviços de alimentação coletiva*. [199-?]. Disponível em: <http://www.abepro.org.br/ biblioteca/enegep1997_t4303.pdf>. Acesso em: 02 fev. 2017.

COSTA, D. A. *Variáveis determinantes na decisão de compras*: um estudo de caso. 253 fls. 2014. Dissertação (Mestrado em Administração)- Centro Universitário UMA, Belo Horizonte, 2014. Disponível em: <www.mestradoemadm.com.br/ wp-content/uploads/2014/11/Darlen-Andrade-Costa.pdf>. Acesso em: 02 fev. 2017.

LOPRETE, D. et al. *Gestão de estoques e a importância da curva ABC*. Lins, SP, 2009. Disponível em: <http://www.unisalesiano.edu.br/encontro2009/ trabalho/aceitos/CC35509178809.pdf>. Acesso em: 02 fev. 2017.

MAGNEÉ, H. *Administração simplificada*: para pequenos e médios restaurantes. São Paulo: Livraria Varela, 2005.

MEZZOMO, I. F. B. *Os serviços de alimentação:* planejamento e administração. 6. ed. São Paulo: Manole, 2015.

PALACIO, J. P.; THEIS, M. *Gestão de negócios em alimentação, princípios e práticas*. 12. ed. São Paulo: Manole, 2015.

VIEIRA, M. N. C. M.; JAPUR, C. C. *Gestão de qualidade na produção de refeições*. Rio de Janeiro: Guanabara Koogan, 2012.

RIBEIRO, L. A. T.; OLIVEIRA, M.; BELTANI, J. M. *Controle de armazenamento de alimentos em área hospitalar estadual*. [2014?]. Disponível em: <http://www.fateclins.edu.br/ site/trabalhoGraduacao/ CR2VPU5fv7ZtA9GpHSO9uMTs6IFc5XT.pdf>. Acesso em: 02 fev. 2017.

SOUZA, M. C. A. F.; BACIC, M. J.; BERNARDES, J. M. R. A gestão estratégica das compras como política para reduzir custos. *Gestão & Regionalidade*, São Caetano do Sul, v. 25, n. 74, p. 35-47, maio/ago. 2009. Acesso em 02/02/2017. Disponível em: <seer.uscs.edu.br/index.php/revista_gestao/ article/download/168/99>. Acesso em: 02 fev. 2017.

TEIXEIRA, S. et al. *Administração aplicada unidades de alimentação e nutrição.* São Paulo: Atheneu, 2015.

Planejamento de recebimento e armazenamento e controle de estoque

Objetivos de aprendizagem

Ao final deste texto, você deve apresentar os seguintes aprendizados:

- Identificar as etapas que antecedem o recebimento de suprimentos em UANs.
- Reconhecer o funcionamento do processo de recebimento de alimentos.
- Descrever os fatores determinantes para o armazenamento e controle de estoque adequado em serviços de alimentação.

Introdução

O recebimento e armazenamento de alimentos é uma etapa chave no processo de fornecimento de uma alimentação adequada e segura em uma Unidade de Alimentação e Nutrição. Esta etapa é dependente de várias outras, que sendo executadas corretamente e no tempo certo, ditam o modo de funcionamento de todas as rotinas de trabalho da Unidade, culminando com o alimento pronto para ser consumido para o cliente. Neste texto, você vai estudar como é feito o planejamento da gestão de suprimentos de um serviço de alimentação, identificando todos os seus passos necessários, desde a programação, entrega, armazenagem e controle estoque dos alimentos.

Planejando a logística de suprimentos em uma unidade de alimentação e nutrição

Em uma unidade de alimentação e nutrição (UAN), a logística de suprimentos é um processo dinâmico e complexo, que envolve várias etapas que acontecem de forma interligada e que irão impactar no resultado final do serviço prestado pela unidade. Erros na administração dessa logística podem acarretar em reposição irregular de matéria-prima, grande quantidade de estoque sem necessidade (com risco de perda de produto por falta de prazo de validade), falta de espaço de armazenamento e alteração de cardápio por falta dos gêneros necessários.

Assim, o processo de previsão de materiais se inicia pela elaboração do cardápio pelo profissional nutricionista. A partir do cardápio, todas as preparações que serão servidas na unidade estão escolhidas e, consequentemente, estão determinados quais ingredientes serão necessários para a execução de todas as preparações. Para montar um cardápio, o nutricionista deve considerar diversos fatores, tais como:

- número de refeições a serem produzidas;
- tipo do estabelecimento;
- disponibilidade de recursos financeiros;
- espaço físico;
- quantidade de equipamentos e utensílios para produção de alimentos;
- mão de obra disponível;
- variedade de gêneros alimentícios que possam ser utilizados;
- sazonalidade dos alimentos;
- hábitos alimentares e nível socioeconômico dos clientes atendidos pela UAN;
- necessidades dietéticas especiais do público atendido pela UAN;
- tipos de fornecedores.

É importante que todas as opções de preparações disponíveis para compor o cardápio tenham a sua própria ficha técnica, onde deverão estar listados todos os ingredientes necessários, com as suas respectivas quantidades para atender ao número de refeições programadas. A técnica de preparo também deve constar detalhadamente na ficha técnica, para que, por exemplo, possa se identificar se algum ingrediente necessitará de pré-preparo e, por consequência, ser entregue com maior prazo de antecedência no setor do que os demais ingredientes.

O cardápio, como se pode ver, deve ser preferencialmente elaborado com antecedência, para que todos os gêneros alimentícios sejam programados para serem entregues em tempo hábil, levando também em consideração o prazo de entrega estipulado/acordado com os fornecedores. Logo, a partir do cardápio tem-se a previsão de compras. A previsão de compras, por sua vez, também levará em conta diversos fatores:

- Localização da UAN: pode influenciar na programação de compras conforme a distância e o acesso do local pelos fornecedores.
- Espaço físico: vai determinar a quantidade máxima de gêneros que podem ser estocados, influenciando, assim, a frequência de entrega desses itens.
- Tipo de alimento: gêneros perecíveis, naturalmente, terão que obedecer a um ritmo de fornecimento diferente dos gêneros não perecíveis, que têm prazo de validade maior e podem ficar acondicionados por mais tempo sem perderem as condições para serem consumidos com segurança.
- Disponibilidade de fornecedores e frequência de entregas: a gestão de suprimentos deve levar em consideração se os fornecedores realizam entregas mensais, quinzenais, semanais ou diárias.

Sobre os fornecedores

A política de compras é definida por cada empresa. Instituições públicas normalmente abrem processos de compras por meio de licitações, em que os fornecedores interessados competem igualmente entre si, e vence a proposta mais vantajosa. Empresas privadas têm maior liberdade para negociarem com os fornecedores como acharem mais adequado. Entretanto, em ambos os casos, os fornecedores têm que cumprir uma série de requisitos, de modo a garantir a entrega de um produto de qualidade:

- Ser uma empresa idônea.
- Ter o seu estabelecimento em condições adequadas com a legislação. Nesse caso, recomenda-se que o nutricionista realize uma visita técnica ao fornecedor.
- Cumprir os prazos de entrega.
- Ter capacidade real de fornecimento. O fornecedor não deve se comprometer em entregar quantidades além da sua capacidade de abastecimento.

- Cumprimento da entrega de produtos de acordo com o esperado (tanto em qualidade quanto em quantidade).
- Cumprir com o preço e as condições de pagamento acordados.
- Possuir veículo de transporte adequado para realizar as entregas.
- Trabalhar em parceria com a unidade.

Quando o fornecedor não cumprir com o que foi acordado, deverá ser notificado, para que sejam tomadas as devidas providências e a mesma intercorrência não se repita. Em casos de recorrências, dependendo da gravidade, o fornecedor pode vir a ser suspenso ou reprovado. As penalidades cabíveis para essas situações devem também estar previstas no contrato assinado entre a empresa e o fornecedor. É muito importante enfatizar que um contrato entre a empresa e o fornecedor deve detalhar ao máximo o tipo de produto que se quer receber, para que depois possa ser exigido do fornecedor um produto exatamente como foi acordado em contrato. Por exemplo: no caso de hortifrutigranjeiros, é importante declarar o tamanho que se queira dos alimentos fornecidos, assim como o seu grau de maturação. Em relação às carnes, o conteúdo de gordura aparente e a gramagem de cada unidade também são características importantes. Alimentos não perecíveis – que teriam maior tempo de vida de prateleira – podem ser entregues dentro da validade, mas com bom tempo decorrido do prazo de vencimento, caso isso não tenha sido esclarecido no momento da negociação.

Por fim, além dos gêneros alimentícios, materiais descartáveis e de limpeza, uniformes, utensílios e materiais diversos também fazem parte da logística de suprimentos e devem ter seu abastecimento adequado para possibilitar a execução do serviço pelos profissionais. A previsão de compras desses produtos segue a mesma linha de raciocínio dos alimentos, levando em consideração os recursos financeiros, o espaço para armazenagem, as particularidades dos fornecedores, etc. Muito embora esses itens possam receber menor destaque do que os alimentos em uma UAN, são imprescindíveis para a execução do trabalho, sem os quais não seria possível higienizar os utensílios, os alimentos (quando necessário) e as bancadas de trabalho, acondicionar os alimentos ou permitir o trabalho dos profissionais de modo a preservar a sua saúde, por exemplo.

> **Fique atento**
>
> Os fornecedores devem ser grandes parceiros da unidade de alimentação e nutrição. Uma boa relação entre a equipe gestora da unidade e o fornecedor pode auxiliar imensamente na resolução de problemas emergenciais que acontecem durante a produção de alimentos, como, por exemplo, a necessidade de uma entrega emergencial de determinado produto. No entanto, é importante não deixar que essa relação de parceria comprometa o grau de exigência que se deve ter em relação à qualidade do atendimento prestado pelo fornecedor. Antes de formalizar um contrato, é comum o estabelecimento ser visitado pelo profissional nutricionista da unidade, a fim de averiguar se o processo de trabalho do fornecedor é adequado. Porém, alguns fornecedores podem ficar trabalhando com a unidade por um longo período de tempo e nem por isso as visitas técnicas devem deixar de acontecer. Pelo contrário, visitas técnicas inesperadas podem contribuir para que o fornecedor se preocupe em manter o seu estabelecimento sempre em conformidade com a legislação.

Recebimento de alimentos em UAN

Embora o recebimento de alimentos em uma UAN já seja um sinal de muito trabalho prévio realizado pelo gestor da unidade, que estabelece todo o planejamento da logística do setor, essa é a primeira etapa do controle higiênico-sanitário do estabelecimento.

O recebimento de alimentos propriamente dito começa a partir de um cronograma de entrega, em que estarão identificados quais produtos deverão ser entregues, em quais datas e horários e em que quantidades, assim como o nome do fornecedor responsável pelo seu abastecimento. Os fornecedores devem receber os cronogramas de sua competência com a antecedência necessária para que possam cumprir os prazos estipulados. Como já foi dito, a partir do recebimento dá-se início ao controle de higiene que vai garantir a produção de um alimento seguro para o consumo do cliente da unidade. Portanto, já nesse momento alguns cuidados devem ser tomados, a começar pela área física de recebimento, que deve dispor de:

- uma área limpa e protegida, destinada exclusivamente para esse fim;
- espaço para manipulação de caixas limpas e sujas, as quais são utilizadas para acondicionamento dos produtos;

- espaço que permita a transferência das mercadorias das embalagens do fornecedor para as próprias da unidade;
- área para higienização dos monoblocos;
- pia para higienização de mãos;
- pia para pré-higienização de mercadorias;
- balança;
- espaço para manuseio de documentos.

Antes mesmo do início do descarregamento, o profissional responsável pela supervisão do recebimento deve fazer a avaliação da adequação do veículo de transporte que trouxe as mercadorias. Tanto o veículo quanto o entregador devem cumprir requisitos de higiene estabelecidos em legislação. Os meios de transporte devem estar em condições adequadas de higiene e conservação, além de apresentarem certificado de vistoria. Os entregadores devem estar adequadamente uniformizados.

No caso de haver mais de um fornecedor aguardando, o recebimento de materiais deve ocorrer na seguinte ordem: primeiramente são entregues os alimentos perecíveis resfriados e refrigerados, em seguida os alimentos perecíveis congelados, os alimentos perecíveis em temperatura ambiente e, por último, os alimentos não perecíveis. Essa ordem protege os alimentos mais sensíveis às mudanças de temperatura, abreviando o seu tempo de espera.

Durante o recebimento, todas as mercadorias devem ser conferidas: em relação à sua qualidade (características organolépticas, integridade das embalagens, etc.), peso, quantidade solicitada e prazo de validade. Deve-se ter em mente que a sazonalidade dos alimentos poderá influenciar na sua qualidade. Para tanto, privilegiar alimentos próprios da estação contribui para o fornecimento de alimentos frescos e de qualidade.

Para alimentos refrigerados e congelados, é imprescindível verificar a temperatura no momento do recebimento, devendo estar de acordo com o estabelecido em legislação vigente. Alimentos refrigerados devem ser recebidos a 7 °C ou menos (ou conforme rotulagem) e alimentos congelados devem ser recebidos a -12 °C ou menos (ou conforme rotulagem).

Além disso, os rótulos dos alimentos devem estar legíveis e de acordo com a legislação, assim como devem indicar que o produto possui o certificado sanitário adequado, quando for o caso. No caso da ocorrência de alguma irregularidade que comprometa a qualidade higiênico-sanitária do alimento no momento do recebimento, as mercadorias devem ser devolvidas imediatamente. O ideal é que seja acertado com o fornecedor como será feita a reposição dos produtos e que providências serão tomadas para corrigir a inadequação.

As notas fiscais também devem estar compatíveis com os produtos que estão sendo entregues. Elas devem discriminar os valores unitários e totais de cada mercadoria, assim como o valor dos impostos. Após a conferência da nota fiscal, esta pode ser encaminhada para pagamento.

Vale lembrar que os profissionais responsáveis pelo recebimento das mercadorias também devem estar devidamente uniformizados, fazendo uso dos seus equipamentos de proteção individual (quando for o caso) e seguindo as boas práticas de manipulação, conforme a legislação.

Saiba mais

A curva ABC é uma ferramenta gerencial que tem sido bastante utilizada para a administração de estoques em restaurantes. Ela permite conhecer o consumo em quantidade e custo de cada item em um determinado intervalo de tempo. Para a sua elaboração, os itens são ordenados conforme sua importância relativa no grupo. Para cada item são registrados o código, o nome, o preço unitário médio, o consumo e o valor total do item consumido. Essas informações são colocadas em ordem decrescente de custo. A soma de todos os custos representa o total de gastos no período e, por meio disso, é possível verificar a porcentagem de cada item em relação ao total de gastos. Dessa forma, têm-se três classes de consumo:
- Classe A = itens que possuem alto custo ou alto consumo.
- Classe B = itens de custo ou consumo intermediário.
- Classe C = itens que possuem custo ou consumo baixo.

Armazenamento de mercadorias e controle de estoque em UAN: como fazer?

Após a recepção das mercadorias, inicia-se o processo de armazenamento dos alimentos, que devem ficar acondicionados em condições adequadas até o momento da sua separação para utilização na produção das preparações. Nessa etapa, também é crucial o controle higiênico-sanitário, de modo a evitar a contaminação dos alimentos e garantir que se mantenham em bom estado de conservação até a hora do seu consumo.

Finalizado o recebimento, todos os itens devem ser separados e higienizados. Após, devem ser armazenados em condições favoráveis para a sua conservação. O local de armazenamento deve ser limpo e organizado. Gêneros perecíveis, como carnes, laticínios, ovos, verduras, legumes e frutas devem ser acondicionados em câmaras frias, onde as temperaturas adequadas para cada grupo de alimentos sejam controladas de acordo com a legislação vigente. Também deverá ser observado o tempo máximo de armazenamento desses produtos, já que apresentam um prazo de validade relativamente curto. Alimentos *in natura*, que sofrerão algum processo de higienização e/ou tratamento térmico antes de serem servidos, não devem entrar em contato direto com alimentos que já estão prontos para o consumo, de modo a evitar a contaminação cruzada desses alimentos. A temperatura e o tempo de armazenamento de alimentos refrigerados podem variar conforme o grupo dos alimentos. Seguem alguns exemplos:

- Carnes (exceto pescados) e seus manipulados crus: manter em até 4 °C, por até 72 horas.
- Pescados e seus manipulados crus: manter em até 4 °C, por até 24 horas.
- Alimentos pós-cocção (exceto pescados): manter em até 4 °C, por até 72 horas.
- Pescado pós-cocção: manter em até 4 °C, por até 24 horas.
- Hortifrúti: manter em até 10 °C, por até 72 horas.

Todos os alimentos armazenados nas câmaras frias devem estar identificados conforme a data de recebimento e/ou o rótulo com data de validade, além de todas as outras informações necessárias da rotulagem de alimentos já mencionadas. Nas câmaras frias, não é permitido acondicionar os alimentos em caixas de papelão, estas devem ser substituídas por caixas ou sacos plásticos. Ainda, tem que se levar em conta que equipamentos de refrigeração, quando sobrecarregados, apresentam piora do seu rendimento, afetando a qualidade de conservação dos alimentos.

Já os alimentos não perecíveis, que não se deterioram com tanta facilidade, devem ser estocados em despensas ou no almoxarifado, desde que separados de produtos de limpeza, químicos ou outros não alimentícios. Os alimentos, que devem estar identificados com lote e data de validade, devem ser guardados sobre estrados, páletes ou prateleiras, de material liso, resistente, impermeável e lavável. Além disso, devem ser organizados com espaço entre eles de modo que haja ventilação e possa ser feita limpeza. Os sistemas PEPS ("primeiro que entra, primeiro que sai") ou PVPS ("primeiro que vence, primeiro que sai") devem ser obedecidos na hora de organizar o estoque. Por meio desses sistemas, são colocados à frente os produtos que têm o prazo de validade menor, a fim de otimizar o controle do estoque segundo o vencimento dos alimentos.

Conceitos para estruturação de um estoque

Como já foi tratado, o espaço físico determinará a área limite para a estocagem das mercadorias, em um determinado período. Do ponto de vista financeiro, estoques reduzidos diminuem a necessidade de investimento de capital, além de diminuir custos com manutenção de armazenamento. No entanto, a manutenção do estoque tem por finalidade manter itens disponíveis para atender às demandas de última hora, reduzir custos por meio da compra e produção em quantidades ótimas, proteger contra erros de previsão ou de registros e prover para flutuações de vendas ou produção.

Alguns conceitos importantes para a compreensão do entendimento dos estoques são apresentados a seguir:

- Estoque mínimo, de segurança ou de proteção: é aquele que mantém níveis de estocagem suficientes para garantir que não falte o produto, dando conta de alguma eventualidade ou emergência. É estabelecido pelo número de dias em que se pretende ter o produto, considerando a falha em uma entrega, multiplicado pelo consumo diário.
- Estoque médio: estabelecido a partir de 50% da quantidade a ser comprada conforme a periodicidade + estoque mínimo.
- Estoque máximo: considera o consumo médio semanal, quinzenal ou mensal (conforme espaço físico) + estoque mínimo.

A tendência atual nas UANs é trabalhar com estoque mínimo, ou seja, com quantidades de produtos suficientes somente para o abastecimento de poucos dias. Quanto melhor for a organização do sistema de estoque do estabelecimento, mais eficiente será o controle e a identificação de materiais vencidos ou danificados.

Exemplo

Formulários de levantamentos de mercadorias podem ser ferramentas muito úteis no controle do estoque e também auxiliam na requisição adequada de gêneros alimentícios, considerando as sobras de alimentos. A seguir apresentamos um exemplo de planilha para programação semanal de gêneros não perecíveis:

Data do levantamento: ___ / ___ / ___
Data do pedido: ___ / ___ / ___

Produto	Quantidade no estoque (kg)	Data de validade do 1º lote a vencer	Quantidade necessária para a próxima semana	Total a solicitar	Quantidade que foi entregue
Arroz branco tipo 1	50 kg	Maio/2017	200 kg	150 kg	150 kg
Açúcar refinado	25 kg	Abril/2017	20 kg	–	–
Farinha de milho	10 kg	Junho/2017	–	–	–

Fonte: Lewis (1997).

Exercícios

1. Os fornecedores de gêneros alimentícios devem atender a Unidade de modo a garantir a entrega de um produto de qualidade. É um requisito necessário a um bom fornecedor:
a) Ser uma empresa idônea.
b) Entregar mercadorias fora do horário combinado sem comunicar a gestora da Unidade previamente.
c) Comprometer-se a entregar quantidades além das adequadas à sua capacidade de abastecimento.

d) Utilizar qualquer veículo de transporte para realizar as entregas.
e) Trabalhar sem parceria com a Unidade.

2. Indique a adequação na situação de recebimento de alimentos:
a) O veículo de transporte sem certificado de vistoria.
b) O cronograma de entregas possui a quantidade de alimentos a ser entregue.
c) O entregador realiza a entrega com a sua roupa pessoal.
d) Não aferir as temperaturas dos alimentos refrigerados.
e) Não é necessário que os alimentos sejam todos pesados na balança para conferência.

3. Assinale a alternativa que contém o tempo máximo de armazenamento dos alimentos corretamente:
a) Pescados e seus manipulados crus: manter em até 4º C, por até 72 horas.
b) Alimentos pós-cocção (exceto pescados): manter em até 4ºC, por até 48 horas.
c) Carnes (exceto pescados) e seus manipulados crus: manter em até 4ºC, por até 72 horas.
d) Pescado pós-cocção: manter em até 4ºC, por até 48 horas.
e) Hortifruti: manter em até 10ºC, por até 24 horas.

4. Sobre a utilização correta das câmaras frias. É VERDADEIRO:
a) Caixas de papelão podem ser utilizadas em câmaras frias.
b) Alimentos *in natura* podem estar juntos de alimentos prontos para o consumo.
c) Todas as mercadorias não precisam estar identificadas.
d) Não é necessário controlar a quantidade de alimentos da câmara fria para evitar sobrecarga de trabalho da mesma.
e) As temperaturas das câmaras frias devem estar adequadas ao tipo de alimento que estão armazenando.

5. Estoque mínimo é:
a) Aquele que é estabelecido a partir de 50% da quantidade a ser comprada conforme a periodicidade + estoque mínimo.
b) Aquele que não dá conta de alguma falha que ocorra na entrega de alimentos.
c) Aquele que considera o consumo médio semanal, quinzenal ou mensal (conforme espaço físico) + estoque mínimo.
d) Estabelecido pelo número de dias em que se pretende ter o produto, considerando a falha em uma entrega, multiplicado pelo consumo diário.
e) O estoque máximo menos o estoque médio.

Referência

ABREU, E. S.; SPINELLI, M. G. N.; PINTO, A. M. P. *Gestão de unidades de alimentação e nutrição:* um modo de fazer. 4. ed. São Paulo: Metha, 2011.

Leituras recomendadas

BRASIL. Secretaria da Saúde do Estado do Rio Grande do Sul. Portaria nº. 78/2009. Aprova a Lista de Verificação em Boas Práticas para Serviços de Alimentação, aprova Normas para Cursos de Capacitação em Boas Práticas para Serviços de Alimentação e dá outras providências. *Diário Oficial Estadual*, Porto Alegre, 30 jan. 2009. Disponível em: <http://www.saude.rs.gov.br/upload/ 1365096500_portaria%2078_09.pdf>. Acesso em: 05 fev. 2017.

BRASIL. Resolução RDC ANVISA nº 216, de 15 de setembro de 2004. Dispõe sobre Regulamento Técnico de Boas Práticas para Serviços de Alimentação. *Diário Oficial da União*, Brasília, DF, 16 set. 2004. Disponível em: <https://goo.gl/BgvVjh>. Acesso em: 05 fev. 2017.

MEZZOMO, I. F. B. *Os serviços de alimentação:* planejamento e administração. 6. ed. São Paulo: Manole, 2015.

RICARTE, M. P. R. et al. Avaliação do desperdício de alimentos em uma unidade de alimentação e nutrição institucional em Fortaleza-CE. *Saber Científico*, Porto Velho, v. 1, n. 1, p. 158-175, jan./jun. 2008. Disponível em: <http://www.revista.saolucas.edu.br/ index.php/resc/article/view/10/ED110>. Acesso em: 05 fev. 2017.

ROSA, C. O. B.; MONTEIRO, M. R. P. *Unidades produtoras de refeições*: uma visão prática. Rio de Janeiro: Rúbio, 2014.

SILVA, C. R. L.; FLEURY, P. F. Avaliação da organização logística em empresas da cadeia de suprimento de alimentos: indústria e comércio. *Revista de Administração Contemporânea*, Rio de Janeiro, v. 4, n. 1, p. 47-67, jan./abr. 2000. Disponível em: <http://www.scielo.br/pdf/rac/ v4n1/v4n1a04.pdf>. Acesso em: 05 fev. 2017.

SILVA, S. M. C. S.; MARTINEZ, S. *Cardápio*: guia prática para a elaboração. 3. ed. São Paulo: Roca, 2014.

SILVA, V. B.; CARDOSO, R. C. V. Controle da qualidade higiênico-sanitária na recepção e no armazenamento de alimentos: um estudo em escolas públicas municipais de Salvador, Bahia. *Segurança Alimentar e Nutricional*, Campinas, v. 18, n. 1, p. 43-57, 2011. Disponível em: <http://periodicos.sbu.unicamp.br/ojs/ index.php/san/article/view/8634687/2606>. Acesso em: 05 fev. 2017.

VIEIRA, M. N. C. M.; JAPUR, C. C. *Gestão de qualidade na produção de refeições*. Rio de Janeiro: Guanabara Koogan, 2012.

Impressos utilizados na UAN

Objetivos de aprendizagem

Ao final deste texto, você deve apresentar os seguintes aprendizados:

- Reconhecer a importância dos impressos na UAN, seus objetivos e cuidados necessários à sua elaboração.
- Identificar os formulários exigidos pela legislação em Serviços e Alimentação.
- Descrever alguns formulários utilizados para organização e eficiência do serviço em UANs.

Introdução

Os impressos em uma Unidade de Alimentação e Nutrição dizem respeito a todos os formulários que são utilizados para organizar o funcionamento das rotinas de trabalho do setor, e que também tem a função de garantir o cumprimento das Boas Práticas de Fabricação, promovendo a produção de um alimento seguro.

Neste texto, você vai estudar a importância do registro e organização das atividades de trabalho em formulários impressos, e identificar que alguns registros obrigatoriamente devem ser feitos de modo a cumprir com a legislação vigente, e que outros registros são criados e executados com vistas à operacionalização de um trabalho eficiente e de qualidade.

Os impressos e a sua representatividade em UAN

Em qualquer empresa, a coleta e o registro de dados, quando realizados de forma sistematizada, simplificam o trabalho, evitando improvisações, falta de uniformidade, perda de tempo, etc. A coleta e o registro dos dados dão origem aos formulários do estabelecimento e servem como verdadeiros instrumentos de comunicação dentro do ambiente de trabalho. Os formulários, também denominados "impressos", podem ser definidos como qualquer documento impresso, previamente elaborado de acordo com determinadas técnicas e alguns padrões preestabelecidos, que têm por objetivo conter, em espaços denominados "campos", determinadas informações. Sendo assim, um formulário tem por função receber, transmitir e guardar informações.

De modo geral, os formulários de uma empresa devem atender a alguns objetivos:

- Constituir uma boa fonte de informações.
- Transmitir rapidamente as informações para quem as estiver acessando.
- Reduzir os custos operacionais dos serviços administrativos.
- Assegurar a guarda das informações.
- Facilitar a consulta.

É preciso entender que, na maioria das vezes, os formulários não devem ser analisados isoladamente, mas, sim, como um elemento de ligação na cadeia de informações. Por exemplo, em uma unidade de alimentação e nutrição (UAN), um formulário que contém as quantidades de matérias-primas e outros produtos recebidos em um dado período de tempo pode não dizer muito, mas, associando-o a outros formulários, com o número de refeições servidas e os de preços dos produtos, consegue-se obter o valor do custo da refeição, informação essencial para o gerenciamento de qualquer unidade.

Em uma UAN, os formulários têm a capacidade de organizar todo o fluxo de trabalho, pois informam todas as atividades que devem ser executadas dentro da unidade em um determinado período de tempo, que pode ser um turno, um dia, uma semana, um mês, etc. Os formulários de uma UAN determinam o que acontece na unidade, desde o momento do recebimento das matérias--primas até a elaboração do cardápio proposto, culminando com a distribuição da refeição. Os formulários, por exemplo, servem para responder a questões básicas sobre o funcionamento do trabalho, tais como:

- O que será recebido?
- Em que quantidades?
- O que será preparado?
- Quem vai fazer?
- Quem vai servir?

Além disso, uma das principais funções dos formulários é conter os registros que comprovem que as boas práticas de fabricação da unidade estão sendo seguidas corretamente, como: controles de recebimentos de matérias-primas, controle de temperaturas dos alimentos e dos equipamentos, controles toxicológicos das preparações, controles de higienização de equipamentos, controles do asseio pessoal adequado dos manipuladores de alimentos, etc.

O nutricionista, como profissional responsável técnico pela unidade, tem a obrigação de realizar a supervisão de todas as atividades do setor, de modo a fiscalizar e trabalhar para que todas elas estejam sendo executadas corretamente, garantindo a produção de um alimento seguro. Por vezes, é difícil conseguir acompanhar todos os processos que acontecem na unidade, dada a complexidade do seu funcionamento e da grande quantidade de tarefas a serem realizadas. Os registros dessas atividades, por sua vez, permitem que o nutricionista verifique com maior facilidade se os controles e os registros de atividades não estão acontecendo como deveriam. A falta ou a inadequação dos registros feitos nos formulários permitem que o nutricionista identifique a falha com maior rapidez e, assim, proponha medidas resolutivas com maior agilidade, contribuindo para a qualidade do serviço.

Por fim, é preciso destacar alguns cuidados que devem ser observados no momento da elaboração de um formulário, de modo que possam melhor atingir o seu propósito, tais como:

- Antes da elaboração de um formulário, é preciso considerar: quem vai utilizá-lo ou a quem será remetido, com que frequência ele será utilizado e que tipo de informação ele registrará.
- Atentar para que não haja campos inúteis no formulário, pois estes irão atrapalhar a análise dos dados obtidos.
- O formulário deve ser autoexplicativo, a fim de facilitar o seu preenchimento.
- As informações de um formulário devem seguir um fluxo lógico de preenchimento.
- O símbolo e o nome da empresa devem constar, preferencialmente, no canto superior esquerdo do formulário.
- O nome do formulário deve ser colocado na parte superior central da página.
- A numeração ou a identificação do formulário para arquivamento, pesquisa ou consulta deve ser colocada no canto superior direito da página.
- Os formulários devem ser apresentados esteticamente de modo a facilitar a visualização das informações.

Como se pode perceber, os formulários são essenciais para o funcionamento da UAN, pois auxiliam na realização de um trabalho eficiente e na produção de um alimento que atenda às características sensoriais a que se propõe e seja seguro do ponto de vista higiênico-sanitário para quem vai consumi-lo. É importante enfatizar que formulários não dizem respeito somente às planilhas de controle, mas, sim, a todo o material impresso que tem a função de informar alguma coisa, como já foi explicado. Nesse caso, podem-se incluir também os formulários de orientação de rotinas e cuidados de higiene, por exemplo. Também se ressalta que muitos impressos disponibilizados em bibliografias podem ser adaptados para a realidade de cada UAN, ou seja, podemos ter por base um impresso já existente e ajustá-lo conforme a nossa necessidade de trabalho.

Fique atento

A informática é uma grande aliada dos serviços de alimentação e nutrição e atualmente é uma ferramenta indispensável para a execução do trabalho, pois é um recurso que viabiliza a eficiência tanto do ponto de vista técnico quanto administrativo da empresa. Além de otimizar os recursos materiais e humanos e o tempo despendido com a execução de determinadas tarefas, ela agiliza o fluxo de informações e minimiza a chance de erros, inerentes à condição do trabalho humano. A informatização, por exemplo, auxilia no planejamento de cardápios, na elaboração de receitas e nos controles estatísticos e de custos. Seus benefícios são inúmeros e vão variar conforme o setor e o tipo de serviço especializado a que se destina. Com isso, existe uma tendência de eliminação dos formulários impressos, em substituição pela utilização dos sistemas informatizados, sem a existência de papel. Contudo, há de se levar em conta uma desvantagem da informatização: a dependência do sistema para o andamento das atividades e a necessidade da disposição de assistência técnica. Além disso, alguns formulários das UAN são obrigatoriedades impostas pela legislação competente. Faz parte do cumprimento da lei ter certos formulários impressos e disponíveis em um serviço de alimentação, seja para o acesso e utilização de toda a equipe de funcionários, seja como comprovante do controle das rotinas de trabalho no momento das auditorias.

Formulários obrigatórios para serviços de alimentação

Uma UAN pode ter tantos formulários quantos forem julgados necessários para o bom andamento do serviço. Entretanto, alguns registros servem como comprovantes da execução das boas práticas de fabricação no estabelecimento e, por essa razão, são exigências da legislação competente. Na ocasião de uma auditoria, portanto, esses documentos serão exigidos pelo auditor e, por isso, devem estar disponíveis na unidade. No entanto, muito antes disso, o nutricionista, como responsável técnico pela unidade, deve ser o primeiro a exigir a existência e adequação desses documentos, como um requisito essencial do seu comprometimento em garantir uma produção de alimentos adequada ao que é estabelecido em lei.

A Resolução RDC nº 275, de 21 de outubro de 2002, apresenta uma lista de verificação das boas práticas, que se trata de um *checklist* que pode ser utilizado em auditorias com o intuito de avaliar o cumprimento das boas práticas nos estabelecimentos de alimentação coletiva (BRASIL, 2002). Entre os inúmeros itens que são avaliados estão os formulários com os registros que devem ser apresentados pela unidade, que serão relacionados a seguir:

- Em relação à avaliação das instalações sanitárias e dos vestiários para os manipuladores:
    - As instalações sanitárias devem conter formulários que contenham o procedimento correto para a lavagem de mãos.
- Em relação à ventilação e à climatização da UAN:
    - Deve haver um registro periódico dos procedimentos de limpeza e manutenção dos componentes do sistema de climatização afixado em local visível.
- Em relação à higienização das instalações:
    - Deve haver registro das higienizações, indicando uma frequência adequada e o responsável pela operação.
- Em relação ao controle integrado de vetores e pragas urbanas:
    - Em caso de adoção de controle químico, é necessário um comprovante de execução do serviço expedido por empresa especializada.
- Em relação ao abastecimento de água:
    - Deve haver registro da higienização do reservatório de água ou comprovante de execução do serviço em caso de terceirização.
    - É necessário ter uma planilha de registro da troca periódica do elemento filtrante.

- Deve haver o controle de potabilidade realizado por técnico comprovadamente capacitado.
- Em relação aos equipamentos:
  - É necessário ter planilhas de registro da temperatura, conservadas durante período adequado.
  - Deve haver registro que comprove que os equipamentos e os maquinários passam por manutenção preventiva.
  - Deve haver registro que comprove a calibração dos instrumentos e dos equipamentos de medição ou comprovante da execução do serviço quando a calibração for realizada por empresas terceirizadas.
- Em relação à higienização dos equipamentos e maquinários e dos móveis e utensílios:
  - Deve haver registro das higienizações, indicando uma frequência adequada e o responsável pela operação.
- Em relação aos hábitos higiênicos:
  - É necessário ter cartazes de orientação aos manipuladores sobre a correta lavagem das mãos e demais hábitos de higiene, afixados em locais apropriados.
- Em relação ao programa de controle de saúde:
  - Deve haver registro dos exames periódicos realizados.
- Em relação ao programa de capacitação dos manipuladores e à supervisão:
  - Deve haver registro dessas capacitações.
  - Deve haver registro de supervisão da higiene pessoal e da manipulação de alimentos.
- Em relação à matéria-prima, aos ingredientes e às embalagens:
  - É necessário ter planilhas de controle na recepção (p. ex., temperatura e características sensoriais e condições de transporte).
  - Deve haver identificação em matérias-primas e ingredientes aguardando liberação e naqueles aprovados.
  - Deve haver identificação em matérias-primas, ingredientes e embalagens reprovados no controle efetuado na recepção, sendo armazenados em local separado, no caso de não terem sido devolvidos imediatamente.
- Em relação à rotulagem e ao armazenamento do produto final:
  - É necessário ter uma planilha de registro de temperatura, para ambientes com controle térmico.

- Deve haver identificação em produtos que foram separados por estarem avariados, com prazo de validade vencido, devolvidos ou recolhidos do mercado.
- Deve haver identificação em produtos finais aguardando resultado analítico ou em quarentena.
- Em relação ao controle de qualidade do produto final:
    - Deve haver controle de qualidade do produto final.
    - É necessário ter um laudo laboratorial atestando o controle de qualidade do produto final, assinado pelo técnico da empresa responsável pela análise ou expedido por empresa terceirizada.
- Em relação manual de boas práticas de fabricação:
    - A unidade precisa ter o manual, que consiste em um documento que descreve as operações realizadas pelo estabelecimento, incluindo, no mínimo, os requisitos sanitários dos edifícios, a manutenção e higienização das instalações, dos equipamentos e dos utensílios, o controle de água de abastecimento, o controle integrado de vetores e pragas urbanas, o controle da higiene e saúde dos manipuladores e o controle da garantia de qualidade do produto final.
- Em relação aos procedimentos operacionais padronizados (POP):
    - Os POP consistem em um procedimento escrito de forma objetiva que estabelece instruções sequenciais para a realização de operações rotineiras e específicas na produção, no armazenamento e no transporte de alimentos. É necessária a existência de POP para:
        – higienização das instalações, dos equipamentos e dos utensílios;
        – controle de potabilidade da água;
        – higiene e saúde dos manipuladores;
        – manejo dos resíduos;
        – manutenção preventiva e calibração de equipamentos;
        – controle integrado de vetores e pragas urbanas;
        – seleção das matérias-primas, dos ingredientes e das embalagens;
        – programa de recolhimento de alimentos.

> **Saiba mais**
>
> Não basta o registro de todas as atividades da UAN, como forma de atender às boas práticas de fabricação, se forem um simples retrato das inadequações que acontecem no estabelecimento, como temperaturas de alimentos inadequadas, asseio pessoal de manipuladores equivocado ou periodicidade de higienização de equipamentos errada. A Resolução RDC da ANVISA nº 216, de 15 de setembro de 2004, dispõe sobre o Regulamento Técnico de Boas Práticas para Serviços de Alimentação e é uma boa fonte de informações sobre como devem ser atendidos os parâmetros das boas práticas de fabricação em UAN (BRASIL, 2004). Para todo registro que identifica uma situação inadequada, uma medida corretiva deve ser proposta e executada, a fim de solucionar o problema apresentado.

Eficiência e organização do serviço em UAN: o papel dos formulários

Como já foi mencionado, em uma UAN, existem os formulários que são estabelecidos pela legislação, referentes ao cumprimento das boas práticas de fabricação. Há também aqueles que a unidade cria com o intuito de organizar as suas rotinas de trabalho da melhor forma. Nesse caso, os formulários podem variar de uma unidade para outra, pois são elaborados de acordo com as necessidades e os objetivos de cada uma. No entanto, é possível citar alguns impressos que, de maneira geral, contribuem para a organização e a eficiência dos fluxos de trabalho em uma UAN:

Cardápios

É importante que os cardápios da UAN estejam impressos e disponíveis para toda a equipe. Às vezes, pode ser necessária a impressão de mais de uma cópia, para que fiquem à disposição do setor de recebimento e também do setor de produção, por exemplo. Com o cardápio, a equipe tem o entendimento de todas as rotinas que estão acontecendo no setor e, inclusive, pode auxiliar no controle das atividades, por exemplo, identificando alguma matéria-prima que tenha que sofrer pré-preparo no dia anterior à preparação ou a execução de alguma tarefa que se faz necessária antes das preparações das refeições, como abastecer a fritadeira com óleo previamente ao dia em que haja fritura no cardápio. Integrar a equipe com os processos de produção auxilia no sucesso do serviço oferecido.

Fichas técnicas de preparações

As fichas técnicas das preparações são formulários indispensáveis para o fluxo de produção de alimentos. Cada opção de preparação da UAN deve ter a sua própria ficha técnica. A ficha técnica pode conter diversas informações, conforme a necessidade da unidade, mas o fundamental é que nelas haja a descrição de todos os ingredientes necessários para a preparação e da sua quantidade para a elaboração do número de refeições que a unidade deve produzir naquele determinado momento. Além disso, a técnica de preparo deve estar detalhada, para que seja produzida de forma padrão, independentemente do cozinheiro que prepará-la e, de preferência, também deve conter o custo da preparação.

O ideal é que as fichas técnicas sejam elaboradas com base no per capita de cada ingrediente/preparação, para que o número de porções a serem produzidas seja facilmente alterável conforme a necessidade da unidade. Por exemplo, uma UAN institucional pode ter o seu número de refeições alterado no período em que um número maior de funcionários tira férias (como o verão), e as quantidades das fichas técnicas devem estar adequadas para essas particularidades para não haver desperdício de alimentos. Por fim, as fichas devem ser impressas e estar disponíveis, tanto para os funcionários da despensa, que devem separar os ingredientes conforme as quantidades estabelecidas, quanto para os funcionários que irão elaborar as preparações, para que sigam a técnica de preparo conforme indicado.

Levantamento de estoque

Controles de estoque são essenciais para o bom gerenciamento da UAN. A partir deles, é possível administrar as sobras de alimentos ou produtos, realizando aquisições que evitem o desperdício de alimentos ou a sua perda, por prazo de validade vencido, por exemplo. Os levantamentos de estoque podem ser separados conforme o tipo de gênero alimentício: hortifrutigranjeiros, carnes, leites e derivados, gêneros não perecíveis, etc., de acordo com a necessidade da unidade. Além disso, os controles serão mais eficientes se forem realizados em alguns momentos específicos, adequados às características de cada empresa. Por exemplo, se o pedido de hortifrutigranjeiros é realizado três vezes na semana, é vantajoso fazer um levantamento do estoque desses alimentos na véspera de cada pedido, para que já seja ajustado conforme as sobras. Da mesma forma, se a entrega de queijos, por exemplo, é realizada semanalmente, o levantamento deve ser feito no dia da semana anterior ao de entrega do produto.

Ainda, os levantamentos podem conter informações específicas dos produtos a que se referem e que são de interesse na hora do ajuste das compras. Por exemplo, para gêneros não perecíveis, é interessante que o levantamento tenha um espaço para indicar a validade dos produtos, uma vez que não adianta tê-los em estoque se eles não terão validade até o momento da próxima entrega. Por outro lado, em relação ao estoque de frutas, é interessante que no levantamento conste a data em que chegaram à unidade, para que seja levado em consideração o tempo estimado para a sua deterioração na hora de ajustar o próximo pedido.

Fichas de saída diária

Cada unidade pode adequar as fichas de saída para que tenham informações conforme sua necessidade, mas a ideia básica é de um levantamento diário de todos os itens que sairão da despensa (seja das câmaras frias ou das prateleiras de gêneros não perecíveis) para a preparação dos alimentos do dia e também do dia seguinte. Nesse levantamento, poderá ser indicada a ocorrência de algum item faltante. Isso possibilita que essas faltas sejam corrigidas em tempo hábil, para não prejudicar o cardápio. Além disso, as fichas de saída diária podem informar todos os alimentos que devem sofrer o pré-preparo, para organizar a rotina de tarefas dos trabalhadores no dia. Por fim, as fichas de saída diária também podem indicar se existe alguma preparação do dia anterior que foi armazenada como sobra, para então decidir sobre o seu aproveitamento, se for possível.

Escalas de trabalho

É fundamental para o bom rendimento dos trabalhadores que eles tenham disponível, por escrito, quais tarefas têm de realizar no dia ou em qual função irão trabalhar na semana. Além disso, a escala de trabalho semanal permite constatar, por exemplo, se em determinado dia a equipe está em número insuficiente para realizar as preparações de cardápio, devido a folgas ou férias dos funcionários. Com isso, é possível remanejar a função ou as horas extras do setor, de modo a alocar funcionários onde é necessário e otimizar a mão de obra disponível.

As escalas de trabalho devem ser separadas conforme os cargos de trabalho dentro da cozinha (p. ex., escala de cozinheiros, de estoquista, de auxiliar de geral, etc.), com a lista de tarefas adequadas para cada um. Podem também referir-se às tarefas do dia ou considerar períodos maiores, como a semana, a quinzena ou o mês.

Controle de recebimento de notas fiscais

O controle de recebimento de notas fiscais é muito importante para o gerenciamento financeiro da UAN. Muitas vezes são solicitadas entregas de produtos além do previsto inicialmente – devido às intercorrências que ocorrem no setor –, e o controle da entrada de notas fiscais contribui para garantir que se tenham recursos financeiros para pagar todos os fornecedores. Além disso, por vezes o volume de notas fiscais recebidas é muito grande na unidade, já que é normal acontecerem várias entregas durante um único dia. Isso exige que o seu controle seja ainda mais rigoroso, para que nenhuma se perca no meio do processo. Além disso, o controle de notas auxilia no resgate de informações sobre as entregas que já ocorreram, que, por inúmeros motivos, às vezes são necessários. Formulários individuais para cada grupo de alimentos ou para cada fornecedor facilitam bastante esse controle.

Exemplo

A seguir, um exemplo de como pode ser feito o controle de recebimento de notas fiscais em uma UAN:

Controle de recebimento de notas fiscais de massas frescas
Nome do fornecedor: _____

Data de recebimento	Nº da nota fiscal	Tipos de massas				
		Massa talharim (kg)	Massa espaguete (kg)	Massa para lasanha (kg)	Massa para pastel (kg)	Nhoque (kg)
01/01/2000	00001	10 kg				10 kg
10/01/2000	00002		10 kg		5 kg	
20/01/2000	00003			15 kg		

Fonte: Lewis (1997).

Exercícios

1. Alguns cuidados devem ser tomados na elaboração de um formulário, de modo que este possa melhor atingir o seu propósito, entre eles:
   a) Atentar para que não haja campos inúteis no formulário.
   b) Que eles sigam sempre o mesmo padrão, não importando a quem se dirigem.
   c) O formulário deve conter orientações detalhadas sobre o modo de funcionamento do mesmo.
   d) O símbolo e o nome da empresa não devem constar no formulário.
   e) Não há nenhuma preocupação com a posição e alinhamento do conteúdo em um formulário.

2. A existência de registros que

comprovem a calibração dos instrumentos e equipamentos de medição é um quesito de avaliação estabelecido em legislação relacionado a que:
a) Abastecimento de água.
b) Higienização das instalações.
c) Hábitos higiênicos.
d) Equipamentos.
e) Programa de controle de saúde.

3. São exigências de controle previstas em legislação para a avaliação do controle de qualidade do produto final:
a) Registro periódico dos procedimentos de limpeza e manutenção dos componentes do sistema de climatização afixado em local visível.
b) Controle de potabilidade realizado por técnico comprovadamente capacitado.
c) Planilhas de controle na recepção (temperatura e características sensoriais, condições de transporte e outros).
d) Planilha de registro de temperatura, para ambientes com controle térmico.
e) Laudo laboratorial atestando o controle de qualidade do produto final.

4. Como são chamados os formulários que descrevem todos os ingredientes necessários para a uma determinada preparação, a quantidade de cada um e a técnica de preparo?
a) Manual de Boas Práticas de Fabricação.
b) Fichas de saída diária.
c) Fichas técnicas.
d) POPs.
e) RDC 275/ 2002.

5. Assinale a alternativa que contém a informação correta sobre as escalas de trabalho dos funcionários de uma UAN:
a) Funcionários não precisam saber quais tarefas que deverão realizar em um dia de trabalho.
b) Otimiza a mão de obra disponível.
c) Não tem relação com o cardápio da Unidade.
d) Deve distribuir as tarefas considerando sempre o mesmo número de funcionários.
e) As escalas devem apresentar as tarefas do dia a serem executadas independente do cargo do trabalhador.

Referências

ABREU, E. S.; SPINELLI, M. G. N.; PINTO, A. M. P. *Gestão de unidades de alimentação e nutrição:* um modo de fazer. 4. ed. São Paulo: Metha, 2011.

BRASIL. Resolução RDC ANVISA nº 216, de 15 de setembro de 2004. Dispõe sobre Regulamento Técnico de Boas Práticas para Serviços de Alimentação. *Diário Oficial da União*, Brasília, DF, 16 set. 2004.

BRASIL. Resolução RDC ANVISA nº 275, 21 de outubro de 2002. Dispõe sobre o Regulamento Técnico de Procedimentos Operacionais Padronizados aplicados aos Estabelecimentos Produtores/Industrializadores de Alimentos e a Lista de Verificação das Boas Práticas de Fabricação em Estabelecimentos Produtores/ Industrializadores de Alimentos. *Diário Oficial da União*, Brasília, DF, 23 out. 2003.

Leituras recomendadas

ABREU, E. S. de et al. Monitoramento da temperatura de refeições quentes transportadas porcionadas. *e-Scientia*, Belo Horizonte, v. 5, n. 1, p. 03-08, 2012. Disponível em: <http://revistas2.unibh.br/index.php/ dcbas/article/view/203/461>. Acesso em: 01 mar. 2017.

ALMEIDA, G. L. de; COSTA, S. R. R. da; GASPAR, A. A gestão da segurança dos alimentos em empresa de serviço de alimentação e os pontos críticos de controle dos seus processos. *Boletim Centro de Pesquisa de Processamento de Alimentos*, Curitiba, v. 30, n. 1, p. 135-146, jan./jun. 2012. Disponível em: <http://revistas.ufpr.br/ alimentos/article/view/28598/18812>. Acesso em: 01 mar. 2017.

MEZOMO, I. F. de B. *A administração de serviços de alimentação*. 6. ed. São Paulo: Manole, 2015.

SOUZA, L. V. de; MARSI, T. C. de O. Importância da ficha técnica em UANs: produção e custos de preparações/refeições. *Journal of the Health Sciences Institute*, São Paulo, v. 33, n. 3, p. 248-253, 2015. Disponível em: <http://www.unip.br/comunicacao/publicacoes/ics/edicoes/2015/03_jul-set/V33_n3_ 2015_p248a253.pdf>. Acesso em: 01 mar. 2017.

TEIXEIRA, S. et al. *Administração aplicada às unidades de alimentação e nutrição*. São Paulo: Atheneu, 2007.

VIEIRA, M. N. C. M; JAPUR, C. C. *Gestão de qualidade na produção de refeições*. Rio de Janeiro: Guanabara Koogan, 2012.

Noções de custo

Objetivos de aprendizagem

Ao final deste texto, você deve apresentar os seguintes aprendizados:

- Descrever as definições e classificações de custos.
- Identificar os componentes básicos dos custos em UANs.
- Reconhecer o processo de produção e análise de custos em serviços de alimentação.

Introdução

A função de uma Unidade de Alimentação e Nutrição é a de fornecer refeições adequadas à sua clientela, no que diz respeito à produção de um alimento seguro, ou seja, livre de contaminantes que possam prejudicar a saúde do indivíduo, e também em satisfazer as suas necessidades biológicas, sociais e culturais, inerentes ao ato de alimentar-se. No entanto, tanto as empresas que visam ou não o lucro têm de atender a todos estes requisitos dentro dos recursos financeiros que lhes estão disponíveis. Neste texto, você vai estudar sobre os conceitos e as classificações dos custos, e identificar quais fatores impactam nos custos de uma UAN e que, portanto, devem ser controlados pelos administradores deste tipo de serviço.

Custos: definições e classificações

Custo, por definição, é a soma dos valores de bens e serviços utilizados para a obtenção de novos bens ou serviços. O custo de uma refeição, por exemplo, é o resultado da relação entre o total das despesas realizadas e o número de unidades produzidas. Despesas são os valores pagos por mercadorias, serviços, mão de obra, impostos, etc.

Os custos podem ser classificados em relação a vários aspectos, como os apresentados a seguir:

- Classificação contábil:
  - Custos diretos ou controláveis: são aqueles ligados diretamente ao produto final, ou seja, agregam valor ao produto. Exemplo: produtos alimentícios, mão de obra, descartáveis e produtos de limpeza.
  - Custos indiretos: são aqueles que não podem ser apropriados diretamente ao produto e são definidos por estimativas ou rateios. Não agregam valor diretamente ao produto. Exemplo: aluguel, telefone, energia, água, equipamentos de proteção individual, etc.
- Classificação econômica:
  - Custos fixos: são aqueles que permanecem constantes e independem da quantidade e da capacidade de produção. Exemplo: aluguel, impostos, salários, etc.
  - Custos variáveis: são aqueles que têm relação direta com o volume de produção ou serviço, ou seja, dependendo da quantidade de produtos ou serviços produzidos pela empresa, esse custo é alterado. Exemplo: matéria-prima, combustível, água, etc.
- Classificação quanto à origem:
  - Custos rateados: serão sempre indiretos, pois o rateio é feito de acordo com critérios e taxas que resultam na divisão proporcional de um montante global comum.
  - Custos comuns: quando uma fase de produção é comum a um ou mais produtos.
  - Custos padrão: é gerado pela própria produção de bens ou serviços, a partir de cálculos baseados em parâmetros operacionais.
- Classificação quanto à natureza:
  - Custos de produção: são aqueles necessários na transformação de matéria-prima em produtos acabados.
  - Custos comerciais: compreende os gastos para colocação do produto ou serviço no mercado.
  - Custos administrativos: são aqueles inerentes à administração da unidade.

Independentemente da sua classificação, é importante se dar conta de que os custos se relacionam, e a escolha da melhor denominação vai ficar a critério da empresa, conforme ela entender a melhor forma para apurar os seus custos e objetivos.

O controle de custos de uma empresa nasce da necessidade de comparar os custos obtidos com os custos que foram orçados. Orçamento é a quantificação e expressão de um futuro planejado e um instrumento que auxilia na realização do que foi previsto.

Além disso, existe outra classificação que pode ser dada aos custos: custos da qualidade. Estes representam todos os custos da empresa para promover e controlar a conformidade do produto ou serviço produzido. Por exemplo, são os custos referentes a inspeções, controle de processo, treinamento, acompanhamento de sistemas da qualidade, controle estatístico do processo, certificado do fornecedor, etc. Em contrapartida, custos resultantes de falhas no produto ou serviço podem ser denominados "custos de não conformidade". Exemplos desse tipo de custo seriam perda de horas trabalhadas, perda de matérias-primas, custos adicionais em razão do fornecimento de produtos imperfeitos ao cliente, etc. Em resumo, os custos da qualidade são o resultado da soma dos custos da conformidade aos custos da não conformidade. Quanto maior for o custo da conformidade, menor será o da não conformidade, já que representa que foram eliminados falhas e desperdícios no processo de produção do produto ou serviço.

Vários fatores podem exercer influência sobre a qualidade do produto final e, assim, contribuírem para a apresentação de um produto fora dos padrões estabelecidos pela empresa, ou seja, indicativos de má qualidade: utilização de matéria-prima de má qualidade, falta de higiene, armazenamento incorreto de produtos, falta de manutenção preventiva em equipamentos, entre outros fatores.

De modo geral, é um engano achar que é mais caro oferecer produtos e serviços de alta qualidade. Muitas vezes, oferecer um produto de qualidade torna-se mais barato, pois diminuem os problemas com a qualidade e, portanto, reduzem-se os custos. Por consequência, administram-se melhor os prazos e ainda fideliza-se o cliente.

O administrador de uma unidade de alimentação e nutrição (UAN) invariavelmente vai se deparar com o controle de custos da unidade. Em razão disso, é importante conhecer outras definições que são utilizadas no dia a dia de quem trabalha com custos:

- Ativos: é o conjunto de bens, valores e créditos que formam o patrimônio de uma empresa.
- Capital de giro: é parte dos bens de uma empresa, representado pelo estoque de produtos e o dinheiro disponível para utilização.
- Despesas diretas: o mesmo que custos variáveis.
- Despesas fixas: o mesmo que custos fixos.

- Fluxo de caixa: é um instrumento de gestão financeira que indica como será o saldo de caixa para um determinado período, já que projeta todas as entradas e saídas de recursos financeiros para períodos futuros.
- Lucro: diferença entre a receita e o custo de uma empresa em um dado período.
- Margem de contribuição: refere-se à parcela com que cada venda contribui para cobrir os custos fixos.
- Margem de lucratividade: percentual de quanto cada real (R$) recebido contribui com a acumulação de lucro.
- Passivos: são as dívidas e obrigações de uma empresa.
- Preço: valor monetário estabelecido para que se possa vender um determinado bem ou serviço.
- Preço de venda: preço final de um produto ou serviço.
- Preço de venda básico: preço mínimo que deve ser cobrado.
- Preço de venda do mercado: é o preço que os clientes aceitam pagar.
- Ponto de equilíbrio: nível alcançado sem que haja lucro nem prejuízo.

Fique atento

Em uma unidade de alimentação e nutrição (UAN) é muito fácil se deparar com uma variedade imensa de opções de um mesmo de tipo de produto, dos mais variados preços, seja este um gênero alimentício, um equipamento ou um utensílio de cozinha, que são utilizados no processo de produção de alimentos que serão servidos ao cliente. No entanto, a qualidade da matéria-prima e dos equipamentos utilizados irá interferir diretamente na qualidade final do produto. A relação custo x benefício deve sempre ser avaliada para cada item do processo de produção. Equipamentos que não funcionam corretamente, impedindo a realização do cardápio, um menor rendimento da preparação em função da matéria-prima que foi utilizada ou, então, a não aceitação da preparação pela clientela são exemplos de situações que podem ocorrer quando se opta por utilizar um material de pior qualidade.

Composição dos custos em uma unidade de alimentação e nutrição

O objetivo de uma UAN é elaborar e ofertar refeições adequadas sob o ponto de vista sensorial, nutricional e higiênico-sanitário. No entanto, tudo isso deve ser realizado sem exceder os recursos financeiros disponíveis para a unidade.

Empresas de alimentação e nutrição de capital privado têm como objetivo final o lucro e, por isso, o controle de quanto se gasta em comparação ao que se ganha é muito importante. Enquanto isso, empresas de administração pública não apresentam fins lucrativos, mas normalmente se deparam com situações de escassez de recursos, em que o controle de gastos também se faz essencial no processo de produção de alimentos.

Para tanto, primeiramente é necessário conhecer os fatores que compõem os custos em uma UAN, para que, depois, com conhecimento de como funciona o processo, seja possível fazer o seu controle, de modo a atingir os objetivos propostos. A seguir serão apresentados os componentes básicos do custo de uma UAN.

Mão de obra

Todos os elementos humanos envolvidos em uma atividade de produção de bens ou serviços compõem a mão de obra ou força de trabalho. É o componente de custos mais significativo e, por isso, deve ser controlado. Além do salário dos profissionais, outros custos estão relacionados à mão de obra:

- Tipo de recrutamento (interno ou externo): pode ser interessante promover para outros cargos os funcionários que já fazem parte do quadro, pois, além de dar um incentivo, reduz custo com estabelecimento de novos contratos. Entretanto, quando o quadro de pessoal não é suficiente ou não se encontra o perfil desejado, é necessária a contratação de novos funcionários.
- Treinamento: embora alguns administradores entendam os treinamentos como apenas um custo, este também pode ser considerado um investimento, uma vez que reflete na qualidade do produto ofertado.
- Absenteísmo: são as ausências previstas e não previstas dos funcionários, que têm impacto sobre o dimensionamento do quadro de pessoal. Muitas vezes o remanejo da escala de trabalho não é suficiente para cobrir a necessidade de funcionários, acarretando no pagamento de horas extras ou contratação de novos funcionários.
- Rotatividade de pessoal: envolve os custos decorrentes da integração e do desligamento de funcionários.
- Encargos sociais.

Gêneros alimentícios

Qualquer aumento no gasto com matéria-prima refletirá no custo da refeição e, portanto, refletirá nos ganhos da empresa também. O cardápio e o tipo de serviço oferecido, os métodos de compra, os procedimentos de controle no armazenamento de alimentos, o gerenciamento sobre o controle do desperdício e perda de alimentos, seja no pré-preparo, no preparo ou na distribuição da refeição, o uso de receitas padrão e porcionamento adequado determinam grande parte dos eixos de controle de custos de uma UAN.

Outros

- Custo com manutenção: a relação entre o custo de manutenção preventiva e de manutenção corretiva deve ser avaliada. A preventiva é recomendada e exige programação por parte da unidade. Além disso, manutenção barata pode significar baixa qualidade e maior custo em longo prazo.
- Reposição de materiais e utensílios: é recomendável o controle do número de utensílios e dos responsáveis pelo uso, a fim de reduzir custos com a reposição desses materiais.
- Uniformes e EPI (equipamentos de proteção individual): é obrigatório o seu fornecimento por parte da empresa, que deve oferecê-los gratuitamente, tornando-se um custo fixo. Os mais comuns são luvas térmicas, aventais comuns e térmicos, protetores auriculares, botas e sapatos.
- Limpeza: são os custos diários provenientes do uso de fibras, detergente, álcool 70%, papel toalha, sacos de lixo, entre outros produtos. Em caso de o serviço de higienização ser terceirizado, esses custos podem estar contemplados no contrato com a empresa terceirizada.
- Descartáveis: materiais reutilizáveis devem ser primeiramente considerados e contabilizados. Mas, na falta de outra opção, gastos com material descartável compõem os custos em uma UAN.

> **Saiba mais**
>
> Os impostos de uma unidade de alimentação e nutrição não são considerados custos de produção e variam conforme o contrato estabelecido pela unidade. As UAN comerciais, com contratos de prestação de serviços, recolhem o ISS (imposto sobre serviços – tributo de competência municipal), e as UAN de autogestão, ou seja, aquelas com faturamento pela venda da refeição, recolhem o ICMS (imposto sobre circulação de mercadorias – tributo de competência estadual). Além desses impostos, para qualquer tipo de contrato é recolhido o PIS (Programa de Integração Social) e a COFINS (contribuição para o financiamento da seguridade social), ambos tributos federais que incidem sobre o faturamento, além de outros inúmeros impostos existentes. Apesar de não ser considerado custo de produção, o gasto com pagamento de impostos certamente deve ser descontado do faturamento da empresa.

Processo de produção e análise de custos em uma unidade de alimentação e nutrição

Quando se vai montar uma empresa de alimentação e nutrição, é fundamental uma análise minuciosa sobre todos os fatores envolvidos na produção de alimentos, tais como: estrutura física e dimensionamento, equipamentos e tecnologias disponíveis, particularidades na aquisição de alimentos, sistema de distribuição das refeições, pois todos irão influenciar nos custos da unidade – como já discutido anteriormente – e, portanto, devem estar previstos no orçamento disponível. Alguns pontos relativos a esse processo serão discutidos a seguir:

- Estrutura física e dimensionamento: não tanto em relação ao tamanho da planta, mas a disposição e o número de equipamentos em funcionamento e o fluxo de atividades têm relação com os custos unitários de gêneros alimentícios. Por exemplo: é plausível supor que uma unidade em déficit de equipamentos em condições de funcionamento necessitará adquirir matéria-prima já processada para ser utilizada nas suas preparações, como vegetais minimamente processados, o que certamente refletirá no custo do produto adquirido e, consequentemente, no custo da refeição.
- Equipamentos e tecnologias: em alguns casos, podem representar em economia de mão de obra. Mas não é somente por isso que equipamentos de produção mais modernos devem ser considerados nas avaliações custo x benefício de uma UAN. Estudos têm mostrado que equipamentos de ponta aumentam a segurança das refeições no que diz respeito ao

controle higiênico-sanitário. Do ponto de vista dos custos da qualidade, como já estudamos, esse pode ser uma aspecto vantajoso das tecnologias e deve ser avaliado.

- Gêneros alimentícios: diversos fatores têm interferência na qualidade das matérias-primas adquiridas, na forma da distribuição das refeições e na logística das compras. Todos esses fatores serão determinantes no cálculo final per capita dos gêneros, ou seja, quanto custam os gêneros por cada pessoa e, dessa forma, quanto custa o total de refeições produzidas.

A capacidade e a qualidade de armazenamento no local, por exemplo, devem ser levadas em consideração no momento da aquisição dos alimentos. A presença de câmaras frias e/ou *freezers* vai determinar a periodicidade da entrega dos gêneros alimentícios e do volume a ser recebido. Além disso, a disponibilidade de equipamentos e utensílios, como descascadores e processadores industriais, deve ser avaliada em relação às perdas com pré-preparo e gasto de mão de obra, quando, em comparação, pode ser mais vantajosa a aquisição de produtos minimamente processados em substituição aos alimentos *in natura*, além de serem consideradas questões como sazonalidade, oferta e procura de produtos.

Além disso, o sistema de distribuição das refeições também deve ser considerado no processo de produção e sua relação com os custos. Nesse sentido, a centralização da produção é uma das principais soluções adotadas atualmente entre empresas que buscam a competitividade no mercado. Nesse sistema, uma cozinha central é responsável pela produção de alimentos, que posteriormente são transportados para outras cozinhas satélites ou refeitório, garantindo maior produtividade e controle do processo de produção em um só local, com reflexos também no controle de segurança higiênico-sanitário do alimento. Ademais, a centralização permite um menor número de funcionários e equipamentos, também auxiliando no controle de custos. Por outro lado, serviços de *self service* são os mais comuns e implicam em maior variedade de preparações. Em restaurantes de alta gastronomia, a apresentação do produto é o carro-chefe do negócio, e não existe flexibilidade em relação à falta de determinados produtos do cardápio ou substituições por outros.

Por fim, independentemente do tipo de serviço apresentado, o controle das sobras e desperdícios compromete o custo final da refeição em qualquer serviço de alimentação. Serviços em que os restos produzidos não ultrapassam 5% da produção de alimentos são classificados como ótimos. Serviços que superam a margem dos 15% de perdas por sobras de alimentos apresentam um desempenho considerado péssimo, o que sugere a necessidade de reestruturação e revisão das etapas de produção, tais como: planejamento, preferências alimentares da clientela, treinamento de pessoal, etc.

Outro ponto importante acerca da logística de planejamento de gêneros alimentícios e sua relação com o controle de custos da refeição são as negociações feitas com os fornecedores a respeito da periodicidade das entregas, bem como o tempo e o tipo de contrato estabelecido e a forma de pagamento, caracterizando a política de compras da unidade.

Análise dos custos

Um sistema correto de informações e análise de custos possibilita um melhor desempenho, menores custos e aumento na produtividade em uma UAN. Essa análise pode ser realizada de diversas formas, sendo que uma delas é calcular índices de custos do serviço, permitindo comparar variáveis e observar se houve mudanças significativas em determinado período de tempo ou em determinados lugares.

Outra forma de avaliação de custos é a análise custo-efetividade, que consiste em buscar a padronização da comparação entre os custos dos projetos e os benefícios resultantes.

Umas das formas mais utilizadas para a análise de custos é o sistema ABC. Por meio desse sistema, é possível identificar oportunidades de redução de gastos e melhorias operacionais, sabendo quais atividades ou materiais consomem maiores ou menores recursos da unidade. Previamente à montagem da curva ABC, é feita a classificação dos gêneros nos grupos distintos A, B e C, de acordo com a sua importância de valor econômico e no volume correspondente à estocagem. Deve-se definir se a curva será em relação ao montante comprado, consumido ou estocado em determinado período. Assim, os gêneros da classe A são aqueles de alto valor monetário em relação ao montante total, os de classe B são de valor monetário intermediário em relação ao total, e os gêneros de classe C são os produtos de baixo valor monetário. Após a montagem e análise da curva, é recomendado um controle rigoroso dos produtos da classe A, objetivando uma melhor negociação com os fornecedores. A estocagem em maior quantidade dos gêneros dessa classe também deve ser evitada, devido ao alto valor dos produtos, assim como se deve procurar evitar ao máximo o desperdício desses alimentos.

Exemplo

As tecnologias e os equipamentos de ponta podem ser grandes auxiliares no controle de custos de uma UAN, muito embora a sua aquisição possa parecer, inicialmente, um investimento financeiro elevado. Em muitos casos, a relação custo x benefício é vantajosa. Como exemplo disso, tem-se o *Cook Chill*, um equipamento que permite cozinhar o alimento a uma temperatura de 74 ºC por um período superior a cinco minutos e posteriormente resfriá-lo rapidamente. Essa tecnologia de cozinhar e resfriar rapidamente proporciona um processo rápido, seguro e econômico e, além disso, mantém as características e propriedades nutricionais dos alimentos. Por isso, o *Cook Chill* tem sido utilizado largamente em cozinhas coletivas e *caterings* para aviação, especialmente na Europa e nos Estados Unidos, com crescimento cada vez maior no Brasil.

Exercícios

1. O que são custos indiretos?
  a) São aqueles que permanecem constantes e independem da quantidade e da capacidade de produção.
  b) São aqueles necessários na transformação de matéria-prima em produtos acabados.
  c) São aqueles que não podem ser apropriados diretamente ao produto e são imputados por estimativas ou rateios.
  d) São aqueles que têm relação direta com o volume de produção ou serviço, ou seja, dependendo da quantidade de produtos ou serviços produzidos pela empresa, este custo é alterado.
  e) São aqueles ligados diretamente ao produto final, ou seja, agregam valor ao produto.

2. Em relação à mão de obra, assinale a alternativa que exemplifica como o absenteísmo pode afetar os custos de uma UAN:
  a) Custos decorrentes da integração e desligamento de funcionários.
  b) Promove para outros cargos os funcionários que já fazem parte do quadro.
  c) Pagamento de INSS.
  d) Pagamento de horas extras ou contratação de novos funcionários para cobrir funcionários que estão de férias.
  e) O quadro não é suficiente e necessita a contratação de novos funcionários.

3. Protetor auricular, sapato antiderrapante e luvas térmicas devem ser fornecidos gratuitamente aos funcionários e por isso são considerados no montante de custos. Estes são exemplos de custos relativos à qual componente?
  a) Uniformes e EPIs.
  b) Material de limpeza.
  c) Descartáveis.
  d) Manutenção.

e) Reposição de utensílios.
4. Caracterizam a política de compras da empresa:
   a) Sobras e desperdícios.
   b) Disposição dos equipamentos.
   c) Uso de freezers.
   d) Centralização da produção e transporte de refeições.
   e) As negociações com os fornecedores.
5. É uma estratégia de análise de custo:
   a) *Cook Chill*.
   b) Curva ABC.
   c) *Self Service*.
   d) Manutenção preventiva.
   e) Gastos para colocação do produto ou serviço no mercado.

Leituras recomendadas

ABREU, E. S.; SPINELLI, M. G. N.; PINTO, A. M. P. *Gestão de unidades de alimentação e nutrição*: um modo de fazer. 4. ed. São Paulo: Metha, 2011.

CINTRA, P. Qualidade e redução de custos em alimentos. Rio de Janeiro: Rúbio, 2016.

MEDEIROS, T. et al. Apuração dos Custos das Refeições em um Restaurante Universitário: o caso da Universidade Federal de Santa Maria. In: CONGRESSO DE CONTROLADORIA E FINANÇAS E INICIAÇÃO CIENTÍFICA EM CONTABILIDADE, 5., 2014. Florianópolis. *Anais eletrônicos...* Disponível em: <http://dvl.ccn.ufsc.br/congresso/arquivos_artigos/artigos/1098/20140411050859.pdf>. Acesso em: 05 fev. 2017.

MOURA, P. N. de; HONAISER, A.; BOLOGNINI, M. C. M. Avaliação do resto ingestão e sobras em Unidade de Alimentação de Nutrição (UAN) do colégio agrícola de Guarapuava (PR). *Revista Salus*, Guarapuava, v. 3, n. 1, p. 71-77, jan./jun. 2009. Disponível em: <http://200.201.10.18/index.php/ salus/article/view/702/1158>. Acesso em: 05 fev. 2017.

OLIVEIRA, T. C.; SILVA, D. A. *Administração de unidades produtoras de refeições*: desafios e perspectivas. Rio de Janeiro: Rúbio, 2016.

ROSA, C. O. B.; MONTEIRO, M. R. P. *Unidades produtoras de refeições*: uma visão prática. Rio de Janeiro: Rúbio, 2014.

SILVA, S. M. C. S. da; BERNARDES, S. M. *Cardápio*: guia prático para a elaboração. São Paulo: Atheneu, 2004.

SOARES, I. C. C. et al. Quantificação e análise do custo da sobra limpa em Unidades de alimentação e nutrição de uma empresa de grande porte. *Revista Nutrição*, Campinas, v. 24, n. 4, p. 593-604, jul./ago. 2011. Disponível em: <http://www.scielo.br/pdf/ rn/v24n4/v24n4a08.pdf>. Acesso em: 05 fev. 2017.

SOUZA, K. O.; JUNGES, C.; BOTELHO, F. T. Redução de custos em uma unidade de alimentação e nutrição a partir da implantação do processo de pães congelados. In: CONGRESSO DE INICIAÇÃO CIENTÍFICA, 19., 2010, Pelotas. *Anais eletrônicos...* Disponível em: <http://necpar.com.br/uploads/material/ 402artigo_6_redua%87a%83o_de_custos_em_uma_unidade_de_alimentaa%87a%83o_e_nutria%87a%83o.pdf>. Acesso em: 05 fev. 2017.

SOUZA, L. V. de; MARSI, T. C. de O. Importância da ficha técnica em UANs: produção e custos de preparações/refeições. *Journal of the Health Sciences Institute*, São Paulo, v. 33, n. 3, p. 248-253, 2015. Disponível em: <http://www.unip.br/comunicacao/ publicacoes/ics/edicoes/2015/03_jul-set/ V33_n3_2015_p248a253.pdf>. Acesso em: 05 fev. 2017.

VIEIRA, M. N. C. M.; JAPUR, C. C. *Gestão de qualidade na produção de refeições.* Rio de Janeiro: Guanabara Koogan, 2012.

Licitação e auditoria

Objetivos de aprendizagem

Ao final deste texto, você deve apresentar os seguintes aprendizados:

- Reconhecer os pré-requisitos que os fornecedores de uma UAN devem atender, e as modalidades de licitação de compras.
- Identificar a importância da auditoria de fornecedores em serviços de alimentação.
- Descrever os pontos mais importantes para a realização de uma Visita Técnica correta.

Introdução

Em uma Unidade de Alimentação e Nutrição, os fornecedores e a qualidade de suas matérias-primas são peças fundamentais para a garantia de um serviço de qualidade. Para tanto, a parceria entre a Unidade e o fornecedor deve seguir uma série de requisitos que auxiliam na compra de um produto adequado às necessidades da empresa. Neste texto, você vai estudar quais as obrigações que os fornecedores devem atender e os tipos de licitações que podem ser utilizados para compra em Instituições Públicas. Além disso, será apresentado como funciona o processo de auditoria de fornecedores, uma ferramenta de controle necessária para ser executada por Unidades de Alimentação e Nutrição.

Características dos fornecedores e as modalidades de licitação de compras

A qualidade em uma unidade de alimentação e nutrição (UAN) está intimamente ligada à qualidade da matéria-prima utilizada para a fabricação dos seus produtos e/ou preparações. Nesse sentido, a escolha da matéria-prima deve partir de critérios técnicos avaliados cuidadosamente. Entre esses critérios, a escolha de um bom fornecedor é um requisito essencial para o sucesso de toda a cadeia de produção de alimentos, que se inicia com a chegada das mercadorias na unidade e termina com o alimento servido no prato do cliente.

Por isso, no momento da seleção de fornecedores, alguns aspectos devem ser observados, tais como:

- O fornecedor deve ser uma empresa idônea. Para tanto, ele deve apresentar uma série de documentos, como laudos, fichas técnicas do produto, frota de veículos, certificado de vistorias dos veículos de transporte, etc.
- O fornecedor deve cumprir com os prazos de entrega estipulados.
- O fornecedor deve entregar os produtos de acordo com o esperado, seja na qualidade ou na quantidade. Fornecedores não devem se comprometer a entregar quantidades de produto que estão além da sua capacidade de abastecimento.
- O fornecedor deve estar sempre disponível para contato com a unidade, para qualquer intercorrência que possa surgir, mesmo depois da venda do produto.
- O fornecedor deve ter uma relação de parceria com a unidade.
- O fornecedor deve cumprir com o preço e as condições de pagamento acordados.

Caso o fornecedor apresente falha no cumprimento de qualquer um desses requisitos, deverá ser notificado. O diálogo e as combinações entre a empresa e o fornecedor são imprescindíveis nessas situações, para que todas as falhas no processo de entregas de mercadoria sejam comunicadas e não aconteçam novamente. Dependendo da gravidade da situação, especialmente se forem recorrentes, o contrato com o fornecedor pode até ser suspenso ou reprovado. Multas podem estar previstas no contrato e, nesse caso, ser aplicadas. No caso de compra de produtos por meio de processos licitatórios, o fornecedor pode inclusive ficar impedido de participar de novos processos.

O processo de escolha do fornecedor pode ocorrer de forma diferente conforme a empresa contratante for do âmbito público ou privado. Empresas privadas têm mais liberdade para escolher os fornecedores que acharem mais adequados aos seus interesses. Também têm maior poder de negociação, no que diz respeito ao valor pago pelos produtos e às condições de pagamento, por exemplo. Nesses casos, empresas e fornecedores podem negociar pelo tipo de relacionamento de trabalho que seja vantajoso para ambas as partes. Que fique claro que os requisitos antes detalhados devem ser atendidos igualmente nessa situação, independentemente da negociação que for feita.

Já instituições públicas realizam suas compras por meio de processos licitatórios. Processos licitatórios são modalidades de aquisição de produtos ou serviços previstos pela Constituição, em que o comprador, no caso a instituição, opta pela oferta mais vantajosa, e os fornecedores interessados no negócio competem igualmente entre si, sem favorecimentos de qualquer natureza.

No Brasil, a Lei nº 8.666, de 21 de junho de 1993, regulamenta as normas para licitações e contratos da administração pública (BRASIL, 1993). Os processos de compra por meio de licitação podem ocorrer por diferentes modalidades, cada uma com suas particularidades e maior adequação a uma determinada situação. As instituições públicas escolhem a modalidade de licitação que melhor atende às suas necessidades. A seguir são apresentadas as modalidades de licitação mais utilizadas para aquisição de gêneros alimentícios e serviços em UAN:

- Concorrência: essa modalidade é indicada para compras de valor elevado, em que não é necessário o cadastramento prévio do fornecedor, desde que este preencha os requisitos que constarem no edital convocatório, que deve ter sido obrigatoriamente publicado.
- Tomada de preços: é necessário o cadastro do fornecedor, porém, os interessados podem participar até três dias antes do recebimento das propostas, desde que atendam às condições de cadastramento. Essa modalidade tem por finalidade tornar a licitação mais rápida, uma vez que abre as portas para um maior número de licitantes, embora seja tão complexa quanto a modalidade de concorrência.
- Convite: existe uma necessidade de no mínimo três fornecedores interessados, cadastrados ou não. Eles podem ou não ser convidados pela unidade administrativa. O edital dessa modalidade deve ser afixado em local próprio do setor, mas a sua publicação é dispensada, diferentemente das modalidades anteriores. Essa modalidade é mais indicada em caso de compras de valor montante reduzido.
- Pregão: criado em 2002, o pregão permite qualquer valor estimado para contratação, buscando também maior flexibilidade e agilidade. A disputa é feita por meio de propostas e lances sucessivos em uma sessão pública, em que vence o fornecedor do lance de menor preço. O pregão pode ser presencial ou eletrônico.
- Bolsa Eletrônica de Compras (BEC): criada em 2000, é um sistema eletrônico de negociação para aquisição de bens em uma única parcela. A compra pode ser feita por meio de dispensa de licitação, quando o seu

valor total não for superior a R$ 8 mil, ou por meio de convite, desde que não ultrapasse o montante de R$ 80 mil.

Uma das peças-chave para o sucesso das compras por meio de licitação reside no detalhamento do produto ou do serviço que se quer comprar. Uma vez que, em licitações, vence a proposta mais vantajosa do ponto de vista financeiro, a descrição detalhada e acurada do que se quer comprar é fundamental para que depois se receba exatamente o que se esperava do fornecedor. Caso o fornecedor não entregue o produto de acordo com o esperado, é a especificação técnica do produto que consta no edital de licitação que vai garantir o direito da empresa em reclamar essa situação e exigir que seja consertada.

Outro ponto a ser destacado sobre as licitações é de que a informatização tem sido um grande auxiliar nos processos de compra sob muitos aspectos. Processos como o Pregão ou BEC, por exemplo, que ocorrem por meio eletrônico, promovem agilidade e transparência, essenciais ao serviço público, além de economizarem recursos investidos em material de escritório, área física, mão de obra, gráfica, energia e correios.

Fique atento

O Programa Nacional de Alimentação Escolar (PNAE), por meio da Lei nº 11.947, de 16 de junho de 2009, determina que pelo menos 30% dos recursos repassados a municípios e estados pelo Fundo Nacional de Desenvolvimento da Educação (FNDE) para a aquisição de gêneros alimentícios em escolas públicas – destinados à alimentação escolar – sejam provenientes da agricultura familiar e do empreendedor rural ou de suas organizações (BRASIL, 2009). Nesse caso, dispensa-se a abertura de processo licitatório, desde que os preços sejam compatíveis com os de mercado. Com a dispensa do processo licitatório, a aquisição é feita por meio de um processo denominado "chamada pública". Em comparação com o pregão e outras formas de licitação, a chamada pública tem mais chances de atender às especificidades necessárias para compra da agricultura familiar e também é mais adequada para atender aos preceitos do PNAE, pois privilegia os produtos produzidos na região local, fortalecendo os hábitos alimentares e a cultura local.

Auditoria de fornecedores em serviços de nutrição

Até 1990, o perfil do consumidor brasileiro não era tão exigente e, por isso, as auditorias de fornecedores não aconteciam de uma forma expressiva. Aliás, até essa época, não havia profissionais suficientemente qualificados para a execução dessa atividade.

Atualmente, existem empresas prestadoras de serviços de auditoria, que, em termos de qualidade, oferecem basicamente três opções de serviços:

- Serviços integrados: nesse tipo de serviço, as empresas acompanham a certificação da qualidade do início ao término do processo.
- Serviços isolados: as empresas oferecem serviços isolados, como treinamentos, implantação de procedimentos operacionais padronizados (POP), elaboração de manual de boas práticas, elaboração de ficha técnica de produtos, auditorias internas e auditorias de fornecedores, etc. Não acompanham o processo de certificação da empresa do início ao fim. Esses serviços podem ser executados uma ou mais vezes, dependendo da necessidade do cliente.
- Serviços mistos: as empresas que oferecem esse tipo de serviço têm capacidade para desenvolver os dois tipos de serviços (integrados e isolados), mas também podem fornecer somente um deles quando solicitado.

Em uma auditoria, todos os aspectos avaliados devem ser pautados em recomendações existentes em legislações específicas da área. De acordo com as suas características, as legislações podem ser horizontais, que são as legislações generalistas, ou verticais, que são as legislações específicas. As legislações horizontais não estabelecem critérios específicos, somente o que deve ser feito. Já as legislações verticais estabelecem critérios bem específicos, como o tempo de resfriamento de um alimento ou a temperatura necessária para a eliminação dos microrganismos.

Processo de auditoria de fornecedores

Em empresas de pequeno porte, às vezes não há necessidade de visita técnica (ou auditoria) ao fornecedor. Nesses casos, deve ser mantido um cadastro atualizado dos fornecedores e um controle rigoroso no recebimento da matéria-prima, observando todos os requisitos que um produto de qualidade deve apresentar, como nome do produto, lote, data de validade, temperatura do produto, etc. Além disso, em caso de alguma irregularidade com o produto no momento da entrega ou até mesmo durante o seu armazenamento ou a sua manipulação, imediatamente deve ser redigido um documento que comprove a inadequação que foi encontrada para ser comunicada ao fornecedor. Se a irregularidade for encontrada no momento da entrega, o item deverá ser devolvido imediatamente. Se for após o recebimento, o fornecedor deverá ser comunicado, e o produto, desprezado ou devolvido, dependendo do caso. Para essas situações, o registro do ocorrido por fotos também é uma ferramenta útil para servir de comprovação do fato.

Quando houver a necessidade de devolução de matéria-prima ao fornecedor, é importante lembrar que esta deve ser armazenada, se possível, em local exclusivo. Se isso não for possível, deverá ficar isolada das demais matérias-primas devidamente identificada como "matéria-prima para devolução". Como já mencionamos, o fornecedor deve sempre se comprometer em tomar as devidas providências para que as irregularidades não se repitam, podendo ser penalizado dependendo da gravidade do caso ou da recorrência das inadequações.

Empresas maiores, por sua vez, além de terem o cadastro dos fornecedores e atentarem para uma supervisão rigorosa durante o recebimento das matérias-primas, têm também que realizar auditoria ou visita técnica do fornecedor.

A visita técnica pode ser realizada com a adoção de alguns métodos, entre os quais podemos citar:

- Questionário: tem baixo custo, mas também baixa confiabilidade, uma vez que é realizado por meio do envio, por correio ou internet, de um questionário ao fornecedor. Este preenche o questionário e o retorna à unidade, não havendo necessariamente uma visita *in loco*.
- Autoavaliação: da mesma forma que o questionário, a autoavaliação apresenta baixo custo e confiabilidade e não necessita a visita *in loco*. Para esse método ser eficaz, o fornecedor deve ser muito honesto, uma vez que é ele próprio quem preenche a avaliação.
- Visita ou auditoria: é um método bastante eficiente e apresenta alta confiabilidade, porém também alto custo. É realizada *in loco*, ou seja, o auditor acompanha pessoalmente o processo produtivo e também confere as documentações do fornecedor. O alto custo se deve ao deslocamento do auditor e do tempo que é necessário para a visita. Dependendo do tamanho da empresa, a visita pode durar até três dias.
- Histórico: também possui alto custo e alta confiabilidade, porque soma a visita *in loco* com o histórico de outras auditorias sofridas pela empresa.

Vários fatores podem influenciar a auditoria de um fornecedor, como legislação, valores e políticas de qualidade, nível de confiabilidade, meio ambiente (contexto econômico, político, religioso e histórico) e capacidade financeira da empresa. É importante lembrar que a cada mudança na legislação ou no processo do fornecedor, por exemplo, uma nova visita deve ser realizada, mesmo que a última tenha acontecido recentemente. O departamento de compras da empresa sempre deve ser comunicado dos resultados das auditorias.

O tempo do retorno que o fornecedor deve dar após uma auditoria pode acontecer de três maneiras:

1. Retorno em até uma semana, no caso de itens de extrema gravidade que possam comprometer a saúde do consumidor.
2. Retorno em até três meses para itens que possam impactar a segurança do alimento e que possam comprometer a saúde do consumidor.
3. Retorno acima de três meses para itens que não têm impacto na segurança dos alimentos e não oferecem risco à saúde do consumidor.

Saiba mais

A auditoria de fornecedores é uma obrigatoriedade fiscal e, dependendo do tamanho do estabelecimento, faz parte do controle de qualidade dentro do serviço de alimentos. Empresas com o plano de análise de perigos e pontos críticos de controle (APPCC) e certificações de qualidade têm a visita técnica *in loco* como uma exigência.

Visita técnica: como fazer?

Dois momentos distintos fazem parte de uma visita técnica. O primeiro momento é a parte da apresentação da documentação do fornecedor (manual de qualidade, manual de boas práticas de fabricação, relatórios de auditorias internas, POP, estudo da APPCC, plano de calibração de instrumentos, treinamentos realizados, plano de manutenção, resultados de análises microbiológicas, registros de qualidade, etc.). O outro momento é a etapa de verificação da manipulação de alimentos. Nessa etapa, deve-se analisar se o que está escrito nos documentos está realmente sendo cumprido.

Segundo a legislação, todos os registros de qualidade (ficha de recebimento de matéria-prima, temperatura dos alimentos, temperatura dos equipamentos, etc.) devem ficar retidos na empresa por um período mínimo de 30 dias, podendo ser descartados somente após esse período.

A ordem das auditorias deve começar pelos produtos perecíveis com maior risco de deterioração e maior carga microbiana inicial, sendo estes: alguns itens de panificação (tortas recheadas, bolos e pães com creme), carnes, pescados, leite e derivados, ovos e produtos hortifrutigranjeiros. Posteriormente, consideram-se os itens refrigerados e resfriados e, por último, os itens não perecíveis.

A pontuação da auditoria pode ocorrer de duas formas: por pontuação simples, que se baseia em questões conformes e não conformes, como, por exemplo, zero ponto para não conformidade e um ponto para conformidade; e a pontuação variada, com outros critérios para a pontuação, como gravidade do item, probabilidade de ocorrência e criticidade do perigo. Nesse tipo de pontuação, cada critério pode ser tratado com pontuação diferenciada, sendo que, quanto maior o peso da pergunta, maior a gravidade do perigo.

De modo geral, independentemente da forma de pontuação a ser utilizada, os critérios avaliados devem estar estabelecidos em legislação específica. A avaliação contempla uma gama extensa de procedimentos executados pela empresa fornecedora. As empresas produtoras ou industrializadoras de alimentos, por exemplo, devem estabelecer procedimentos operacionais padronizados (POP) que contribuam para a garantia das condições higiênico-sanitárias necessárias ao processamento de alimentos, complementando as boas práticas de manipulação. Por definição, POP é o procedimento escrito de forma objetiva que estabelece instruções sequenciais para a realização de operações rotineiras e específicas na produção, no armazenamento e no transporte de alimentos. É necessário que produtores e industrializadores de alimentos desenvolvam, implementem e mantenham POP para cada um dos itens a seguir, que, por sua vez, devem ser avaliados durante a visita técnica:

- Higienização das instalações, dos equipamentos, dos móveis e dos utensílios.
- Controle de potabilidade da água.
- Higiene e saúde dos manipuladores.
- Manejo dos resíduos.
- Manutenção preventiva e calibração de equipamentos.
- Controle integrado de vetores e pragas urbanas.
- Seleção das matérias-primas, dos ingredientes e das embalagens.
- Programa de recolhimento de alimentos.

Todo POP de uma empresa deve estar aprovado, datado e assinado pelo responsável técnico, responsável pela operação, responsável legal e/ou proprietário pela empresa. Os funcionários da empresa devem estar devidamente capacitados para execução dos POP, que também devem estar acessíveis aos responsáveis pela execução das operações e às autoridades sanitárias. Os POP também podem ser apresentados como anexo do manual de boas práticas de fabricação do estabelecimento.

Como se pode perceber, realizar uma visita técnica de qualidade é um processo complexo e trabalhoso, pois são muitos os aspectos a serem considerados. Além de todos os procedimentos que envolvem o tratamento e a manipulação dos alimentos, existe uma série de avaliações também a serem feitas sobre as condições de estrutura física da empresa, que se iniciam pela sua área externa, pelas edificações e instalações.

Em resumo, podemos citar os seguintes itens que devem ser avaliados em uma auditoria de fornecedor:

- edificações e instalações (como área externa, vias de acesso, área interna, piso, tetos, paredes e divisórias, portas, janelas e outras aberturas, escadas, elevadores de serviço, monta-cargas, instalações sanitárias, lavatórios da área de produção, iluminação e instalação elétrica, ventilação, higienização das instalações, controle integrado de pragas, abastecimento de água, manejo de resíduos, etc.);
- equipamentos, móveis e utensílios, manipuladores (itens como vestuário, hábitos higiênicos, estado de saúde, equipamento de proteção individual, etc.), produção e transporte do alimento (como matéria-prima, ingredientes, embalagens, fluxo de produção, rotulagem, armazenamento, controle de qualidade final, etc.);
- documentação.

Exemplo

A Resolução RDC nº 275, de 21 de outubro de 2002, apresenta uma lista de verificação das boas práticas de fabricação em estabelecimentos produtores/industrializadores de alimentos muito útil para visitas técnicas, pois todos os itens que devem ser avaliados estão detalhadamente descritos nessa lista (BRASIL, 2002). Trata-se de um *checklist* completo, de fácil entendimento e preenchimento para ser utilizado nas auditorias de fornecedores.

Exercícios

1. De modo geral, o que se deve fazer quando um fornecedor entrega na Unidade uma mercadoria que apresenta alguma irregularidade?
   a) Não comunicar o fornecedor e rescindir o contrato com o mesmo imediatamente.
   b) Não é necessário redigir em documento a irregularidade ocorrida.
   c) O item deve ser devolvido imediatamente.
   d) Deixar o produto inadequado juntamente com as outras mercadorias do serviço.
   e) Tirar fotos do produto não tem serventia alguma.

2. A modalidade de licitação que tem por característica a necessidade de no mínimo três fornecedores interessados, estando estes cadastrados ou não é chamada de:
   a) Concorrência.
   b) Convite.
   c) Pregão.
   d) Tomada de preços.
   e) Bolsa Eletrônica de Compras (BEC).

3. Como é denominado o tipo de serviço que uma empresa de auditoria presta na condição de acompanhar a certificação da qualidade do início ao término do processo:
   a) Serviço integrado.
   b) Chamada Pública.
   c) Serviço isolado.
   d) Legislações verticais.
   e) Serviço misto.

4. Uma visita técnica ou auditoria in loco consiste em dois momentos, sendo um deles a apresentação da documentação do fornecedor, e a outra:
   a) Auto avaliação.
   b) Notificação do fornecedor.
   c) Questionário.
   d) Verificação da manipulação de alimentos.
   e) Verificação dos treinamentos realizados.

5. Qual é a Resolução que apresenta um *check list* completo, de fácil entendimento e preenchimento para ser utilizado nas auditorias de fornecedores?
   a) Lei nº 8.666/93.
   b) Pontuação variada.
   c) Legislações horizontais.
   d) Lei nº 11.947/09.
   e) Resolução RDC nº 275/02.

Referências

BRASIL. *Lei nº 8.666, de 21 de junho de 1993*. Regulamenta o Art 37, inciso XXI, da Constituição Federal, institui normas para licitações e contratos da Administração Pública e dá outras providências. Brasília, DF, 1993. Disponível em: <http://www.planalto.gov.br/ccivil_03/leis/L8666cons.htm>. Acesso em: 05 fev. 2017.

BRASIL. *Lei nº 11.947, de 16 de junho de 2009.* Dispõe sobre o atendimento da alimentação escolar e do Programa Dinheiro Direto na Escola aos alunos da educação básica; altera as Leis nºs 10.880, de 9 de junho de 2004, 11.273, de 6 de fevereiro de 2006, 11.507, de 20 de julho de 2007; revoga dispositivos da Medida Provisória nº 2.178-36, de 24 de agosto de 2001, e a Lei nº 8.913, de 12 de julho de 1994; e dá outras providências. Brasília, DF, 2009. Disponível em: <http://www.planalto.gov.br/ccivil_03/_ato2007-2010/2009/lei/l11947.htm>. Acesso em: 05 fev. 2017.

BRASIL. Resolução RDC ANVISA nº 275, 21 de outubro de 2002. Dispõe sobre o Regulamento Técnico de Procedimentos Operacionais Padronizados aplicados aos Estabelecimentos Produtores/Industrializadores de Alimentos e a Lista de Verificação das Boas Práticas de Fabricação em Estabelecimentos Produtores/Industrializadores de Alimentos. *Diário Oficial da União*, Brasília, DF, 23 outubro 2003. Disponível em: <http://www.rio.rj.gov.br/dlstatic/10112/5125403/4132350/ResoluuoRDC27521.10.2002.pdf>. Acesso em: 05 fev. 2017.

Leituras recomendadas

ABREU, E. S.; SPINELLI, M. G. N.; PINTO, A. M. P. *Gestão de unidades de alimentação e nutrição*: um modo de fazer. 4. ed. São Paulo: Metha, 2011.

BRASIL. Resolução RDC ANVISA nº 216, de 15 de setembro de 2004. Dispõe sobre Regulamento Técnico de Boas Práticas para Serviços de Alimentação. *Diário Oficial da União*, Brasília, DF, 16 set. 2004. Disponível em: <https://goo.gl/fXxvkV>. Acesso em: 05 fev. 2017.

BRASIL. Portaria MS nº 1428, de 26 de novembro de 1993. Aprova o regulamento técnico para Inspeção Sanitária de Alimentos, Diretrizes para o Estabelecimento de Boas Práticas de Produção e de Prestação de Serviços na Área de Alimentos e o Regulamento Técnico para o Estabelecimento de Padrão de Identidade e Qualidade para Serviços e Produtos na Área de Alimentos. *Diário Oficial da União*, Brasília, DF, 02 dez. 1993. Disponível em: <https://goo.gl/LBjdDe>. Acesso em: 05 fev. 2017.

BRASIL. Portaria MS nº 326, de 30 de julho de 1997. Aprova o regulamento técnico sobre as condições higiênico-sanitárias e de boas práticas de fabricação para estabelecimentos produtores/industrializadores de alimentos. *Diário Oficial da União*, Brasília, DF, 01 ago. 1997. Disponível em: <http://www.saude.rj.gov.br/comum/code/MostrarArquivo.php?C=MjA0OA%2C%2C>. Acesso em: 05 fev. 2017.

BRASIL. Ministério da Educação. *Aquisição de produtos da agricultura familiar para a alimentação escolar*. 2. ed. Brasília, DF: Ministério da Educação, 2016. Disponível em: <http://www.fnde.gov.br/programas/ alimentacao-escolar/agricultura-familiar>. Acesso em: 05 fev. 2017.

CINTRA, P. Qualidade e redução de custos em alimentos. Rio de Janeiro: Rúbio, 2016.

COLARES, L. G. T et al. *Contratação de serviços terceirizados de alimentação e nutrição:* orientações técnicas. Rio de Janeiro: Rúbio, 2014.

OLIVEIRA, T. C.; SILVA, D. A. *Administração de unidades produtoras de refeições*: desafios e perspectivas. Rio de Janeiro: Rúbio, 2016.

VIEIRA, M. N. C. M.; JAPUR, C. C. *Gestão de qualidade na produção de refeições*. Rio de Janeiro: Guanabara Koogan, 2012.

SCHNEIDER, A. P. Fornecimento de hortifrutigranjeiros para Unidades de Alimentação e Nutrição hospitalares. *Ciência e Tecnologia de Alimentos*, Campinas, v. 26, n. 2, p. 253-258, abr./jun. 2006. Disponível em: <http://www.scielo.br/ pdf/cta/v26n2/30169.pdf>. Acesso em: 05 fev. 2017.

O consumidor

Objetivos de aprendizagem

Ao final deste texto, você deve apresentar os seguintes aprendizados:

- Descrever o perfil do consumidor na alimentação fora do lar.
- Identificar as atuais necessidades deste consumidor.
- Reconhecer pontos importantes no atendimento dos desejos e anseios do cliente, conforme a tendência de consumo.

Introdução

A alimentação é necessidade básica para qualquer sociedade. Influencia a qualidade de vida por ter relação com a manutenção, prevenção ou recuperação da saúde. Deve ser saudável, completa, variada, agradável ao paladar e segura para, assim, cumprir seu papel. Estudar os hábitos alimentares é fundamental para identificar o que os consumidores adquirem em termos de alimentos e quais os fatores que permeiam a escolha destes alimentos. Neste texto, abordaremos os consumidores e os serviços de alimentação, assim como o comportamento do consumidor e a tendência de consumo no mercado alimentício.

O consumidor e a UAN

As transformações no mundo contemporâneo provocaram mudanças significativas na alimentação e nos hábitos alimentares dos seres humanos, que passaram a usufruir cada vez menos do universo doméstico. Essas mudanças foram ocasionadas por fatores que perpassam a urbanização, a industrialização, a profissionalização das mulheres, a elevação do nível de vida e de educação, o acesso mais amplo da população ao lazer, a redução do tempo para o preparo e/ou consumo do alimento, as viagens, entre outros fatores.

A preferência atual dos consumidores por refeições mais convenientes influenciou o mercado da alimentação coletiva. Ele cresce no mundo todo e, no Brasil, atende a mais de dois milhões de trabalhadores. Além da praticidade, o autosserviço (*self service*) oferece refeições variadas e de baixo custo, permitindo ao consumidor compor o seu prato, de acordo com a sua preferência. A partir dos anos 1990, houve um crescimento dos setores de serviços de alimentação e de alimentação fora do lar. O número de restaurantes comerciais no Brasil duplicou na última década e movimenta, até os dias de hoje, bilhões de reais.

Com o aumento da procura vem o aumento da concorrência, fazendo com que seja necessário identificar os principais atributos na hora da escolha. A escolha alimentar humana está condicionada pela situação onívora do homem, isto é, apresentar a capacidade de consumir todos os grupos alimentares, ao mesmo tempo em que é influenciado por fatores relativos aos alimentos, como sabor, variedade, valor nutricional, aparência e higiene, além dos fatores do próprio indivíduo, como determinantes biológicos, socioculturais, econômicos e psicológicos.

Nesse sentido, verifica-se que os consumidores buscam nos restaurantes diversas opções de alimentos, variedades de itens no cardápio, além de flexibilidade nas refeições. Entre outros fatores influenciáveis na escolha destacam-se: cardápio, higiene, qualidade profissional, acessibilidade, segurança, qualidade nutricional, confiabilidade e fidelidade, pois interferem diretamente e com mais frequência na escolha do consumidor pelo local onde se alimentar.

Sabe-se que o propósito das unidades de alimentação e nutrição (UAN) não deve ser apenas alimentar o homem, mas alimentá-lo bem. Isso significa não oferecer apenas produtos sensorialmente adequados, mas produtos seguros sob o aspecto higiênico e sanitário. A contaminação dos produtos pode provocar sérios danos à saúde, como as toxinfecções alimentares. A incidência de doenças relacionadas ao consumo de alimentos cresce anualmente; o número de refeições realizadas fora de casa potencializa o surgimento de doenças veiculadas por alimentos (DVA) e, consequentemente, os surtos alimentares. A contaminação dos alimentos se inicia na produção da matéria-prima e se estende às etapas de transporte, recepção e armazenamento. Durante a manipulação, pode haver contaminação por condições precárias de higiene de manipuladores, equipamentos, utensílios, ambiente e condições inadequadas de armazenamento dos produtos prontos para consumo. Assim, a higiene alimentar é fundamental para a garantia de qualidade dos produtos alimentícios e se insere em todas as operações relacionadas à manipulação de qualquer gênero alimentício; requer procedimentos apropriados no cultivo, na transformação, na distribuição e no consumo. Por meio das boas práticas de alimentação, as UAN estão dentro de uma qualificação direta.

No Brasil, a mão de obra recrutada para a realização das atividades em UAN normalmente não é qualificada e em muitos casos não treinada até assumir suas atividades na produção de refeições. Existe também a mão de obra semiqualificada, que, em algum momento de sua trajetória, recebeu treinamento ou teve contato com a produção de refeições. Com isso, o programa de treinamento em cada UAN é de extrema importância e necessidade. No sistema de distribuição centralizado, como nos restaurantes de autosserviço, há também a probabilidade de contaminação dos alimentos pelos consumidores, uma vez que estes mantêm contato direto com os alimentos expostos no balcão de distribuição. Verifica-se que a transgressão às regras fundamentais de lavagem das mãos – após usar sanitários, antes das refeições e em outras situações de risco – possibilita a contaminação de produtos. As mãos são importante veículo de contaminação, quando em contato com indivíduos, indivíduo e alimento, indivíduo e equipamento, utensílio, ambiente. O ato de espirrar sobre as mãos ou sobre outra superfície qualquer pode contaminar com uma quantidade importante de microrganismos.

Dessa forma, nas UAN, os programas de capacitação de manipuladores devem enfatizar a importância da saúde individual e coletiva, incluindo noções básicas de higiene pessoal e ambiental, e destacar os danos que a ausência desses cuidados causa sobre a saúde do consumidor, conscientizando os manipuladores do seu papel na prevenção das DVA.

Vencida a etapa de preparação/industrialização, os alimentos continuam expostos à contaminação nos centros de distribuição, supermercados, restaurantes, nas mercearias e residências. Um alto índice de casos de DVA tem origem na contaminação dos alimentos pelo seu consumidor final. Na observação das atitudes de risco, verificamos aquelas praticadas pelos consumidores e até mesmo por colaboradores sem o devido treinamento, no momento do autosserviço, e podemos selecionar algumas delas: não lavar as mãos imediatamente antes do autosserviço; mexer no cabelo perto das preparações expostas no balcão; falar em cima das preparações no balcão de distribuição; deixar a gravata, as mangas da camisa, bolsas, blusas, vestidos ou casacos tocarem nas preparações; deixar parte do corpo encostar nas preparações; tossir sobre as preparações; espirrar sobre as preparações; utilizar o utensílio de uma preparação em outra já servida no prato do consumidor; não trocar os utensílios das preparações; deixar o utensílio cair dentro da preparação; retirar alimentos do seu prato e devolvê-los às cubas com a mão ou utensílio disponível; consumir alimentos antes da pesagem; arrumar alimentos no prato com os utensílios das preparações. Por essas razões, na produção de alimentos é fundamental que o manipulador, ao ser capacitado, seja alertado sobre a importância da higiene pessoal, do ambiente, dos equipamentos e utensílios ao manipular os alimentos.

> **Fique atento**
>
> A qualidade do atendimento é um diferencial no momento da escolha do restaurante para a maioria dos consumidores e representa grande influência sobre a decisão de frequentar ou não um determinado local. O bom atendimento contribui para a alimentação se tornar prazerosa, enquanto o atendimento ruim e a monotonia do cardápio são considerados uma das principais causas de desistência em relação a um estabelecimento.

Comportamento de consumo

As transformações nos hábitos alimentares da população brasileira nas décadas de 1980 e 1990 nem sempre foram positivas sobre o estado de saúde e nutrição. De uma maneira geral, nota-se um aumento do consumo de gorduras saturadas e hidrogenadas, a substituição de consumo de alimentos ricos em nutrientes, como frutas, legumes e verduras (FLV), por alimentos energeticamente densos e ricos em açúcares e gorduras, o aumento de consumo de alimentos salgados e gordurosos e a redução dos níveis de atividade física. No entanto, o consumo de alimentos orientados para a saúde, entre eles FLV, fibras alimentares, produtos *diet* e *light* e alimentos funcionais, vem crescendo nos últimos anos, movimentando um mercado de aproximadamente US$ 60 bilhões no mundo.

Essas mudanças levam a duas práticas alimentares relevantes para o consumidor orientado para a saúde. Por um lado, as pessoas preocupadas com a estética e que buscam alimentos que sejam adequados para a *performance* física consomem produtos de baixo teor calórico, principalmente os *lights/diets*. Por outro lado, há os consumidores que buscam uma dieta que possa prolongar a vida com qualidade, caracterizada pelo uso de pouca proteína animal, consumo de grãos integrais e de frutas, legumes e verduras. A demanda de alimentos funcionais está presente nas duas práticas alimentares. Esses consumidores podem ser chamados de "diestéticos". Torna-se imprescindível uma maior atenção às mudanças verificadas no comportamento dos consumidores de alimentos, tanto para os formuladores de políticas públicas quanto para os pesquisadores e profissionais de *marketing*. Dessa forma, estudar os hábitos alimentares é fundamental para identificar o que os consumidores adquirem em termos de alimentos e quais os fatores que permeiam a escolha desses alimentos.

É necessário enfatizar que o jeito de comer define não apenas aquilo que é ingerido como também aquele que ingere. Os estudos sobre o comportamento do consumidor iniciaram-se na década de 1960, com o objetivo de identificar e compreender as variáveis do comportamento do consumidor, as atitudes perante diferentes produtos e as razões de causa e efeito que reagem à persuasão. O comportamento de consumo pode ser sumarizado como o estudo de processos envolvidos quando as pessoas estão procurando, comprando, usando e avaliando determinados bens, serviços e ideias. Permite compreender a vida diária dessas pessoas, seus cotidiano e maneira como se relacionam com bens, serviços e com outras pessoas. Portanto, conhecer o consumidor significa compreender seu comportamento de tomada de decisão, que se relaciona com o processo pelo qual os indivíduos determinam como, quando, o que e, sobretudo, onde comprar.

Em todo o mundo, o comportamento do consumidor está passando por uma série de mudanças. O processo de globalização acelera o fluxo de informações entre as pessoas de diferentes países, permitindo que informações sobre os hábitos alimentares e as preferências do consumidor se espalhem rapidamente. Não podemos deixar de compreender o fato de os consumidores estarem evoluindo rapidamente em resposta às mudanças sociais, culturais, econômicas e éticas. Socialmente, por exemplo, mudanças na estrutura doméstica e no estilo de vida têm levado as pessoas a gastarem menos tempo na compra e na preparação de alimentos. Estabilidade econômica e níveis maiores de renda permitem que os consumidores escolham qual alimento comprar, que qualidades preferem e quais influências de compra desejam satisfazer.

Nesse sentido, vislumbram-se duas tendências mundiais complementares: as mudanças nos hábitos alimentares dos indivíduos e o interesse dos pesquisadores no desenvolvimento de novas técnicas. A análise dessas mudanças, no entanto, guarda certa complexidade decorrente da variedade de fatores determinantes, entre eles: culturais, econômicos, sociais, psicológicos e antropológicos. Esses fatores agem em conjunto de forma a tornar complexa a identificação do fator preponderante em uma decisão de compra.

No mundo atual, com as arenas cada vez mais competitivas, conhecer o cliente torna-se fundamental na busca de vantagens competitivas pelas empresas. Esse conhecimento é fundamental para a compreensão das necessidades e dos desejos de determinados grupos e para a determinação de segmentos-alvo a serem atingidos por uma empresa, bem como na definição de estratégias de *marketing* que deverão ser utilizadas. Podemos entender quais são as forças que determinam o comportamento do consumidor de alimentos:

- **emoção**: estado interno de tensão que pode ser prazeroso ou não e pode ser mais ou menos consciente para o consumidor;
- **motivo**: estado interno de tensão combinado com uma determinada atividade como objetivo (orientado por atividade);
- **atitude:** disposição ou predisposição do consumidor para reagir positiva ou negativamente a um estímulo do produto (orientado pelo objeto).

Não havendo base emocional, não há motivo. E não havendo motivo, não há atitude. Isso leva ao comportamento de compra e consumo. No caso de frutas, por exemplo, a demanda pode ser assim descrita: quanto mais forte o interesse em saúde, mais forte será o motivo saúde e mais positiva será a imagem de fruta. A consequência é uma maior probabilidade de compra.

A relação entre motivos/atitudes e comportamento de compra não é unilateral (causa-efeito), pois este último pode influenciar o primeiro (efeito circular). São diversos os fatores que influenciam ou determinam a aquisição de um produto por um consumidor. O processo de compra de produtos ou serviços pode ser definido em cinco etapas: reconhecimento da necessidade, busca de informações, avaliação das alternativas, decisão de compra e avaliação após a compra. O reconhecimento de uma necessidade pode advir de estímulos internos (fome, sede, cansaço ou interesses pessoais) ou externos (comercial em geral, incentivo de outras pessoas, etc.); quando os estímulos ou impulsos são internos ao indivíduo, são chamados de motivação. Há vários determinantes da motivação que os indivíduos buscam para seu processo de compra e consumo. O excesso de informações nutricionais falsas nos alimentos pode confundir muitos consumidores, sem saber como e o que comer para ter uma boa saúde. Apesar de informações contraditórias e tendências de pesquisadores contra ou a favor de proteínas, gorduras e carboidratos, existe um grupo de alimentos (entre eles os principais são frutas, legumes e verduras) sobre o qual a maioria dos especialistas em nutrição concorda.

As necessidades mais básicas do ser humano, como as fisiológicas, as de segurança e, também, as necessidades sociais, são influenciadas por fatores psíquicos e não podem ser dissociados na compreensão dos motivos que influenciam as decisões de compra dos consumidores. É necessário conhecer os motivos que levam uma pessoa a comprar e consumir um produto alimentício:

- **Necessidades nutricionais:** são as exigências de carboidrato, proteína, gordura, vitaminas e minerais, que dependem de idade, gênero e condições de trabalho da pessoa, além de clima e outros fatores.
- **Motivo de saúde:** no século XXI, as pessoas têm ganhado mais consciência para o controle de peso e a prática de exercícios físicos. Isso exige a ingestão de menos calorias e uma maior atenção para alimentação mais saudável, como produtos *diet/light* e funcionais.
- **Desejo de alimentação prazerosa:** consumir alimentos é muito mais do que simplesmente ingerir nutrientes. Muitas pessoas preferem alimentos saborosos e diversificados que exerçam o seu comportamento hedônico. O desejo por alimento prazeroso pode conflitar com o motivo saúde, mas pode ser uma boa oportunidade de mercado para a empresa inovar em comida prazerosa e saudável.
- **Conveniência:** as pessoas buscam evitar esforço na compra, no preparo e no consumo de alimentos. Com a maior incidência da mulher no mercado de trabalho e a necessidade das pessoas de usar mais tempo para o lazer, alimentos prontos e semiprontos são os preferidos de um amplo grupo de clientes. Os pratos prontos, chamados na Europa de *pret-a-manger*, chegaram ao Brasil recentemente por intermédio de empresas como Sadia e Perdigão.
- **Motivo de segurança:** problemas sanitários verificados nos últimos anos na Inglaterra, com o aparecimento da encefalopatia espongiforme bovina (BSE), a doença da vaca louca, na Bélgica, com a contaminação da carne de frango pela presença de uma dioxina na ração, e, na Ásia, com a gripe asiática, que levou à dizimação do rebanho avícola, alertaram o mundo sobre a segurança do alimento. Resíduos de antibióticos nos frangos, de defensivos nos grãos e de promotores de crescimento em bovinos têm determinado a redução da confiança dos consumidores.
- **Normas do grupo de referência:** normalmente, os consumidores seguem as normas do grupo a que pertencem. Motivos religiosos, por exemplo, determinam hábitos de consumo, como os judeus, que não comem carne de porco, e os hindus, que não comem a carne bovina.
- **Prestígio:** a pessoa consome certos tipos de alimentos para buscar o reconhecimento de seu grupo. As pessoas de baixo nível de confiança tendem a imitar outras de maior grau de confiança, imitar aquelas que não dependem da opinião de outras pessoas. Exemplos de produtos alimentícios usados para esse fim incluem espumante, caviar e bacalhau.

> **Saiba mais**
>
> Hoje o consumidor é mais bem informado e consequentemente mais exigente. Isso influencia suas escolhas. Novas necessidades surgiram, e os estabelecimentos fornecedores de alimentação, ou UAN, continuaram adequando-se ao mercado, desenvolvendo novos produtos e mudando a prestação de serviços de acordo com as percepções e as características pessoais de seus clientes com relação à comida e ao atendimento.

Tendências no consumo de alimentos

O número de pessoas no planeta vem aumentando consideravelmente, segundo a Organização das Nações Unidas (ONU). A população mundial subiu 170% de 1950 até 2009, apresentando uma taxa anual de crescimento de 1,70% e estima-se que chegaremos em 2025 com 8,1 bilhões de pessoas no planeta (Perspectivas de População Mundial).

Não somente o aumento da população explica possíveis alterações na demanda, os níveis de urbanização também geram pesados impactos na comercialização de alimentos. Em regiões com maior desenvolvimento econômico, os indivíduos migram para áreas urbanas na busca por melhores condições de vida e oportunidades, ou seja, essa parcela da população deixa de produzir seu próprio alimento ou parte dele, incorporando imediatamente a parcela de consumidores que demandam alimentos de melhor qualidade, principalmente processados e industrializados.

A forte tendência mundial de crescimento exponencial da população urbana, superior à rural, pressionará, cada vez mais intensamente, a demanda futura por alimentos. A proporção de casais sem filhos apresenta crescimento constante, fortalecendo ainda mais a tendência de queda no número médio de filhos por mulher. Existe também a tendência de jovens casais, sem filhos ou com até dois filhos, consumindo alimentos processados e industrializados de rápido preparo. Em relação ao envelhecimento, em 1950 a idade média da população era de apenas 24 anos, enquanto, atualmente, aproxima-se dos 29 anos. Esses dados mostram uma tendência de consumo, ou seja, as taxas indicam uma alteração no perfil das necessidades nutricionais dos produtos a serem consumidos para cada faixa etária abordada. Também se destaca a mulher no mercado de trabalho, que responde por taxas exponenciais, ano após ano, no acesso a vagas que antes eram exclusivamente reservadas a homens, fazendo com que haja importante aumento na alimentação fora do lar e a compra de alimentos prontos para o consumo.

A renda interfere quantitativa e qualitativamente na busca por alimentos. Excluindo nichos de mercado e demais particularidades, crescentes níveis de renda levam, em um primeiro momento, ao aumento da quantidade consumida e, logo após, a uma melhor seleção dos produtos adquiridos, ou seja, a busca por alimentos de melhor qualidade. Nesse primeiro estágio, são adquiridos alimentos mais restritos a fontes nutricionais menos onerosas, como cereais e produtos básicos. Após, adquirem-se alimentos mais complexos e industrializados, como derivados do leite, carnes de aves e demais fontes de proteína animal. Chegamos então aos níveis elevados de renda, em que essa parcela dos consumidores passa a considerar características além das nutricionais. São aspectos relacionados à sustentabilidade no processo produtivo, boas práticas de fabricação, preservação ao meio ambiente, produtos que gerem baixos níveis de resíduos, regionalização e certificações. Com vários fatores que influenciam o consumo, o produtor rural deve estar ciente de que o Brasil, seguido por vários países em desenvolvimento, como a China e a Índia, passou por um período forte de crescimento econômico e de renda nas últimas décadas. Isso intensifica e altera o perfil de consumo da população, principalmente pela preferência por alimentos mais elaborados e proteicos, aliados às necessidades de cada faixa etária.

Existem vários pontos reunidos que apresentam as tendências e como o agronegócio pode utilizá-las para melhorar seu mercado. Como a importância das informações no rótulo das embalagens, a utilização de selos de qualidade e de produtos orgânicos certificados, enriquecidos, com tecnologias de rastreabilidade, entre outras ações com o objetivo de que o potencial consumidor torne-se um cliente regular do produto.

Nesse contexto, é preciso comentar sobre a diferenciação estratégica. Como forma de inovação, o mercado brasileiro de ingredientes destinados à fabricação de alimentos beneficiados vem crescendo nos últimos anos, ultrapassando a marca de US$ 1 bilhão em 2008. Trata-se de uma área bastante dinâmica em que as inovações resultam em oportunidades de lançamento de novos produtos. Alguns ingredientes que podem ser utilizados na agroindústria são os seguintes: **aromas** mais pronunciados, entre eles os modulares de sabor são uma tendência; **novos corantes**, em especial os naturais; **edulcorantes**, substitutos de gordura e moderadores de apetite; **probióticos, prebióticos e simbióticos**, que auxiliam na regulação da atividade intestinal; **ingredientes que auxiliam no desempenho mental**, como ômega 3 e 6, vitaminas (complexo B, C, D e E), colina e triptofano; **ingredientes com altos níveis proteicos, peptídeos e**

aminoácidos, que são indicados para alimentação esportiva; **ingredientes que apresentem** sustentabilidade econômica, social e ambiental, antioxidantes, vitaminas e minerais. Outra forte tendência é a utilização dos bioingredientes e dos nanoingredientes, porém, ainda estão em estudos e testes, sendo precoce prever a sua participação e evolução em receitas e novos produtos.

Embora as embalagens permitam a comercialização e a diferenciação de produtos, aliando ainda educação e informação do consumidor, as etapas de aquisição, produção, transporte e descarte não podem resultar em consequências negativas para o ambiente nem para a sociedade. Essa tendência tem que ser muita clara nas agroindústrias e estar presente na pesquisa de mercado que antecede o lançamento de novos produtos. A eficácia da embalagem, protegendo adequadamente o produto, principalmente se transportado para longas distâncias e reduzindo perdas, é também um instrumento importante que busca agregar valor por meio de práticas sustentáveis.

É possível destacar algumas funções estratégicas que os processos terão para as indústrias de alimentos em curto e médio prazo. Entre elas estão:

- A melhoria da qualidade sensorial dos produtos finais, para a qual processos deverão ser atualizados e os equipamentos substituídos para garantir ao consumidor um produto mais rico sensorialmente, como a separação de queijo fatiado por membranas, que resulta em um produto com manutenção das características funcionais e sensoriais, após resfriamento.
- A conservação e a manutenção do frescor dos alimentos, que serão cada vez mais procuradas e valorizadas pelo consumidor.
- A preservação do valor nutricional dos alimentos durante o transporte e armazenamento.
- Maior praticidade e flexibilidade dos produtos para consumo.
- A redução de resíduos e perdas.
- O aumento da produtividade e flexibilização na produção.
- As certificações na segurança dos alimentos.
- A sustentabilidade em toda a cadeia.
- O baixo consumo energético para a adoção desses novos processos, que tem o objetivo de aumentar a competitividade de cada agroindústria envolvida no processo.

Exemplo

O primeiro passo para o produtor identificar novas tendências em alimentos para o agronegócio é monitorar os principais fatores que influenciam o consumo de alimentos no Brasil e no mundo. As informações evidenciam que as transformações na demanda estão levando a importantes mudanças no comportamento do consumidor. Se a agroindústria estiver atenta a essas mudanças, é possível estabelecer novas ações e produtos buscando diferenciais competitivos em relação aos demais. Prova disso é a procura por alimentos funcionais e alimentos orgânicos, que deverá ter crescimento constante ao longo dos próximos anos. É importante estar atento às novas legislações e especificidades relativas a tais produtos.

Exercícios

1. Para a compreensão das necessidades e desejos de determinados grupos e para a determinação de segmentos-alvo a serem atingidos por uma empresa, torna-se fundamental conhecer quais são as forças que determinam o comportamento do consumidor de alimentos, a seguir:
    a) Desrespeito, atitude, emoção.
    b) Necessidade, motivo, atitude.
    c) Emoção, motivo, atitude.
    d) Atitude, conveniência, status.
    e) Emoção, atitude, comprometimento.

2. É necessário conhecer os motivos que levam uma pessoa a comprar e consumir um produto alimentício. Atualmente, a maior conscientização quanto o controle maior atenção à alimentação saudável, como o consumo de produtos light e funcionais. Tal escolha alimentar está relacionada a:
    a) Necessidades nutricionais.
    b) Motivo de saúde.
    c) Desejo de alimentação prazerosa.
    d) Conveniência.
    e) Motivo de segurança.

3. Também muitos consumidores são atentos quanto à qualidade sanitária dos alimentos que irão comprar e consumir, face aos problemas sanitários verificados no mundo todo, tais como: a encefalopatia espongiforme bovina (BSE); a doença da vaca louca; a gripe asiática; resíduos de antibióticos na carne de frango, entre outros. Esta situação na escolha de alimentos/produtos relaciona-se a:
    a) Motivo de saúde.
    b) Conveniência.
    c) Prestigio.

d) Necessidades nutricionais.
e) Motivo de segurança.

4. É possível destacar algumas funções estratégicas e atualizações que os processos terão para as indústrias de alimentos em curto e médio prazo. Um exemplo disso é a separação de queijo fatiado por membranas, resultando em um produto que mantém as características funcionais e sensoriais após o resfriamento. Tal estratégia pode ser adotada para:
   a) Melhoria da qualidade sensorial dos produtos finais.
   b) Conservação e manutenção do frescor dos alimentos.
   c) Preservação do valor nutricional dos alimentos.
   d) Maior praticidade e flexibilidade dos produtos para consumo.
   e) Sustentabilidade em toda a cadeia.

5. A preferência atual dos consumidores por refeições mais convenientes influenciou e influencia o mercado da alimentação coletiva. Além da praticidade, há a oferta de refeições e com preço reduzido, possibilitando a escolha dos alimentos que comporão o prato. Qual tipo de serviço corresponde a tal descrição?
   a) À la carte.
   b) Refeições coletivas.
   c) Refeições institucionais.
   d) Autosserviço.
   e) Restaurante tradicional.

Leituras recomendadas

ANJOS, C. M. et al. Avaliação dos fatores que influenciam o consumidor na escolha de restaurantes do tipo self-service. *Revista Contextos da Alimentação*, São Paulo, v. 3, n. 1, dez. 2014. Disponível em: <http://www3.sp.senac.br/hotsites/ blogs/revistacontextos/wp-content/uploads/2014/12/31_ Revista-Contextos_ed-vol-3-n-1.pdf>. Acesso em: 22 jan. 2017.

CASOTTI, L. *À mesa com a família*: um estudo do comportamento do consumidor de alimentos. Rio de Janeiro: Manuad, 2002.

ENGEL, J. F.; BLACKWELL, R. D.; MINIARD, P. W. *Comportamento do consumidor*. 9. ed. Rio de Janeiro: Livros Técnicos e Científicos, 2005.

FEDERAÇÃO DAS INDÚSTRIAS DO ESTADO DE SÃO PAULO (FIESP). *Pesquisa Nacional Fiesp/IBOPE sobre perfil de consumo de alimentos*: Brasil Food Trends 2020. [2010]. Disponível: <www.abic.com.br/media/ EST_PESQFoodTrendsl.pdf>. Acesso em: 05 fev. 2017.

GARCIA, R. W. D. Reflexos da globalização na cultura alimentar: considerações sobre as mudanças na alimentação urbana. *Revista Nutrição*, Campinas, v. 16, n. 4, p. 483-492, out./dez. 2003. Disponível em: <http://www.scielo.br/ pdf/rn/v16n4/a11v16n4.pdf>. Acesso em: 05 fev. 2017.

PEREIRA, D. A. *O comportamento dos consumidores de alimentos*: tendências da gastronomia no Brasil: 5ª parte. 11 ago. 2015. Disponível: <www.espacogourmetmundodagastronomia.com/.../ o-comportamento-dos-consumidor>. Acesso em: 05 fev. 2017.

PINHEIRO, A. R. de O.; GENTIL, P. C. *A iniciativa de incentivo ao consumo de legumes, verduras e frutas (L,V&F) no Brasil:* documento base. Brasília, DF: Ministério da Saúde, [2005]. Disponível em: <http://189.28.128.100/nutricao/ docs/sma/2005/docfl&v.pdf>. Acesso em: 05 fev. 2017.

POZZO, D. N. O perfil do consumidor de alimentos funcionais: um estudo bibliográfico das tendências mundiais. *Revista Cadeia Produtiva,* Cachoeirinha, RS, v. 1, n. 1, p. 1-15, 2012. Disponível em: http://ojs.cesuca.edu.br/index.php/ revistaadministracaoetc/article/view/70/pdf Acesso em: 22/01/2017.

SEBRAE. *Resposta técnica*: tendências no consumo de alimentos. 2014. Disponível em: <https://goo.gl/g43iAG>. Acesso em: 22 jan. 2017.

ZANDONADI, R. P. et al. Atitudes de risco do consumidor em restaurantes de auto-serviço. *Revista Nutrição*, Campinas, v. 20, n. 1, p. 19-26, jan./fev. 2007. Disponível em: <http://www.scielo.br/pdf/ rn/v20n1/a02v20n1.pdf>. Acesso em: 22 jan. 2017.

Marketing para UANs e UPRs e o mercado de refeições coletivas no Brasil e no mundo

Objetivos de aprendizagem

Ao final deste texto, você deve apresentar os seguintes aprendizados:

- Reconhecer a representatividade da alimentação coletiva no mercado brasileiro e mundial.
- Diferenciar Unidade de Alimentação e Nutrição e Unidade Produtora de Refeição.
- Identificar a influência do *marketing* no segmento da alimentação fora do lar.

Introdução

O mercado da alimentação fora do lar, também chamado de *Food Service*, possui significância no cenário mundial há bastante tempo e, a cada ano que passa, apresenta crescimento representativo. Neste contexto, o fornecimento de refeições para coletividades é realizado por empresas do ramo alimentício que buscam, além do crescimento, a sobrevivência no mercado consumidor. Isso leva ao desenvolvimento de novos serviços e formas de atendimento, procurando assim um diferencial para sobressair à concorrência. Neste texto, você vai estudar a representatividade mercadológica da alimentação coletiva no Brasil e no mundo, a atuação de Unidades de Alimentação e Nutrição (UANs) e de Unidades Produtoras de Refeição (UPRs) neste segmento, bem como o papel do *marketing* no setor e alimentos e nutrição.

O segmento de *foodservice* no mercado brasileiro e mundial

No contexto da alimentação fora do lar, o termo que abrange todas as categorias é a alimentação coletiva, que se refere às atividades de alimentação e nutrição realizadas nas unidades de alimentação e nutrição (UAN), como tal entendidas as empresas fornecedoras de serviço de alimentação coletiva, serviço de alimentação autogestão, restaurantes comerciais e similares, hotelaria marítima, serviços de *buffet* e de alimentos congelados, comissarias e cozinhas dos estabelecimentos assistenciais de saúde, atividades próprias da alimentação escolar e da alimentação do trabalhador. Recentemente, o termo mais abrangente para designar o mercado de alimentação fora do lar é o *foodservice*, que engloba, igualmente, os segmentos institucional e comercial da alimentação coletiva.

O sistema de alimentação coletiva desenvolveu-se na Inglaterra, no início da Segunda Guerra Mundial, quando o governo britânico decidiu racionar os alimentos devido à escassez. Para que a produção existente atendesse à demanda de consumo da época, as cantinas e os restaurantes de hotéis existentes foram induzidos pelo governo a produzir alimentos para toda a população, de maneira que todos os civis tivessem pelo menos uma refeição quente por dia e, a partir daí, surgiram cantinas e restaurantes de todas as classes e de vários tipos, incentivados inclusive financeiramente pelo governo. Para ter uma ideia do crescimento desse setor, na época existiam na Inglaterra, antes da Guerra, aproximadamente 1.000 cantinas e, ao final da Guerra, esse número chegou a 25.000 unidades implantadas. Com os benefícios provenientes desse serviço e a necessidade do crescimento na formação educacional, em 1944 a Lei da Educação obrigou os centros educativos a fornecer alimentação a todos os alunos e concedeu meios e benefícios a essas escolas para a implantação de tais serviços.

No Brasil, os serviços de alimentação tiveram expressão a partir da década de 1950, em que predominou a existência de estabelecimentos com estrutura familiar, alguns dos quais ainda hoje permanecem como marcos dessa época, caracterizados por serviço personalizado, e de lanchonetes e cantinas. Já na década de 1960, com a expansão dos grandes centros urbanos e a implantação de parques industriais e grandes montadoras automobilísticas e *shoppings center*, houve a implantação de restaurantes comerciais com estruturas administrativas e operacionais mais evoluídas, surgindo as primeiras cadeias ou grupos de lojas. Depois, na década de 1970, o governo federal criou o Programa Nacional de Alimentação e Nutrição (Pronan) e o Programa de Alimentação do Trabalhador

(PAT), que fomentaram ainda mais o segmento da alimentação coletiva no país. A partir de 1980, observa-se um crescimento contínuo da área alimentícia com a maior profissionalização e a chegada das grandes multinacionais do setor, contribuindo para a disseminação dos tíquetes restaurantes, administradoras de restaurantes, lanchonetes do tipo *fast food*, etc. Essa rápida expansão do mercado alimentício leva a uma salutar concorrência, ganhando com isso o consumidor, que começa a se conscientizar de seus direitos, reivindicando melhorias nos padrões dos serviços, na higiene, na qualidade e nos custos. Porém, foi a partir da década de 1990 que as refeições realizadas fora do lar apresentaram um grande crescimento no Brasil, devido à abertura da economia e à globalização. A crescente demanda do mercado de alimentação, aliada às maiores exigências do público consumidor, tem requisitado do empreendedor que deseja investir no mercado de alimentação uma postura profissional, que deixa de lado os improvisos e as incertezas.

Atualmente, o mercado de alimentação fora do lar é denominado de *foodservice* e compreende, entre outros, bares, hotéis, restaurantes, padarias, refeições coletivas, *catering* aéreo, cafeterias, *vending machines*, sorveterias, institucional/governo.

Os principais fatores de expansão desse mercado são:

- Mudança do estilo de vida da população, com demanda para alimentação mais conveniente, saudável e prática.
- Maior número de mulheres trabalhando fora do lar, demandando serviços e produtos para uma alimentação produzida fora de casa que atenda a essas necessidades.
- Novos formatos de negócios e serviços no canal *foodservice*.
- Desenvolvimento de novos centros de consumo no interior das diversas regiões do país.
- Reduções momentâneas do nível de emprego e da renda da população.

O *foodservice* está dividido em diversos tipos de operação, independentes ou organizados em redes de alimentação. Os principais segmentos são os seguintes:

- **Institucional:** formado por restaurantes e soluções de serviços de alimentação para os segmentos: indústria, empresas, saúde (hospitais e clínicas, entre outros), educação (escolas, faculdades e merenda escolar), entretenimento (estádios esportivos, arenas de shows e eventos) e atendimento em locais remotos (usinas, mineração, plataformas de petróleo, etc.), bem como alimentação para setores governamentais como o exército. Aqui podemos incluir ainda os serviços de alimentação e logística para aviação, denominado *catering* aéreo.

- **Comercial:** formado por restaurantes, lanchonetes e bares, hotéis, padarias e lojas de conveniência e rotisserias, *vending machines* e *delivery*. O segmento de restaurantes e lanchonetes é normalmente dividido pelo tipo de serviço, menu e valor para os consumidores, entre modelo de serviço limitado (*fast food*, cafeterias, restaurantes a quilo e *self service*) e serviço completo (*casual dining*, restaurantes *a la carte* tradicionais, restaurantes de alta gastronomia). É bastante comum esses estabelecimentos serem classificados de acordo com o tema de seu cardápio, tais como pizzarias, churrascarias, comida italiana.

Vale salientar que, independentemente do tipo de estabelecimento e da concorrência no setor, há grande demanda por esse tipo de serviço, fazendo com que a economia do país gire diariamente e as pessoas consumam todos os dias e cada vez mais, tornando o segmento altamente promissor. Destaca-se, ainda, que mesmo com os números promissores do mercado de alimentação coletiva no Brasil, mundialmente ainda não concorremos com países como os Estados Unidos, que apresentam em suas estatísticas números quase vinte vezes maiores que os nossos, assim como países da Europa, como França e Inglaterra, que nos superam em até cinco vezes.

Fique atento

Segundo a ABERC (ASSOCIAÇÃO BRASILEIRA DAS EMPRESAS DE REFEIÇÕES COLETIVAS, 2017), para 2017, o mercado potencial teórico de refeições está estimado em 20 milhões/dia para empresas e em 19 milhões nas escolas, hospitais e Forças Armadas. A mão de obra empregada no setor será de 180 mil colaboradores e o faturamento previsto é de 46 bilhões de reais. Tais números demonstram a grande representatividade do segmento das refeições coletivas no mercado consumidor, tanto no que diz respeito às questões de rendimento financeiro e fomento à economia quanto na oportunização de postos de trabalho.

Unidades de alimentação e nutrição e unidades produtoras de refeições: definições, diferenças e semelhanças

A alimentação é uma das atividades mais importantes do ser humano, tanto por razões biológicas óbvias quanto pelas questões sociais e culturais que envolvem o comer. Assim, o ato de se alimentar engloba vários aspectos que vão desde a produção dos alimentos até a sua transformação em refeições e disponibilização às pessoas. A segmentação inicial, no mercado de alimentação, refere-se às refeições feitas em casa ou fora de casa.

Levando-se em consideração o segmento de refeições fora do lar, existe a divisão em alimentação coletiva e alimentação comercial e a utilização de uma denominação comum a ambas, que é unidade produtora de refeições (UPR).

A principal diferença entre as duas categorias de UPR, coletiva ou comercial, refere-se ao grau de autonomia do indivíduo em relação ao serviço. Ou seja, o quanto o comensal, o cliente, o paciente, o usuário – denominações variadas que designam o ser humano que vai se alimentar nessas unidades – pode escolher entre alimentar-se ali ou não. Na alimentação coletiva, o comensal apresenta uma relação de catividade com a UPR, a qual é designada de unidade de alimentação e nutrição (UAN). Os níveis de catividade variam, indo desde a dependência quase total, caso dos hospitais, creches ou trabalho em locais isolados (p. ex., plataformas de petróleo), até a dependência relativa, caso dos locais de trabalho nos centros das cidades ou dos restaurantes universitários, por exemplo.

Por sua vez, as UPR comerciais devem conquistar os seus consumidores a cada momento, pois eles não apresentam obrigatoriedade nenhuma com relação à unidade. Essas unidades abarcam desde as distintas modalidades de restaurantes comerciais (por peso, à la carte), os serviços de hotelaria, as lanchonetes e unidades de *fast food*, bem como as outras modalidades de serviço de refeições, incluindo os ambulantes em diversos níveis.

Conforme definição do Conselho Federal de Nutricionistas, uma unidade de alimentação e nutrição é tida como a unidade gerencial do serviço de nutrição e dietética onde são desenvolvidas todas as atividades técnico-administrativas necessárias para a produção de alimentos e refeições, até a sua distribuição para coletividades sadias e enfermas, além da atenção nutricional a pacientes na internação e em ambulatórios (BRASIL, 2005). O principal objetivo de uma unidade de alimentação e nutrição é fornecer refeições equilibradas nutricionalmente, com nível higiênico-sanitário adequado, que atenda às necessidades dos clientes e mantenha seu estado de saúde, assim como sirva para estimular a adoção de hábitos alimentares saudáveis.

Além dos aspectos relacionados à refeição, uma UAN objetiva ainda satisfazer o cliente com o serviço oferecido. Isso engloba desde o ambiente físico, incluindo tipo, conveniência e condições de higiene das instalações e dos equipamentos disponíveis, até o contato pessoal entre funcionários da UAN e os clientes, nos mais diferentes momentos da prestação de serviços.

As UAN podem ser localizadas no subsetor trabalho, quando abarcam as diferentes formas de servir refeições para trabalhadores; no subsetor saúde e assistência, englobando desde hospitais e ambulatórios até as distintas modalidades de assistência (asilos, orfanatos, etc.). Quando estão no subsetor ensino, referem-se às refeições servidas nos diversos níveis, da educação infantil à universidade. E, como outros, temos, por exemplo, prisões. Destaca-se, ainda, o atendimento de refeições a bordo de aviões, uma modalidade denominada *catering*, que, embora tenha várias características da alimentação comercial, pelo nível de catividade dos comensais, caracteriza-se como alimentação coletiva.

Uma unidade de alimentação e nutrição (UAN) pode ser considerada um subsistema desempenhando atividades fins ou meios. No primeiro caso, como atividades fins, podem ser citados os serviços ligados a hospitais e centros de saúde, que colaboram diretamente com a consecução do objetivo final da instituição, uma vez que correspondem a um conjunto de bens e serviços destinados a prevenir, melhorar e/ou recuperar a população que atendem.

No segundo caso, ou seja, como órgãos meios, podem ser citados os serviços ligados a indústrias, instituições escolares e quaisquer outras que reúnem pessoas por um período de tempo que justifique o fornecimento de refeições. Nesses locais, desenvolvem-se atividades que procuram reduzir índices de acidentes, taxas de absenteísmo, melhorar a aprendizagem, prevenir e manter a saúde daqueles que atendem. Colaboram, assim, para que sejam realizadas, da melhor maneira possível, as atividades fins da entidade.

> **Saiba mais**
>
> Recentemente, o termo UPR (unidade produtora de refeições) vem sendo utilizado para designar todos os estabelecimentos integrantes do segmento da alimentação fora do lar (*catering, foodservice, restauration*), sejam eles comerciais (restaurantes, bares e similares) ou coletivos (UAN). Basicamente, o que diferencia as UPR comerciais das coletivas é o grau de fidelidade do cliente ao serviço associado ao escopo do serviço. No caso da UPR coletiva, o público é fixo (clientela definida) e o restaurante é na própria empresa na qual está tal clientela, e a UPR comercial, por sua vez, atende a qualquer tipo de público (individual ou grupos).

O *marketing* no mercado da alimentação coletiva

Entende-se por *marketing* o processo pelo qual indivíduos e grupos obtêm aquilo que necessitam e desejam por meio da criação, oferta e troca de produtos de valor com outros. Essa definição baseia-se nos conceitos de necessidades, desejo e produtos (bens, serviços e ideias), valor, custo e satisfação, troca e relacionamentos.

À medida que consumidores procuram por soluções melhores e mais inteligentes que se encaixem em seus estilos de vida, cresce a motivação da indústria, dos prestadores de serviço e do varejo para desenvolver e oferecer opções mais saudáveis. Porém, entender o comportamento do consumidor é uma tarefa muito difícil e representa um desafio para os profissionais de *marketing*, pois o mercado é amplamente influenciado pelo padrão de mobilidade, pela idade, pelo nível socioeconômico, pela educação e pelas preferências. Além disso, também é preciso considerar a influência do grupo social ao qual o consumidor pertence ou do qual pretende participar, influência da mídia na autoestima e influências psicológicas e de personalidade em geral. Assim, o grande desafio é encontrar as melhores estratégias para ir ao encontro desses anseios.

No universo da alimentação coletiva, as grandes empresas possuem um departamento de *marketing* exclusivo para atividades de divulgação do serviço/produto, assim como para a pesquisa de mercado e para o atendimento ao cliente. O departamento de *marketing* em alimentação coletiva poderá atuar em questões estratégicas de apoio à área comercial e à manutenção da marca, planejar campanhas e ações promocionais e monitorar pesquisas de satisfação e opinião dos clientes. Igualmente, torna-se essencial que a UAN utilize o *marketing* de relacionamento na captação e fidelização de clientes, que, junto com a comunicação visual interna e externa e a divulgação do produto/serviço, completam o conjunto de atividades de *marketing*.

Ainda na alimentação de coletividades, muitas empresas se valem do *endomarketing* como estratégia de atuação no mercado. O *endomarketing* pode ser definido como um conjunto de ações utilizadas por uma empresa para vender a própria imagem a funcionários e seus familiares, o chamado "boca a boca". Manter a equipe atualizada e participativa nas decisões de melhorias para a empresa é uma estratégia de *marketing* essencial para alavancar os negócios. Dessa forma, a partir do momento em que os funcionários estão motivados com as causas da empresa, o nível de vendas e/ou aceitação dos produtos poderá aumentar vertiginosamente e, assim, também ocorrerá naturalmente a divulgação do produto/serviço aos seus demais contatos, como familiares e amigos. Justamente por isso, o *endomarketing* pode ser compreendido como uma ligação existente entre o cliente, o produto e o funcionário. Nesse sentido, verifica-se que toda empresa necessita vender seus produtos/serviços aos funcionários (clientes internos) antes de vender aos clientes externos, uma vez que atender às necessidades dos clientes internos amplia sobremaneira as chances de satisfazer os clientes externos.

No segmento do *marketing* em alimentação coletiva, para se conhecer e entender os desejos, anseios e necessidades dos consumidores, nada mais oportuno que realizar uma pesquisa de mercado. Por meio da pesquisa, pode-se verificar o cenário atual e acompanhar as modificações de comportamento dos consumidores até mesmo da concorrência. Também fornecerá conhecimentos necessários tanto para a inauguração de um novo empreendimento quanto para a implantação de novos cardápios ou produtos.

A pesquisa de mercado precisa levar em consideração detalhes das referências dos clientes ou do público-alvo a ser estudado, sendo preciso definir "qual o público que se pretende alcançar". Devem-se levar em consideração, além do poder aquisitivo e da classe social, atributos fundamentais como o comportamento humano, o estilo de vida, a faixa etária e a localização do empreendimento. Nesse contexto, conhecendo o cliente e servindo-o bem, a recompensa virá em forma de elogio, recomendações ou reconhecimento e o principal: a fidelização do cliente e, com propaganda positiva e voluntária dele, a possibilidade de novos frequentadores.

Ressalta-se que o nutricionista poderá ser um dos pilares fundamentais da realização de um negócio bem-sucedido, pois somente esse profissional possui conhecimentos pertinentes ao planejamento de cardápios e gestão de negócios em alimentação. Quando uma empresa divulga que conta com um nutricionista no seu quadro funcional, esse fato gera muita confiança e respeito por parte do consumidor, que, atualmente, reconhece a sua importância no segmento de *foodservice*. Além disso, o nutricionista é o único profissional devidamente qualificado para lidar com todas as particularidades diárias desse tipo de atividade. Dessa forma, o resultado poderá ser muito positivo, porque o cliente se sentirá motivado pelas novidades do estabelecimento, e o retorno estará garantido.

O *marketing* de alimentos voltado ao segmento de venda é um setor diferenciado de publicidade, que trabalha com extrema assertividade e muita estratégia. Buscando atingir uma enorme gama dentro de segmentos do mercado, esse ramo do *marketing* segue diferentes tendências, trabalhando não só a propaganda, mas também a responsabilidade socioambiental, as regras de segurança e saúde, a qualidade nutricional do cenário nacional e a política de preços. Esse tipo de mercado avalia a rentabilidade dos alimentos distribuídos, criando valores para o mercado e compondo o nicho alimentício com maior precisão e muitas alternativas variadas. Com o apoio de comerciais, anúncios e até mesmo de propagandas dentro do próprio cardápio, o *marketing* de alimentos influencia nossas refeições diárias e se torna uma parte do nosso dia a dia de compras.

Exemplo

Uma estratégia de *marketing* adotada no segmento de *foodservice* para a verificação e manutenção da qualidade de um serviço é a contratação de uma equipe de consultores investigativos, que faz "visitas surpresas" ao local, dotadas de uma lista de verificação com base na qual será conferido se todas as atividades estão ocorrendo dentro do esperado. Durante a visita, inclusive alguns clientes podem ser abordados, com o intuito de fazer uma breve pesquisa de opinião e satisfação.

Exercícios

1. O Sistema de Alimentação Coletiva desenvolveu-se na Inglaterra, no início da II Grande Guerra Mundial, e no Brasil passou a ter expressão a partir da década de 1950, onde predominou a existência de estabelecimento com estrutura familiar, alguns dos quais ainda hoje permanecem como marcos dessa época, caracterizados por serviço personalizado, e das lanchonetes e cantinas. Muito progresso houve e, atualmente, o mercado de alimentação fora do lar é denominado de:
   a) UAN Comercial.
   b) *Food Service*.
   c) Unidade Produtora de Refeições (UPR).
   d) UAN Institucional.
   e) *Fast Food*.

2. Termo que vem sendo utilizado mais recentemente para designar todos os estabelecimentos integrantes do segmento da alimentação fora do lar (catering, food service, restauration), sejam eles comerciais (restaurantes, bares e similares) ou coletivos (UAN).
   a) Alimentação comercial.
   b) Alimentação institucional.
   c) UPR.
   d) Restaurante empresarial.
   e) Restaurante de coletividade.

3. As UPRs podem ser coletivas ou comerciais, sendo que a principal diferença essas duas categorias refere-se ao grau de autonomia do indivíduo em relação ao serviço. Ou seja, o quanto o comensal, cliente, paciente ou usuário pode escolher entre alimentar-se ali ou não. Qual o tipo de UPR na qual o consumidor não apresenta obrigatoriedade nenhuma com relação à unidade?
   a) UAN.
   b) *Food Service*.
   c) Restaurante.
   d) *Self Service*.
   e) UPR Comercial.

4. Pode ser definido como um conjunto de ações utilizadas por uma empresa para vender a própria imagem a funcionários e seus familiares.
   a) *Endomarketing*.
   b) Pesquisa de *marketing*.
   c) *Marketing* de alimentos.
   d) Estratégia de *marketing*.
   e) *Marketing*.

5. Através dela, pode-se verificar qual o cenário atual e acompanhar as modificações de comportamento dos consumidores até mesmo da concorrência. Também fornecerá conhecimentos necessários tanto para a inauguração de um novo empreendimento quanto para a implantação de novos cardápios coletivos.
   a) Estratégia de *marketing*.
   b) *Endomarketing*.
   c) UPR.
   d) Pesquisa de mercado.
   e) Equipe de consultores investigativos.

Referências

ASSOCIAÇÃO BRASILEIRA DAS EMPRESAS DE REFEIÇÕES COLETIVAS. *Mercado real.* [2017]. Disponível em: < http://www.aberc.com.br/mercadoreal.asp?IDMenu=21>. Acesso em: 30 jan. 2017.

BRASIL. Conselho Federal de Nutricionistas (CFN). *Resolução CFN Nº 380/2005.* Dispõe sobre a definição das áreas de atuação do nutricionista e suas atribuições, além de estabelecer parâmetros numéricos de referência, por área de atuação. Brasília, DF, 2005. Disponível em: <http://www.cfn.org.br/novosite/pdf/res/ 2005/res380.pdf>. Acesso em: 13 jan. 2017.

Leituras recomendadas

ABREU, E. S.; SPINELLI, M. G. N.; PINTO, A. M. P. *Gestão de unidades de alimentação e nutrição*: um modo de fazer. 4. ed. São Paulo: Metha, 2011.

DELL AGLIO, C. S.; FUJITA, D. M.; ANDRADE JÚNIOR, H. F. de. Cardápios sazonais como estratégia de portfólio para variabilidade e aumento de qualidade no mercado competitivo de restaurantes de hotéis: novas perspectivas de consumo no setor brasileiro. *Contextos da Alimentação,* São Paulo, v. 3, n. 2, p. 50-66, maio 2015. Disponível em: <http://www3.sp.senac.br/hotsites/blogs/revistacontextos/wp-content/uploads/ 2015/06/51_artigo_Contextos_ed-vol-3-n-2-ano-14.pdf>. Acesso em: 19 jan. 2017.

MEZZOMO, I. F. B. *Os serviços de alimentação.* 6. ed. São Paulo: Manole, 2015.

OLIVEIRA, T. C.; SILVA, D. A. *Administração de unidades produtoras de refeições*: desafios e perspectivas. Rio de Janeiro: Rubio, 2016.

PELLERANO, J. Globalização Alimentar: o Efeito dos Fluxos Internacionais de Pessoas e Ideias à Mesa. In: ENCONTRO NACIONAL DE ESTUDOS DO CONSUMO, 6., Rio de Janeiro, 2012. *Anais eletrônicos...* Disponível em: <http://www.estudosdoconsumo. com.br/artigosdoenec/ ENEC2012-GT04-Pellerano-Globalizacao_alimentar.pdf>. Acesso em: 19 jan. 2017.

POPOLIM, W. P. Unidade Produtora de Refeições (UPR) e Unidade de Alimentação e Nutrição (UAN): definições, diferenças e semelhanças. *Revista de Nutrição Profissional,* São Paulo, p. 40-46, 2012. Disponível em: <http://www.gastronomiabh.com.br/arquivos/ AV1-Unidade%20Produtora%20de% 20Refeicoes.pdf>. Acesso em: 19 jan. 2017.

PROENÇA, R. P. C. Alimentação e globalização: algumas reflexões. *Ciência e Cultura,* São Paulo, v. 62, n. 4, p. 43-47, out. 2010. Disponível em: <http://cienciaecultura.bvs. br/pdf/cic/ v62n4/a14v62n4.pdf>. Acesso em: 26 dez. 2016.

RAYMUNDO, P. J. Resultados financeiros: uma análise em empresas do segmento de alimentação fora do domicílio. Gestão & Produção, São Carlos, v. 22, n. 2, p. 311-325,

2015. Disponível em: <http://www.scielo.br/pdf/gp/v22n2/0104-530X-gp- 0104-530X826-13.pdf>. Acesso em: 19 jan. 2017.

RODRIGUES, A. S. et al. Associação entre o marketing de produtos alimentares de elevada densidade energética e a obesidade infantil. Revista Portuguesa de Saúde Pública, Porto, v. 29, n. 2, p. 180-187, 2011. Disponível em: <http://www.scielo.mec.pt/pdf/rpsp/ v29n2/v29n2a11.pdf>. Acesso em: 19 jan. 2017.

ROSA, C. O. B.; MONTEIRO, M. R. P. *Unidades produtoras de refeições*: uma visão prática. Rio de Janeiro: Rubio, 2014.

SILVA, E. M. M. *Marketing para quem entende de nutrição*. Rio de Janeiro: Rubio, 2014.

SILVA, T. G.; LAMOUNIER, M. A. T.; TEIXEIRA, N. de C. Food Service – O Mercado da Alimentação Fora do Lar. *Revista Pensar Gastronomia*, Belo Horizonte, v. 1, n. 2, jul. 2015. Disponível em: <http://revistapensar.com.br/gastronomia/ pasta_upload/artigos/a47.pdf>. Acesso em: 19 jan. 2017.